Regina Ertl, Ursula Kratzer, Kai Leichsenring

Hauskrankenpflege

wissen – planen – umsetzen

4., überarbeitete Auflage

facultas

Regina Ertl
akad. Sozialmanagerin, diplomierte Gesundheits- und Krankenschwester; seit 1977 im Gesundheits- und Sozialbereich im In- und Ausland tätig.

Ursula Kratzer
Lehrerin für Gesundheits- und Krankenpflege, Bildungsmanagerin; seit 1971 im Gesundheits- und Sozialbereich tätig.

Dr. Kai Leichsenring
Sozialwissenschaftler, seit 1990 mit Schwerpunkt auf international vergleichender Forschung und Beratung im Sozial- und Gesundheitsbereich (Langzeitpflege) tätig; Direktor des Europäischen Zentrums für Wohlfahrtspolitik und Sozialforschung in Wien.

Bibliografische Information Der Deutschen Bibliothek

Die Deutsche Nationalbibliothek verzeichnet diese Publikation in der Deutschen Nationalbibliografie; detaillierte bibliografische Daten sind im Internet über http://dnb.d-nb.de abrufbar.

4. Auflage 2017

Facultas Universitätsverlag, 1050 Wien

Umschlagfoto: © Christian Teichner, shutterstock.com
Satz, Abbildungen und Symbole: Florian Spielauer, Wien
Druck: Ferdinand Berger & Söhne, Horn
Printed in Austria
ISBN 978-3-7089-1481-7

Inhalt

Hinweise zum Gebrauch des Buches

Wichtige Worte und Textpassagen sind **fett** gedruckt.

Unbekannte Begriffe
werden in der Randspalte erklärt.

Im Text verwendete und den Lesern vielleicht unbekannte Begriffe sind farbig gesetzt und in der Randspalte erklärt.

In der Randspalte sind weiters Erläuterungen angeführt, die wichtig sind oder das Verstehen des Textes erleichtern, jedoch den fortlaufenden Haupttext zu sehr belasten würden.

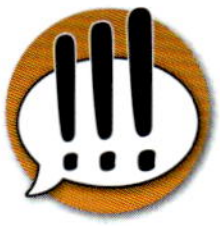

Kernaussagen

sowie **Beispiele** sind orange hinterlegt.

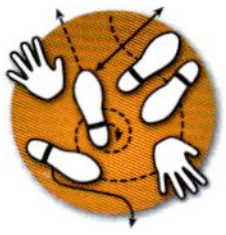

Am Ende eines jeden Teils finden sich Fragen **zum Üben**,

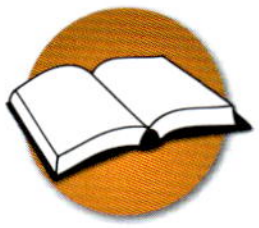

sowie im Buch immer wieder Literaturtipps **Zum Nachlesen**.

Vorbemerkung zur 4., überarbeiteten Auflage

Der Hauskrankenpflege im Reigen der mobilen Dienste am Übergang zur stationären Langzeitpflege kommt nicht enden wollende Bedeutung zu. Die politischen Intentionen und Aktionen bestätigen mehr denn je, dass das Credo „ambulant vor stationär" kein leeres Versprechen, sondern durchaus ernst zu nehmen ist.

Dies zeigt die erhöhte öffentliche Aufmerksamkeit für pflegende Angehörige, die Legalisierung und finanzielle Förderung der 24-Stunden-Betreuung sowie die tendenziellen Anstrengungen der Spezialisierungen in der Hauskrankenpflege. Mobile Dienste professionalisieren sich durch zusätzliche Angebote und die Kompetenzerweiterung der MitarbeiterInnen. Die Einführung von Hospiz und Palliative Care soll den Menschen ein Sterben zu Hause ermöglichen, Validations- und Beratungskompetenz soll Menschen mit demenziellen Erkrankungen länger ein gutes Leben im privaten Umfeld sichern und für pflegende Angehörige gibt es finanzielle Unterstützung, um Erholungszeiten in Anspruch nehmen zu können.

Der Erfolg, den Einzug in eine Pflegeeinrichtung für pflegebedürftige Menschen möglichst lange zu verzögern oder sogar zu verhindern, wird von der Kooperations- und Koordinationskompetenz der beteiligten ProfessionistInnen in den Gesundheitseinrichtungen und sozialen Organisationen abhängen. Deshalb hat die Weiterentwicklung des Case Managements nach wie vor oberste Priorität. Die Realisierung „ambulant vor stationär" bedeutet aber auch, dass auf die mobilen Diensten und insbesondere die Hauskrankenpflege zunehmend medizinisch-pflegerische wie auch psychosoziale Aufgaben zukommen. All das vor dem Hintergrund von Kunden- und Bedürfnisorientierung.

Darüber hinaus zeigte sich besonders in den letzten Jahren, dass bei den Anbietern und in der Politik Tendenzen und Entwicklungen von Home Care in Europa genau beobachtet, verglichen sowie vertiefend diskutiert werden und man sich an Best-Practice-Modellen orientiert.

Vor diesem Hintergrund fokussiert diese 4., überarbeitete Auflage die Home Care in Europa, zeigt die Möglichkeiten von Hospiz und Palliative Care im ambulanten Setting auf und beschreibt die spezialisierte Hospiz und Palliative Care im Kontext der ambulanten Grundversorgung. Letztlich wird auch den pflegenden Angehörigen zusätzliches Augenmerk geschenkt.

Wie bereits in den vorangegangenen Auflagen ist es das Anliegen dieses Buches, Denkstrukturen und Problembewusstsein für die Arbeit in der Hauskrankenpflege zu schaffen und durch einige Praxisbeispiele näher an die Pflegerealität der Menschen zu Hause heranzuführen.

Wien, im Juli 2017

1 Hauskrankenpflege gestern und heute

1.1 Was ist Hauskrankenpflege?

„Hauskrankenpflege ist die Urform der Pflege kranker Menschen“ – diese Feststellung wird gerne gewählt, wenn es um die Geschichte dieser Pflegeform geht. Unabhängig von kulturellem oder politischem Verständnis überwiegt in allen Gesellschaften noch heute die Auffassung und Erwartung, dass pflegebedürftige Menschen primär durch ihre Angehörigen betreut und unterstützt werden sollten.

Die Rahmenbedingungen und Voraussetzungen von Pflege und Betreuung haben sich allerdings in den letzten Jahrzehnten durch eine Reihe von gesellschaftlichen Entwicklungen stark verändert, wodurch die herkömmlichen Organisationsformen vor neue Herausforderungen gestellt werden. Sozial- und Gesundheitssysteme haben in unterschiedlicher Intensität und Geschwindigkeit auf diese Herausforderungen reagiert, z. B. durch die Einführung von sozialen und medizinischen Dienstleistungen wie der Hauskrankenpflege oder durch andere Unterstützungsformen familiärer Betreuung. Gleichzeitig wird die traditionelle geschlechtsspezifische innerfamiliäre Arbeitsteilung durch den weiterhin steigenden Anteil von Frauen an der Erwerbsarbeit infrage gestellt, obwohl Betreuungsaufgaben nach wie vor meist den Frauen überlassen bleiben. So hat das Streben nach Gleichberechtigung und wirtschaftlicher Unabhängigkeit von Frauen einerseits zu einer Professionalisierung von Betreuungsberufen geführt und andererseits zu einer verminderten Verfügbarkeit der Frauen, um alte und kranke Angehörige zu betreuen. Trotz dieser Einschränkungen, erhöhter Mobilität, „Landflucht“, der steigenden Zahl an Ein-Personen-Haushalten und einer geringeren Zahl an Kindern ist festzuhalten, dass heute wohl mehr Pflege- und Betreuungsleistungen zu Hause erbracht werden als je zuvor.

Steigender Bedarf und neue Herausforderungen

Parallel zu sozialen und demografischen Veränderungen hat sich der Bedarf an Pflege und Betreuung im Verlauf der letzten Jahrzehnte sowohl im Umfang als auch bezüglich seiner Eigenschaften radikal gewandelt. Modernisierungsprozesse und vor allem der medizinisch-technische Fortschritt trugen allgemein zur Steigerung der Lebenserwartung bei, wobei ein zunehmender Teil der „gewonnenen“ Lebensjahre mit gesundheitlichen Einschränkungen verbracht wird. So können Menschen mit chronisch-degenerativen Erkrankungen heute auf eine Vielzahl von Behandlungsmöglichkeiten zurückgreifen und trotz Multimorbidität ein hohes Alter erreichen – allerdings mit steigendem Bedarf an Langzeitpflege und -betreuung. Besonders drastisch hat der Anteil von Menschen mit kognitiven Einschränkungen (Demenz) zugenommen, wodurch eine besondere Belastung für Pflegepersonen entsteht.

Trotz erheblicher Schwierigkeiten, z. B. durch finanzielle Belastungen für die KundInnen, durch für die Betreuung ungeeignete Wohnverhältnisse oder durch zeitlichen Druck, werden in Österreich nach wie vor über 80 % aller pflegebedürftigen Menschen von ihren Angehörigen betreut. Dabei ist ein gewisses Gefälle zwischen dem ländlichen Bereich und den Großstädten zu beobachten, wobei die Möglichkeiten und Alternativen zur familiären Betreuung eine wesentliche Rolle spielen. Zukunftsprognosen gehen davon aus, dass der Bedarf an Pflege und Betreuung in den nächsten Jahrzehnten weiter steigen wird. Allein der Anteil an Menschen über 80 Jahre wird sich bis 2040 beinahe verdoppeln, und selbst wenn Altern allein nicht automatisch Bedarf an Pflege bedeutet, so ist doch zu erwarten, dass eine wachsende Zahl von Menschen unterschiedliche Unterstützungsformen benötigen wird.

Der Bedarf an Pflege wächst. Der größte Pflegeplatz ist in Österreich nach wie vor die Familie.

1.1.1 Geschichte

Die erwähnten gesellschaftlichen und politischen Entwicklungen hatten und haben direkte Auswirkungen auf die Definition und die jeweilige Ausprägung von Hauskrankenpflege im Zeitverlauf in unterschiedlichen Ländern. So empfahlen Sozialplaner der Weltgesundheitsorganisation in den 1970er-Jahren, eine Hauskrankenschwester pro rund 6.000 EinwohnerInnen vorzusehen, in Frankreich entschied man sich zur gleichen Zeit bereits für einen Schlüssel von 1:3.500, in England für 1:4.000 und in Österreich lautete die wissenschaftliche Empfehlung, eine Pflegeperson pro 5.000 EinwohnerInnen vorzusehen. Diese Einschätzungen sind auf unterschiedliche Berechnungsgrundlagen zurückzuführen, wobei die Altersstruktur der Bevölkerung und der traditionelle Anteil der familiären Betreuung berücksichtigt wurden. In der Realität waren zu dieser Zeit professionelle Dienste zur Pflege und Betreuung zu Hause in einer Reihe von Ländern – wie etwa in Schweden, Dänemark, England, den Niederlanden oder auch in der Schweiz – bereits fester Bestandteil des jeweiligen Sozial- und Gesundheitswesens. In Österreich hingegen erachteten die Sozialversicherungsträger den Ausbau der Hauskrankenpflege noch Mitte der 1970er-Jahre als nicht notwendige Leistung. Selbst Berufsverbände und Anbieter von einschlägigen Ausbildungen für Führungskräfte in der Pflege konnten damals keinen Bedarf für professionelle Hauskrankenpflege und extramurale Dienste erkennen.

Im Gegensatz zur Situation in anderen Ländern musste die Hauskrankenpflege in Österreich lange um Anerkennung kämpfen.

Erst in den 1980er-Jahren begann der Aufbruch für die Hauskrankenpflege auch in Österreich. Den Anstoß dafür gab nicht zuletzt die Einrichtung des sogenannten Krankenanstaltenzusammenarbeitsfonds (KRAZAF), der u. a. auch finanzielle Mittel für den Ausbau „extramuraler Dienste“ bereitstellte. Diese Bundesmittel wurden von den Ländern in unterschiedlichem Ausmaß genutzt. Letztlich waren es vor allem die traditionellen Wohlfahrtsorganisationen (z. B. Rotes Kreuz, Caritas), welche die Initiative für die Weiterentwicklung der Pflege zu Hause ergriffen.

Hauskrankenpflege als „Kann-Leistung"

Die Hauskrankenpflege wurde in der Folge erstmals als freiwillige „Kann-Leistung" in das Allgemeine Sozialversicherungsgesetz (ASVG) aufgenommen, und 1988 gab das Österreichische Bundesinstitut für Gesundheitswesen (ÖBIG) die erste einschlägige Studie zur Situation der „Hauskrankenpflege in Österreich" heraus.

Viele Modellprojekte der Wohlfahrtsorganisationen und privater Initiativen konnten sich zwar als dauerhafte und reguläre Dienstleistungen halten, allerdings ohne langfristig verbindliche Finanzierungskonzepte. Die Organisationen waren weiterhin auf Subventionen und Spenden sowie auf die Kostenbeiträge der KundInnen angewiesen – die formale, öffentliche und politische Anerkennung im Gesundheits- und Sozialwesen blieb der Hauskrankenpflege zunächst noch verwehrt.

Allerdings begannen sich die Versorgungsstrukturen im Bereich der mobilen Gesundheits- und sozialen Dienste zunehmend dynamisch zu entwickeln, wobei eine Reihe von sozial- und gesundheitspolitischen Debatten und Maßnahmen eine wichtige Rolle spielte:

- Das damalige Bundeministerium für Arbeit und Soziales hatte seit 1989 mithilfe einer eigenen Arbeitsgruppe eine Reform der Pflegevorsorge vorbereitet, die 1993 in eine Vereinbarung zwischen Bund und Ländern über gemeinsame Maßnahmen für pflegebedürftige Personen (BGBl. 866/1993) mündete. Neben dem Bundespflegegeld und der entsprechenden Vereinheitlichung der Landes-Pflegegeldgesetze verpflichteten sich die Bundesländer dazu, die mobilen Sozial- und Gesundheitsdienste auf der Basis von regionalen Bedarfs- und Entwicklungsplänen auszubauen (vgl. zu den gesetzlichen Details Pfeil 1994).
- Konzepte der „Integrierten Gesundheits- und Sozialsprengel" (ÖBIG 1992b; 1993b; Bahr/Leichsenring 1995; Magistrat der Stadt Wien/Dachverband Wiener Pflege- und Sozialdienste 1997) beförderten die Idee einer ganzheitlicheren und koordinierten Leistungserbringung, durch die hilfe- und pflegebedürftige Menschen besser im gewohnten Lebensumfeld versorgt werden sollten. Die Hauskrankenpflege erfüllt dabei eine wichtige Funktion sowohl im Zusammenspiel mit anderen Berufsgruppen als auch bei der Koordination (Case Management) unterschiedlicher Leistungen (siehe auch Kapitel 3.2: „Das Konzept des Case Managements").
- Auch im Gesundheitssystem selbst setzte – nicht zuletzt aufgrund der überproportional steigenden Ausgabenentwicklung und der Einführung der Leistungsorientierten Krankenanstaltenfinanzierung (LKF) – ein Denken in Richtung „Krankenhausvermeidung", Vermeidung von Krankenhausaufnahmen, Abbau von Betten und Verweildauer ein. Auch in diesem Zusammenhang spielt die mobile Versorgung durch die Hauskrankenpflege, u.a. im „virtuellen Krankenhaus" (Pelikan et al. 1998), eine wesentliche Rolle. Dies fand 1997 in einer Reform des österreichischen Krankenpflegegesetzes seinen Niederschlag, wodurch der Hauskrankenpflege erstmals rechtlicher und öffentlicher Stellenwert zugesprochen wurde.

Die Kostenexplosion der Spitäler gab Anstoß zur Anerkennung der Hauskrankenpflege.

Auch in den deutschsprachigen Nachbarländern machte die Hauskrankenpflege ab den 1990er-Jahren große Fortschritte. In Deutschland wurde die Einführung der gesetzlichen Pflegeversicherung diskutiert und schließlich ab 1995 umgesetzt. Dabei trug vor allem die Wahlmöglichkeit zwischen Geld- und Sachleistungen zur Expansion von Dienstleistungen der häuslichen Krankenpflege bei. In der Schweiz wurde 1994 das Krankenversicherungsgesetz verabschiedet, wodurch sich bestehende Organisationen der Hilfe und Pflege zum Spitex-Verband zusammenschlossen, um Hilfe und Pflege im häuslichen Bereich koordiniert und rund um die Uhr anbieten zu können.

1.1.2 Begriffe

„Hauskrankenpflege" ist eine typisch österreichische Bezeichnung. Es gibt verschiedene Berufsbezeichnungen.

Die bereits skizzierte Geschichte der Hauskrankenpflege findet ihren Niederschlag in einem zunehmend unübersichtlichen Wandel der Definitionen und begrifflichen Fassung von „Hauskrankenpflege" als klassisch österreichischer Bezeichnung. In anderen deutschsprachigen Ländern spricht man u. a. von häuslicher Pflege, Gemeindepflege oder vom sozialmedizinischen Pflegedienst, von ambulanter oder extramuraler Pflege. Entsprechend unterschiedlich sind auch die Berufsbezeichnungen, wobei die Palette von Gemeindeschwester, Gesundheitsschwester und Hauskrankenschwester bis zu mobilem/mobiler PflegerIn, HauspflegerIn und sozialmedizinischem bzw. sozialmedizinischer PflegerIn reicht. Darüber hinaus kommen neue Funktionen und entsprechende Berufsbezeichnungen hinzu, wie z. B. die mobile Palliativpflege oder auch Case und Care Management.

Diese begrifflichen Veränderungen lassen Rückschlüsse auf den Wandel des Aktionsradius bzw. auch der Kernaufgaben der Pflegepersonen zu. Während sich die allgemeine Berufsbezeichnung in der Krankenpflege mittlerweile in Richtung „Gesundheits- und Krankenpflegeperson" entwickelt hat, entwickelte sich das Berufsbild im mobilen Bereich von der Hauskrankenschwester, die in erster Linie kurative Tätigkeiten durchführt, über die Gesundheitsschwester, die auch im Bereich der Prävention und Gesundheitsförderung aktiv ist, bis hin zur Family Nurse bzw. Community Nurse, die als PartnerIn und NetzwerkerIn in der Gemeinde für Gesundheits- und Pflegefragen zuständig ist.

1.1.3 Definitionen

Neben der historischen Entwicklung ist vor allem die jeweilige berufsständische, leistungsorientierte, finanzierungstechnische oder auch sozial- und gesundheitspolitisch zielspezifische Perspektive entscheidend, wenn es um das konkrete Verständnis von Hauskrankenpflege geht. Die Antwort auf die Frage, was unter Hauskrankenpflege verstanden werden soll, wird je nach Sichtweise und Interesse der befragten Personen ganz unterschiedlich ausfallen.

> In einem einzigen Punkt herrscht bei allen Definitionen Übereinstimmung: Hauskrankenpflege bedeutet immer die Pflege und Betreuung von Menschen zu Hause.

Hauskrankenpflege wird von verschiedenen involvierten Stellen und Betroffenen unterschiedlich wahrgenommen. Es gibt kein einheitliches Verständnis von Hauskrankenpflege.

Pflegepersonen werden ein anderes Verständnis von Hauskrankenpflege haben als die Finanziers der öffentlichen Hand, die Gemeinden, Sozialversicherungen oder die KonsumentInnen selbst. Um diesen Aspekt zu veranschaulichen, werden nachfolgend einige kommentierte Beispiele in der Reihenfolge ihrer chronologischen Entstehung angeführt.

Studie „Hauskrankenpflege in Österreich" des ÖBIG (1988)

„Hauskrankenpflege ist die fachliche Pflege von Patienten in deren Wohnbereich durch Pflegepersonen im Sinne des Bundesgesetzes betreffend die Regelung des Krankenpflegefachdienstes, der medizinisch-technischen Dienste und der Sanitätshilfsdienste, BGBl. Nr. 102/1961 (siehe § 151 ASVG). Sie umfasst die Pflege bei Erkrankungen aller Art und jeden Lebensalters im präventiven und kurativen Sinn."

„Unter Hauskrankenpflege verstehen wir also die fachliche Pflege von Patienten zu Hause im Sinne einer professionellen Pflege. Diese eignet sich besonders für kranke Personen, deren Krankheit lange dauert und nicht immer geheilt werden kann, sodass sie eine kontinuierliche pflegerische Überwachung benötigen; weiters für Pfleglinge, deren Zustand nach Spitalsaufenthalten so ist, dass die Behandlung dauernd oder temporär fortgesetzt werden muss. Die Aufgabenstellung einer solchen Krankenpflege ist die Hilfestellung an Menschen aller Altersstufen im Zustand der Krankheit. Sie hat zum Ziel, dem Kranken das Gesundwerden und dem Genesenden das Gesundbleiben zu ermöglichen, dem chronisch Kranken oder auch dem Sterbenden die Würde seines Menschseins zu wahren."

Die Studie geht auch auf die Funktion bzw. Positionierung der Hauskrankenpflege ein und stellt fest, dass sie als Bindeglied zwischen der familiär-nachbarschaftlichen Hilfe, den ÄrztInnen sowie den stationären Einrichtungen zu sehen sei und in der Praxis ein enges Zusammenwirken mit den verschiedenen sozialen Diensten notwendig wäre.

Die Ausführungen bestimmen sehr umfassend, welche Leistungen durch wen, für wen und wozu erbracht werden sollen, und beschreiben die Schnittstellen, an denen Hauskrankenpflege angesiedelt ist. Die bereits aus dem Jahr 1988 stammenden Beschreibungen waren für viele Jahre die umfassendsten und praktikabelsten und haben noch heute ihre Gültigkeit.

„Standard der Hauskrankenpflege in Österreich", Virginia-Henderson-Gesellschaft (1990)

„Fachliche Hauskrankenpflege ist die berufliche bzw. professionelle Krankenpflege mit gesetzlich geregelter und inhaltlich geordneter Ausbildung, mit berufsständischer Fassung, kodierter Berufsethik sowie mit arbeits-

und lohnrechtlicher Regelung." „Hauskrankenpflege ist die Pflege des kranken Menschen zu Hause durch die diplomierte Krankenschwester."

Diese Definition, die von einer Vereinigung österreichischer Hauskrankenschwestern stammt, lässt den Wunsch nach beruflicher Anerkennung und Abgrenzung gegenüber „nicht fachlichen" HauskrankenpflegerInnen erkennen, sie ist also berufsständisch motiviert.

Medizinische Hauskrankenpflege nach dem ASVG, BGBl. Nr. 189 § 151 (3)
„Die Tätigkeit der diplomierten Krankenpflegeperson kann nur auf ärztliche Anordnung erfolgen. Die Tätigkeit umfasst medizinische Leistungen und qualifizierte Pflegeleistungen. Zur Medizinischen Hauskrankenpflege gehören nicht die Grundpflege und die hauswirtschaftliche Versorgung."

Die Finanzierungsverantwortung wird durch die gesetzliche Definition geklärt.

Der Gesetzgeber klärt mit dieser Definition die Finanzierungsverantwortung der Sozialversicherungsträger, indem er festsetzt, wofür diese die Kosten übernehmen können und wofür nicht. Er bestimmt auch, welche Berufsgruppe für die Durchführung dieser Tätigkeiten vorgesehen ist. Bei dieser gesetzlichen Definition steht die Finanzierung im Vordergrund, die diplomierten Pflegepersonen werden auf den mitverantwortlichen Aufgabenbereich bzw. auf eine Rolle der medizinischen Assistenz beschränkt.

„Dienste und Einrichtungen für pflegebedürftige Menschen", Bundesministerium für Arbeit, Gesundheit und Soziales (1999, S. 40)
„Ermöglichung des Verbleibs der pflegebedürftigen Person zu Hause, Vermeidung bzw. Verzögerung der stationären Aufnahme in Krankenanstalten, Alten- oder Pflegeheime, Ermöglichung der frühen Entlassung aus der stationären Versorgung, Unterstützung und Entlastung der Angehörigen bzw. anderer Betreuungspersonen, Aufrechterhaltung sozialer Kontakte und Verhinderung von Isolierung und Vereinsamung. Zielgruppe sind primär alle zu Hause lebenden älteren, hilfs- und pflegebedürftigen Menschen, sekundär aber auch die zu Hause betreuenden Personen, die bei ihrer Hilfs- und Pflegetätigkeit unterstützt bzw. entlastet werden sollen."

Diese Auflistung der Funktionen von Hauskrankenpflege ist von sozial- und finanzpolitischen Intentionen geprägt. Wie eingangs erwähnt, wird heute alles darangesetzt, die Kostensteigerungen im stationären Bereich einzudämmen. Deshalb besteht das Ziel darin, Menschen so lange wie möglich in der gewohnten Umgebung zu betreuen und Spitalsaufenthalte zu vermeiden bzw. PatientInnen so rasch wie medizinisch vertretbar aus der Spitalsversorgung zu entlassen. In diesem Zusammenhang ist zu unterscheiden zwischen Medizinischer Hauskrankenpflege (in Deutschland: häusliche Krankenpflege), die in erster Linie krankenhausersetzend bzw. -verhindernd wirken soll, und einer kontinuierlichen ambulanten bzw. mobilen Pflege und Betreuung von Menschen mit Bedarf an Langzeitpflege und -betreuung. In Österreich und den meisten anderen europäischen Staaten wird diese (oft künstliche) Unterscheidung durch die Gesetzgeber aufrechterhalten, um Leistungen innerhalb des Gesundheitssystems von jenen im System der Sozialhilfe bzw. der Pflegevorsorge abzugrenzen – mit weitreichenden Konsequenzen, die in den folgenden Abschnitten weiter verdeutlicht werden.

Wild, M. (2000): Pflege. Stuttgart: Thieme (S. 320 ff.)
„Hauskrankenpflegefachdienst ist die fachliche Pflege von PatientInnen im Wohnbereich. Die Pflege umfasst Erkrankungen aller Art und aller Altersstufen. Sie beinhaltet auch die Anleitung, Beratung und Begleitung von Angehörigen sowie anderer an der Betreuung und Pflege beteiligten Personen. Sie wird durchgeführt von Pflegepersonen, die durch entsprechende bundesgesetzliche Regelung (Gesundheits- und Krankenpflegegesetz GuKG BGBl. I Nr. 108/1997) dazu ermächtigt sind."

Diese Definition betont die eigenständige Rolle der Hauskrankenpflege neben familiärer und nachbarschaftlicher Betreuung, den sozialen Diensten, den behandelnden ÄrztInnen und den stationären medizinisch-pflegerischen Einrichtungen. Sie nennt Aufgaben, Zielgruppen, Positionierung und berufsgruppenspezifische Zuschreibung der Hauskrankenpflege. Ziele und Funktionen der Hauskrankenpflege sowie die Tatsache, dass verschiedenste Berufsgruppen zusammenwirken müssen, um sie zu ermöglichen, kommen jedoch zu kurz.

In der internationalen Debatte hingegen wird die Hauskrankenpflege inzwischen in erster Linie als wesentlicher Teil von „home care" (Pflege zu Hause) im Zusammenspiel unterschiedlicher Berufsgruppen mit dem Ziel der Versorgung von chronisch kranken Personen und Menschen mit Bedarf an Langzeitpflege, aber auch von PatientInnen mit kurzfristigem Pflegebedarf in der eigenen Wohnumgebung konzipiert. Die unterschiedlichen Ausformungen spiegeln auch hier verschiedene historische, sozial- und gesundheitspolitische sowie kulturelle Hintergründe wider. In den meisten Fällen wird „home care" als die professionelle Erbringung von Pflege und Betreuung zu Hause verstanden (Genet et al. 2012, S. 9 ff.). Aufgrund der zunehmend komplexen Bedarfslagen erlangt die Zusammenarbeit zwischen verschiedenen Berufsgruppen und Dienstleistungen untereinander sowie zwischen diesen und pflegenden Angehörigen (informelle Betreuung) wesentliche Bedeutung, weil nur im Zusammenspiel dieser Akteure das Ziel, dass pflegebedürftige Personen so lang wie möglich in der gewohnten Wohnumgebung verbleiben können sollen, realisiert werden kann. „Home care" wird dabei oft auch als Teil eines „Kontinuums" bzw. als Teil einer „Pflegekette" angesehen, die von der stationären Versorgung über teilstationäre Angebote (Tagespflege, Kurzzeitpflege) bis eben zu präventiven, kurativen, rehabilitativen und auch palliativen Formen der Pflege und Betreuung reicht (OECD 2005).

„Evaluation von Hauskrankenpflege-Angeboten in Wien unter dem Aspekt der Bedürfnis- und Bedarfsorientierung", Dachverband Wiener Pflege- und Sozialdienste (1997)
Die AutorInnen stellen das Ziel der Hauskrankenpflege auf der Basis von Gesundheit und Krankheit ins Zentrum der Definitionsarbeit – ohne den

Anspruch der Abgrenzung von Hauskrankenpflege nach berufspolitischen, finanziellen oder sozialversicherungsrechtlichen Kriterien.

Ihr Ausgangspunkt war die WHO-Definition von Gesundheit und Krankheit: „Gesundheit ist ein Zustand vollkommenen körperlichen, geistigen und sozialen Wohlbefindens und nicht allein das Fehlen von Krankheit und Gebrechen“ (WHO 1948; zit. nach Fachlexikon der sozialen Arbeit 1993). Die WHO leitet daraus ab, dass ein Mensch dann erkrankt ist, wenn er nicht im Zustand des physischen, psychischen und sozialen Wohlbefindens ist.

Ein umfassendes Ziel der Hauskrankenpflege verlangt eine umfassende Definition. Durch die Orientierung an den Bedürfnissen der Menschen und ein ganzheitliches Pflegekonzept steht der pflegebedürftige Mensch im Zentrum.

Geht man davon aus, dass Hauskrankenpflege das Ziel verfolgt, physische, psychische und soziale Bedürfnisse zu befriedigen, dann muss die Basis dafür ein ganzheitlich orientiertes Pflegekonzept sein. Somit würde eine umfassende Definition von Hauskrankenpflege folgendermaßen lauten:

> Hauskrankenpflege hat die Befriedigung physischer, psychischer und sozialer Bedürfnisse von kranken Menschen zu Hause zum Ziel. Um dieses Ziel zu erreichen, sind einige Rahmenbedingungen notwendig: ein ganzheitlich orientiertes Pflegekonzept auf der Grundlage neuester wissenschaftlicher Erkenntnisse, die Anwendung adäquater fachlicher Methoden und ein effizienter Ressourceneinsatz sowie die interdisziplinäre Zusammenarbeit von allen Personen und Berufsgruppen, die in die Pflege involviert sind.

Diese Definition orientiert sich an den Bedürfnissen der Menschen und an der Forderung nach einem ganzheitlichen Pflegekonzept unter Anwendung neuester Erkenntnisse. Sie wählt damit einen beruflich selbstbestimmten, fachlichen und ethischen Ansatz und versucht, durch den Anspruch der Interdisziplinarität im organisatorischen Bereich verbindend zu wirken.

Hauskrankenpflege ist keine Übergangsleistung an einer Schnittstelle.

Die Hauskrankenpflege wird aus dieser Sicht nicht ausschließlich vom diplomierten Personal geleistet, sondern andere Berufsgruppen und auch private HelferInnen sowie Angehörige werden als gleichberechtigte Partner angesehen. Die Definition positioniert Hauskrankenpflege sehr eindeutig als eine Leistung für pflegebedürftige Menschen in deren Zu Hause, folglich als ein Angebot im Bereich der extramuralen Dienste.

Wichtig ist auch, dass die Hauskrankenpflege nicht als Übergangsleistung an einer Schnittstelle zwischen verschiedenen Angeboten verstanden wird. Für die Arbeit an Schnittstellen zwischen verschiedenen Einrichtungen und Dienstleistungen gibt es andere Funktionen, wie Entlassungsmanagement, Schnittstellenmanagement oder Case Management.

Diese Definition wird von den Autorinnen des vorliegenden Buches bevorzugt und liegt daher den folgenden Ausführungen zugrunde.

1.2 Hauskrankenpflege international und national

Dieser Abschnitt gibt einen Überblick zur Situation der Hauskrankenpflege in unterschiedlichen Teilen Europas mit Schwerpunkt auf den EU-Mitgliedsstaaten. Dadurch soll ein Eindruck gewonnen werden, in welcher Form sich Ausbildung und vor allem Organisation der Hauskrankenpflege in qualitativer und quantitativer Weise unterscheiden. Dabei soll auch deutlich werden, von welchen Entwicklungen in anderen Ländern man lernen könnte, um die Einbindung der Hauskrankenpflege in das System der Langzeitpflege (integrierte Versorgung) weiter voranzutreiben.

1.2.1 Hauskrankenpflege in Europa

Hauskrankenpflege ist in allen Ländern ein etablierter Bestandteil der Gesundheitsversorgung, wobei immense Unterschiede in Bezug auf den quantitativen und qualitativen Ausbau beobachtet werden können.

Beim Thema Hauskrankenpflege lassen sich unterschiedliche Entwicklungen in den verschiedenen Ländern feststellen.

In den meisten Ländern Europas wird Hauskrankenpflege (engl. „home nursing") vor allem für ältere, pflege- und betreuungsbedürftige Personen erbracht, die oft an chronischen Krankheiten und/oder Multimorbidität leiden (van der Boom 2008, S. 11). Aus diesem Grund beschränken sich die folgenden Ausführungen auf diese Gruppe von KlientInnen. Darüber hinaus hat sich in der internationalen Debatte über die Entstehung von Systemen der Langzeitpflege und -betreuung (Leichsenring et al. 2013) für den Bereich der häuslichen Pflege und Betreuung der Begriff „home care" durchgesetzt, womit all jene professionell erbrachten Dienstleistungen umschrieben werden, die pflege- und betreuungsdürftigen Menschen ein Leben in der gewohnten Wohnumgebung ermöglichen. Aufgrund der komplexen Bedarfslagen, die dabei zu berücksichtigen sind, umfassen diese Dienstleistungen sowohl soziale Dienstleistungen wie Haushalts- bzw. Heimhilfe, Sozialarbeit und die Bereitstellung technischer Hilfsmittel mit Bezug auf Aktivitäten des täglichen Lebens als auch technische Krankenpflege von der Grundpflege bis zur erforderlichen Behandlungspflege wie Medikamentenabgabe, Injektionen oder Verbandswechsel. Dazu kommen auch rehabilitative Aufgaben und Therapien, die meist durch Ergo- und PhysiotherapeutInnen erbracht werden (Genet et al. 2012, S. 9 ff.). Die Zuordnung dieser Dienstleistungen zum Sozial- bzw. Gesundheitswesen ist abhängig von den jeweiligen nationalen Abgrenzungen zwischen den beiden Bereichen und ihren entsprechenden Regelungen, die im Folgenden skizziert werden. Eine weitere Charakteristik von „home care" als Teil der entstehenden Systeme der Langzeitpflege und -betreuung („long-term care") besteht in der besonderen Rolle von pflegenden Angehörigen gerade bei der Pflege und Betreuung im häuslichen Umfeld. Die Gestaltung der Koordination und Zusammenarbeit zwischen den Berufsgruppen der Sozial- und Gesundheitsberufe einerseits und zwischen diesen professionell erbrachten Dienstleistungen und der sogenannten „informellen Betreuung" (Angehörige, Freiwillige) andererseits stellt daher eine besondere Herausforderung für „home care" dar.

Der Stellenwert und die konkrete Ausgestaltung der Rolle von Hauskrankenpflege im Sinne von „home care" sind in den entstehenden Systemen der Langzeitpflege und -betreuung von nationalen Zugängen und Traditionen sozialstaatlicher Sicherung abhängig. Dabei ist zu unterscheiden zwischen folgenden Modellen:

- Das „Nordische, universalistische Modell" ist gekennzeichnet durch die Bereitstellung von allgemein zugänglichen, bedarfsorientierten Gesundheits- und sozialen Diensten, und zwar weitgehend unabhängig vom Einkommen. Diese Dienstleistungen werden allgemein durch Steuern finanziert und durch öffentliche Träger erbracht. Beispiele für dieses Modell sind Schweden oder Dänemark. Auch die Niederlande werden diesem Modell zugeordnet, auch wenn hier der universalistische Zugang durch eine soziale Kranken- bzw. Pflegeversicherung garantiert wird und Dienstleistungen vor allem durch private Non-Profit-Organisationen (NPO) organisiert werden. Diese Konzeption des Sozialstaats hat bereits eine längere Tradition. Auch der relativ großzügige Ausbau von Gesundheits- und Sozialdiensten in den nordischen Ländern hat jedoch nicht zur Zurückdrängung informeller Betreuung geführt. Pflegende Angehörige spielen auch in diesen Ländern eine wichtige Rolle, die gerade in den letzten Jahren wieder stärker betont wurde.
- Im „Bismarck-Modell", welches vor allem in den kontinentaleuropäischen Ländern wie Deutschland, Frankreich und auch Österreich vorzufinden ist, wurde das Risiko Langzeitpflege erst in den letzten Jahrzehnten durch ergänzende Systeme in der Tradition der Sozialhilfe abgesichert. Während dies in Deutschland und Luxemburg durch die Einführung einer Pflegeversicherung mit entsprechenden Geld- und Sachleistungen geschah, wurden in Ländern wie Frankreich, Belgien oder auch Österreich neue, steuerfinanzierte Geldleistungen und ergänzende Dienste etabliert. Die Rolle der Hauskrankenpflege wurde dabei zwar weiterhin vorwiegend dem Gesundheitswesen zugerechnet, es gibt allerdings eine zunehmende Tendenz in Richtung einer Einbindung in die neuen Sicherungssysteme der Langzeitpflege. Dies gilt auch für das Vereinigte Königreich, wo die Hauskrankenpflege zwar Teil des (steuerfinanzierten) Nationalen Gesundheitsdienstes ist, eine Integration von Gesundheits- und sozialen Dienstleistungen allerdings durch zahlreiche Programme und Maßnahmen gefördert wird. Informelle Pflege, v.a. durch weibliche Familienangehörige, ist auch durch den nun stärkeren Ausbau von Gesundheits- und Sozialdiensten nicht zurückgedrängt worden. Im Gegenteil, ein steigender Anteil von Familien ist mit dem Thema „Langzeitpflege" konfron-

tiert. Es ergibt sich daher in diesem Modell eine Mischung unterschiedlicher Dienstleistungen, die zudem ergänzt wird durch einen Mix an Trägern, wobei neben den traditionellen Non-Profit-Organisationen und öffentlichen Trägern eine Zunahme privater kommerzieller Anbieter – auch im Bereich mobiler Versorgung – zu beobachten ist.

- Das „Mediterrane Modell“ in den Ländern Südeuropas ist in erster Linie durch die tragende Rolle der Familie charakterisiert. Daneben sind aber auch hier im letzten Jahrzehnt neue Formen mobiler Dienstleistungen, inklusive Hauskrankenpflege, etabliert worden, die teils durch direkte Geldleistungen an pflegebedürftige Menschen (ko-)finanziert werden. Die steuerfinanzierten nationalen Gesundheitssysteme in z. B. Spanien, Italien und Griechenland haben das quantitative Niveau anderer Länder nach wie vor nicht erreicht, wobei vor allem immense regionale Unterschiede innerhalb der mediterranen Länder kritisch zu betrachten sind. Private Non-Profit-Organisationen spielen eine gewisse Rolle, Hauskrankenpflege wird jedoch weitgehend im Rahmen des öffentlichen Gesundheitssystems erbracht.
- Als „Transitions-Modell“ wurde die Entwicklung in Zentral- und Osteuropa seit dem Fall des realen Sozialismus bezeichnet, wobei der Übergang von einem staatlichen Versorgungsmodell zu jenem sozialer Marktwirtschaft auch die Entstehung von Dienstleistungen für ältere, pflegebedürftige Menschen beeinflusste. Dies bedeutete in erster Linie eine nachrangige Behandlung der mit Langzeitpflege verbundenen Herausforderungen. Trotz relativ guter Ausbildung von Gesundheits- und Krankenpflegerinnen fand die Hauskrankenpflege als Teil der Langzeitpflege wenig Beachtung, auch wenn politische Strategien auf Deinstitutionalisierung und den Ausbau mobiler Dienste abzielen. Ein weiterer Grund für den geringeren Stellenwert der Langzeitpflege – und somit der Hauskrankenpflege – mag auch darin liegen, dass die demografische Alterung in Osteuropa noch nicht das Niveau Süd- und Westeuropas erreicht hat. Innerfamiliäre Unterstützung nach dem Muster der mediterranen Länder steht somit im Vordergrund, nur langsam entwickeln sich auch Anbieter aus dem Bereich der privaten Non-Profit-Organisationen.

Übersicht 1
Sozialstaatsmodelle und deren Ausprägung im Bereich der Langzeitpflege und -betreuung
Quelle: adaptiert nach Nies et al. 2013

Sozialstaatsmodell	Niveau der Pflegevorsorge	Rolle informeller Pflege	Nachfrage	Angebot an Gesundheits- und Sozialdiensten	Rolle von Hauskrankenpflege
Nordisch-universalistisch (z. B. DK, SE, FI; NL)	hoch	mittel	hoch	hoch	hoch
Bismarck-kontinentaleuropäisch (z. B. DE, AT, FR)	mittel	mittel	steigend	mittel/hoch	mittel
Mediterran (z. B. ES, IT, PT)	niedrig	hoch	mittel	mittel/niedrig	gering
Transition (z. B. PL, HU, CZ)	sehr niedrig	hoch	niedrig	niedrig	gering

Diese grobe Kategorisierung von Ländern dient im Folgenden vor allem der analytischen Darstellung. Es ist darauf hinzuweisen, dass einzelne Länder bei verschiedenen Kriterien durchaus abweichen können, zumal insgesamt zu beobachten ist, dass es in den letzten Jahrzehnten zu einer gewissen Annäherung bestimmter Tendenzen gekommen ist (Szebehely & Trydegård, 2012), weil die Langzeitpflege vor allem im mobilen Bereich allgemein – mit Ausnahme der „Transitions-Länder" – an Bedeutung gewonnen hat. Auch der Austausch „guter Praxis" innerhalb der EU-Mitgliedstaaten hat dazu beigetragen.

Die Rolle der Hauskrankenpflege kann in den verschiedenen Ländern anhand unterschiedlicher Kriterien verortet werden, die von der Geschichte und Tradition, vom Ausmaß, der Organisation und Finanzierung sowie von den konkreten Arbeitsbedingungen (berufliche Autonomie, hierarchische Stellung, Status) beeinflusst werden.

1.2.2 Historische Entwicklung

In den nordischen Ländern Europas sowie in den Niederlanden hat die Professionalisierung der Pflege und Betreuung bereits eine längere Tradition, indem Hauskrankenpflege und die Entwicklung von „home care" bereits seit den 1960er-Jahren (mit Wurzeln bis an den Beginn des 20. Jahrhunderts) vorangetrieben wurden. Auch Großbritannien ist in diesem Zusammenhang zu erwähnen, obwohl der quantitative Ausbau eher dem Muster der kontinentaleuropäischen Länder folgte. Obwohl Krankenschwestern in kirchlichen Organisationen auch in Ländern wie Deutschland oder Frankreich eine gewisse Rolle spielten, blieben sie doch meist einer untergeordneten Position gegenüber ärztlichen Gesundheitsberufen verhaftet. So bestehen eigene Hauskrankenpflege-Organisationen (*Service de Soins Infirmiers à Domicile pour les Personnes Agées:* SSIAD) z. B. in Frankreich erst seit Beginn der 1980er-Jahre, wobei die konkreten Aufgaben der Hauskrankenpflege durch ärztliche Verschreibung vorgeschrieben werden. Selbst im Rahmen der *Hospitalisation à Domicile,* die schwer kranken PatientInnen die medizinische Versorgung in der eigenen Wohnung garantiert und von Krankenhäusern organisiert wird, agieren HauskrankenpflegerInnen nur auf Anweisung durch die zuständigen ÄrztInnen. Auch in Deutschland setzte das Wachstum von autonomen mobilen Pflegediensten maßgeblich erst nach der Einführung der Pflegeversicherung (1995) ein.

Datenlage

Insgesamt ist die Datenlage zur Hauskrankenpflege in Europa sehr dürftig und bedarf weiterer Anstrengungen der vergleichenden Forschung. Aus den vorliegenden international vergleichenden Datensätzen lassen sich jedoch einige Tendenzen und Grundlagen ablesen, die im Folgenden dargestellt werden.

Schätzungen gehen davon aus, dass die öffentlichen Ausgaben für die Langzeitpflege zu Hause in Europa durchschnittlich rund 0,5 % des

Bruttonationalprodukts betragen (Lipszyk et al. 2012; Genet et al. 2012, S. 45). Darin enthalten sind zu einem großen Teil auch die Ausgaben für Hauskrankenpflege. Daten zur Personalausstattung liegen ebenfalls nur für ausgewählte Länder und lediglich für die Betreuung und Pflege im häuslichen Bereich insgesamt vor. Übersicht 2 vermittelt einen Überblick über das Verhältnis der Beschäftigtenzahl in der Hauskrankenpflege und persönlichen Betreuung („home care") zu EinwohnerInnen über 65 Jahre in ausgewählten Ländern. Hinzuzufügen ist, dass im Verlauf des letzten Jahrzehnts in Ländern wie Deutschland oder Luxemburg Steigerungsraten von um die 60 % zu beobachten sind, während in den „Transitions-Ländern" wie Estland oder der Slowakei sogar ein Rückgang der Beschäftigten in diesem Bereich zu verzeichnen ist. Im „Universalistischen" Modell wiederum ist die Zahl der Beschäftigten in der Langzeitpflege im Verhältnis zur potenziellen Nachfrage (Einwohner über 65 Jahre) nach starkem Ausbau bis zum Jahr 2000 relativ stabil geblieben, wird aber nach wie vor von keinem Vertreter anderer Sozialstaatsmodelle erreicht (OECD Health Statistics 2015). Damit verbunden ist ein entsprechender Rückgang der Reichweite von Gesundheits- und sozialen Diensten und der Zugangsmöglichkeiten für potenzielle NutzerInnen über 65 Jahre.

Übersicht 2
Beschäftigte in der Langzeitpflege und persönlichen Betreuung pro 100 Einwohner über 65 Jahre (ausgewählte Länder, 2013 bzw. letztes verfügbares Jahr)
Quelle: OECD Health Statistics 2015, http://dx.doi.org/10.1787/health-data-en; Anm.: In Schweden, Spanien und der Slowakischen Republik kann nicht zwischen Beschäftigten in Heimen und mobilen Gesundheits- und Sozialdiensten unterschieden werden

	Alten- und Pflegeheime	Mobile Pflege und Betreuung	Gesamt
Schweden			12,3
Niederlande (geschätzt)	5,5	3,9	9,4
Dänemark (2012)	5,2	3,3	8,5
Schweiz	5,8	2,7	8,5
Estland	0,6	5,2	5,8
Irland	4,2	1,1	5,3
Deutschland	3,0	1,7	4,7
Österreich	2,8	1,6	4,4
Spanien			4,2
Ungarn	1,4	1	2,4
Slowakische Republik			1,3
Portugal	0,5	0,1	0,6
Türkei	0,1	..	0,1

1.2.3 Organisation und Finanzierung

Wesentliche Unterschiede in der Organisation von „home care" betreffen die politischen und administrativen Zuständigkeiten sowie die Trägerschaft zur Erbringung von Dienstleistungen im Bereich der Langzeitpflege. Beide Aspekte sind in hohem Ausmaß von den vorhandenen Finanzierungsmöglichkeiten und den gewählten Finanzierungsformen abhängig. Übersicht 3 zeigt die grundsätzlichen Möglichkeiten der Finanzierung und Erbringung von Leistungen der Langzeitpflege auf, die sich europaweit in den unterschiedlichsten Varianten und Kombinationen verbreitet haben.

Übersicht 3
Die unterschiedlichen Formen der Finanzierung und Erbringung von Leistungen in der Langzeitpflege und -betreuung

Finanzierungsquellen	▸ Öffentliche Finanzierung ▸ Nationale/regionale/lokale Steuern ▸ Sozialversicherung ▸ Nutzerbeiträge ▸ Private Finanzierung oder Versicherung
Leistungsarten	▸ Gesundheits- und soziale Dienste bzw. stationäre Einrichtungen ▸ Geldleistungen ▸ Gutschein-Systeme für Haushaltshilfen ▸ Freier Markt
Erbringung von Leistungen	▸ Öffentliche Träger ▸ Non-Profit-Organisationen ▸ Private For-Profit-Organisationen ▸ Informelle Betreuung ▸ „24-Stunden-Betreuung“

In fast allen Ländern ist dabei eine Aufsplitterung zwischen den Kompetenzen für das Gesundheitswesen (meist auf gesamtstaatlicher bzw. regionaler Ebene) und für das Sozialwesen (meist auf regionaler oder lokaler Ebene) festzustellen. Konkrete Auswirkungen hat dies auf die Erbringung gemischter Dienstleistungen in der Langzeitpflege und -betreuung, wenn es um deren Koordination und Finanzierung geht. Neben den unterschiedlichen gesetzlichen Regelungen sind es vor allem die enormen Abstände in der finanziellen Ausstattung von Langzeitpflege bzw. „home care“, die einen Vergleich zwischen den Ländern Europas erschweren.

Übersicht 4 macht die unterschiedlichen Finanzierungsniveaus der Langzeitpflege in Europa deutlich. Dabei zeigen sich nicht nur zwischen, sondern auch innerhalb der Sozialstaatsmodelle große Unterschiede, wobei solche Vergleiche trotz aller Defizite der Datenlage (zeitlich und definitorisch) allgemein unterstreichen, dass Langzeitpflege in den meisten Ländern keine hohe Priorität in der Sozial- und Gesundheitspolitik hat. Der Anteil der Ausgaben für Hauskrankenpflege ist darin ebenso enthalten wie die Ausgaben für stationäre Versorgung, wobei in fast allen Ländern außer Dänemark der Finanzierungsanteil für letztere jene für die Pflege und Betreuung zu Hause bei Weitem übersteigt.

Übersicht 4
Öffentliche Ausgaben für Langzeitpflege und -betreuung in Prozent des BIP (Brutto-Inlandsprodukt), 2012/2011
Quelle: Eurostat 2016, Long-term care HC.3 und HC.R.6.1.

Mediterranes Modell	**%**
Griechenland	0,07
Spanien	1,11
Portugal	0,17
Transitions-Modell	**%**
Bulgarien	0,01
Tschechische Republik	0,29
Litauen	0,93
Estland	0,26
Ungarn	0,62
Polen	0,46
Rumänien	0,63
Slowenien	1,32
Slowakische Republik	0,02
Bismarck-Modell	**%**
Deutschland	1,44
Frankreich	1,27
Schweiz	2,30
Luxemburg	1,60
Belgien	2,44
Österreich	1,51
Universalistisches Modell	**%**
Niederlande	4,11
Dänemark	2,55
Finnland	2,56
Schweden	3,65
Norwegen	2,57

Öffentliche Ausgaben decken allerdings in den meisten Ländern nur einen Teil der Gesamtkosten von Pflege und Betreuung ab (Übersicht 5). Hohe Nutzerbeiträge, aber auch gänzlich privat organisierte und finanzierte Betreuung belasten Familienbudgets in vielen Ländern erheblich. Die private Pflegeversicherung hat in keinem Land Europas große Bedeutung erlangt.

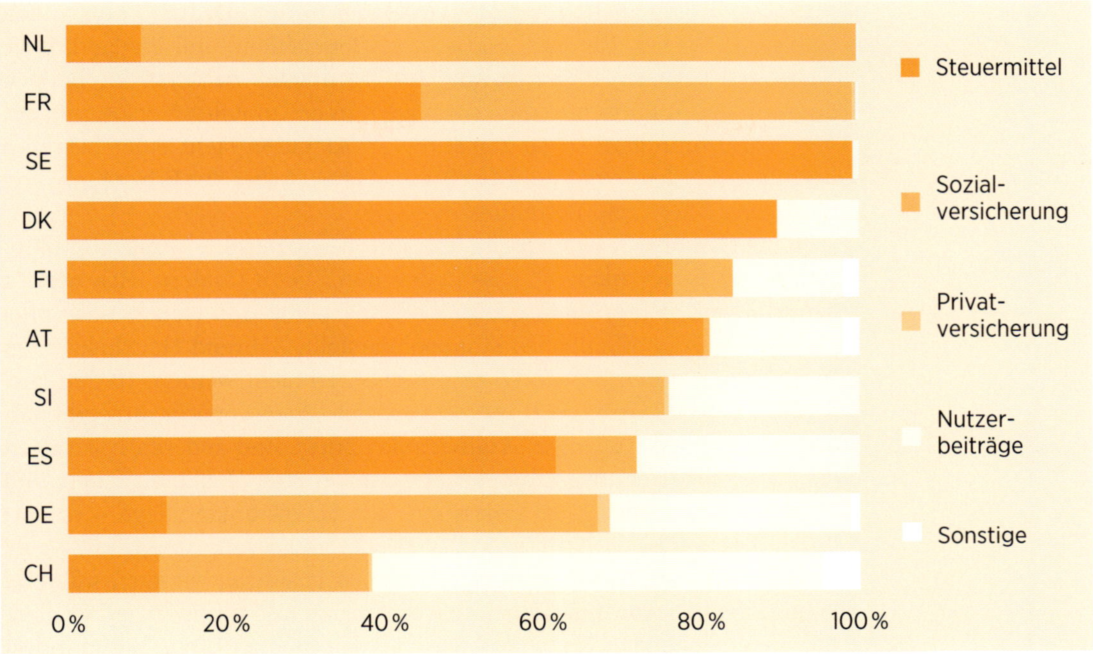

Übersicht 5
Anteile unterschiedlicher Kostenträger an den Gesamtausgaben für Pflege und Betreuung
Quelle: OECD Health System Accounts 2010

Die Koordination innerhalb der Berufsgruppen mobiler Dienste sowie zwischen diesen und dem Gesundheitssystem – niedergelassenen Ärzten auf der einen und Spitälern auf der anderen Seite – bleibt die größte Herausforderung für die Organisation der Langzeitpflege, wobei konkrete Erfolge nur in wenigen Ländern und keineswegs flächendeckend nachzuweisen sind. Dafür zeichnen in erster Linie – neben berufsständischen Hierarchien – die nach wie vor bestehenden fragmentierten Zuständigkeiten und Finanzierungsmodelle verantwortlich.

Während in den nordischen Ländern ausschließlich öffentliche Träger auf Ebene der Gemeinden für die Finanzierung und Organisation dieser Dienste verantwortlich waren und großteils noch sind, werden mobile Dienste – und auch stationäre Einrichtungen – der Langzeitpflege in den Bismarck-Ländern weitgehend durch private Non-Profit-Organisationen erbracht, die meist den Kirchen oder auch politischen Parteien nahestehen. Staatliche Versorgung, in erster Linie allerdings durch stationäre Einrichtungen, stand auch in den ehemaligen kommunistischen Regimen Osteuropas im Vordergrund, und erst langsam bilden sich auch dort Non-Profit-Organisationen im Bereich der mobilen Dienste.

Einen wichtigen Einschnitt bei der Entwicklung der Langzeitpflege stellte in ganz Europa seit Mitte der 1980er-Jahre die Orientierung öffentlicher Verwaltung auf das sogenannte „New Public Management" dar. Seither sind in allen Ländern und quer zu den klassischen Wohlfahrtsmodellen Maßnahmen zur stärkeren Trennung von (öffentlichen) Käufern und unterschiedlichen (öffentlichen, privaten Non-Profit und Profit-) Anbietern eingeführt worden. Ein stärkerer Wettbewerb sollte zu höherer Effizienz und mittelfristig auch zu sinkenden Kosten führen. Dadurch entstanden in den nordischen Ländern, v. a. aber in Deutschland und England, neue Anbieterstrukturen, indem private Profit-Anbieter zunächst im Bereich der stationären Einrichtungen, dann auch in der mobilen Versorgung auf den Markt drängten. Diese Zunahme an Akteuren steht einer besseren Koordination der Sozial- und Gesundheitsdienste bei der Erbringung von häuslicher Pflege und Betreuung entgegen.

Heute finden sich in allen Ländern Europas gemischte Anbieterstrukturen, wobei anzumerken ist, dass in den nordischen Ländern nach wie vor kaum private Non-Profit-Organisationen existieren und Hauskrankenpflege weiterhin ein öffentliches Monopol darstellt, während Haushaltshilfen mehrheitlich durch private Organisationen erbracht werden. In den Niederlanden, wo es bereits seit 1967 eine soziale Pflegeversicherung gibt, um den allgemeinen Zugang zu Hauskrankenpflege und anderen Leistungen der Langzeitbetreuung sicherzustellen, teilen sich Zuständigkeiten und Finanzierung wieder ganz anders auf: Die Hauskrankenpflege wird dort durch die regionalen Agenturen der Pflegeversicherung finanziert, wobei vor allem private Non-Profit-Organisationen beauftragt werden, während Haushaltshilfen von den Gemeinden organisiert und mitfinanziert werden. Für die ergänzenden Haushaltshilfen werden in allen Ländern zumindest einkommensbezogene Nutzerbeiträge eingehoben, wobei diese in den nordischen Ländern meist durch eine geringe Pauschale abgegolten werden. Eine andere Variante findet sich z. B. in Frankreich und Belgien, wo Haushaltshilfen durch öffentliche Gutschein-Systeme („voucher") bezuschusst werden. Eine Stunde Haushaltshilfe im Wert von € 20,– kostet die KundInnen dann beispielsweise € 8,–, wobei der/die Haushaltshilfe durch das Einlösen des Gutscheins zumindest den staatlichen Mindestlohn erhält und sozialversichert ist. Dadurch werden in diesen Ländern die Schwarzarbeit im Pflegebereich und teilweise auch das Phänomen der „24-Stunden-Betreuung", wie sie in Österreich genannt wird, bekämpft. Die Personenbetreuung durch MigrantInnen in privaten Haushalten ist nicht nur in Deutschland und in Österreich, sondern vor allem in den mediterranen Ländern verbreitet. Sie stellt zweifellos eine Herausforderung für die formale Hauskrankenpflege dar, wenn es z. B. um die Zusammenarbeit und Koordination von Diensten geht, ist aber auch eine direkte Konkurrenz zu den öffentlichen und privaten Anbietern von Hauskrankenpflege.

Zukunftsorientierte Reformen der Finanzierung mobiler Gesundheits- und Sozialdienste werden möglicherweise davon geprägt sein, sich von der Finanzierung von Einzelleistungen in Richtung „gebündelter Budgets" oder sogar leistungsorientierter Pauschalzahlungen an integrierte Anbieterorganisationen zu entwickeln. Erste Ansätze dazu sind z. B. in den Niederlanden bereits zu beobachten (Tsiachristas et al. 2013). Eine wichtige Voraussetzung für die Umsetzung neuer (finanzieller) Anreize zur integrierten Versorgung wird allerdings die weitere Entwicklung von ergebnisorientierten Kennzahlen und Indikatoren zum Nachweis der Wirksamkeit von Gesundheits- und sozialen Diensten sein.

1.2.4 Ausbildung und Arbeitsbedingungen

Die Suche nach Möglichkeiten zur Reduzierung bzw. zumindest zur Eindämmung von Kosten steht in allen Ländern Europas an oberster Stelle der gesundheits- und sozialpolitischen Agenda. Zumeist hat diese Ausrichtung zu einer Abwärtsspirale geführt, wenn es um die Ausbildung und Arbeitsbedingungen in der Langzeitpflege und -betreuung ging – stärkere Arbeitsteilung, der Einsatz kaum ausgebildeter MitarbeiterInnen und die immer kürzeren Einsatzzeiten pro KlientIn stehen auch im mobilen Bereich den komplexeren Bedürfnissen der KlientInnen – z. B. Demenz, Alleinlebende mit Multimorbidität (ÖPIA 2015) – und Herausforderungen wie Gewalt gegenüber MitarbeiterInnen (Estryn-Behar et al. 2008) und innerhalb der Familien (Strümpel & Gröschel 2010) gegenüber (siehe auch Leichsenring et al. 2015).

Allgemein dauert die Ausbildung von Gesundheits- und KrankenpflegerInnen in Europa zwischen drei und vier Jahren, in den meisten Ländern im Rahmen von Universitätslehrgängen und Spezialisierungskursen. In einigen Ländern, z. B. England, Portugal, Schweden, Belgien und den Niederlanden, werden spezielle Ausbildungen für „community nurses“ angeboten. Große Unterschiede bestehen bei der Ausbildungsdauer von PflegehelferInnen und anderen Betreuungsberufen – von drei Jahren in Spanien bis zu keinerlei Ausbildung in Bulgarien oder der Tschechischen Republik (Genet et al. 2012).

Aufgrund der bestehenden Unterschiede zwischen den EU-Mitgliedstaaten wurde 2013 eine geänderte Richtlinie über Berufsqualifikationen in der Gesundheits- und Krankenpflege verabschiedet, wodurch acht Kompetenzen als Mindestausbildungsanforderungen für das Fachpersonal in der allgemeinen Pflege definiert wurden. Diese reichen von Kenntnissen in den Wissenschaften der Krankenpflege und Berufskunde über Berufspraxis bis hin zu Erfahrungen in der Zusammenarbeit mit anderen Gesundheitsberufen (ESN, 2015). Eine weitere Annäherung zwischen den EU-Mitgliedstaaten und somit auch eine vereinfachte gegenseitige Annäherung von Ausbildungen sollte dadurch in den kommenden Jahren ermöglicht werden.

Einstweilen bleibt der Status vor allem von „home care“ weiterhin niedrig, was sich nicht zuletzt in niedrigen Gehältern und schwierigen Arbeitsbedingungen niederschlägt. Zeitdruck und die Zunahme von Dokumentation, Aufsicht und Kontrolle haben zu einer Verschlechterung der Arbeitsbedingungen geführt, auch in den – ansonsten oft als positives Beispiel genannten – nordischen Ländern (Rostgaard 2011; Szebehely & Trydegård 2012; für Österreich: Leichsenring et al. 2015).

1.2.5 Innovationen in der Hauskrankenpflege – Zukunftsperspektiven

Neue Ideen zur Verbesserung der Hauskrankenpflege orientieren sich einerseits an einer Rückbesinnung zur ganzheitlicheren Pflege und Betreuung in der Gemeinde und andererseits an verstärkter Prävention und Rehabilitation im Zusammenspiel mit verwandten Berufsgruppen. Ein Beispiel für die Überwindung hochgradiger Arbeitsteilung in der Hauskrankenpflege stellt die niederländische Non-Profit-Organisation „Buurtzorg" dar (siehe Beispiel 1), die inzwischen auch international einige Bekanntheit erlangt und durch ihre innovativen Arbeits- und Organisationsformen nicht nur das niederländische System der Hauskrankenpflege revolutioniert hat.

Siehe auch Kap. 4.4.3, Die Anwendung von Pflegetheorien in der Hauskrankenpflege

Beispiel 1

Pflege in der Nachbarschaft („Buurtzorg") – eine innovative Organisationsform der Hauskrankenpflege in den Niederlanden

„Buurtzorg" (Pflege und Betreuung in der Nachbarschaft) ist ein innovatives niederländisches Modell der professionellen, häuslichen und wohnortnahen Versorgung mit dem Ziel der integrierten Versorgung für alle Menschen, die häusliche Betreuung benötigen, in Zusammenarbeit mit sozialen Diensten, AllgemeinmedizinerInnen sowie weiteren Betreuenden/Pflegenden. Es entstand 2006 als Projekt aus der allgemeinen Unzufriedenheit der Gemeindeschwestern und -krankenpfleger („community nurses") mit der traditionellen Form der Hauskrankenpflege, deren tayloristischer, d. h. durch Aufgabenteilung gekennzeichneter Organisation, den bürokratischen Auflagen und der fehlenden Kommunikation zwischen den Anbietern.

Organisatorisch zeichnet sich das Modell durch die wohnortnahe Versorgung mittels kleiner, autonom organisierter Teams von höchstens zwölf „community nurses" (mindestens dreijährige Bachelor-Ausbildung) und AssistentInnen (zweijährige Ausbildung) aus. Dabei werden die Overhead-Kosten so niedrig wie möglich gehalten, u. a. durch eine extrem flache Organisationsform und mittels IT-Anwendungen in der Planung, Dokumentation und Datensammlung. Die zentrale Verwaltung ist für administrative Tätigkeiten und Coaching der Teams zuständig. Ansonsten ist die Autonomie der Teams weitreichend, da es keine hierarchischen Zwischenebenen gibt. Beispielsweise können die Teams selbst über ihre Fortbildungsaktivitäten entscheiden, wenn z. B. festgestellt wird, dass einzelne Teammitglieder im Umgang mit KlientInnen mit Demenz noch Weiterbildungsbedarf haben. Im Pflegeprozess werden Kommunikation und die integrierte Zusammenarbeit mit anderen lokalen, professionell und informell Pflegenden und Betreuenden in den Vordergrund gestellt.

Weiterhin baut das Modell auf die Aktivierung von Selbstpflege, d. h. die Mobilisierung und Nutzung der Ressourcen der NutzerInnen. Wenn ein Team genügend KlientInnen hat – in der Regel sind dies etwa 50–60 pro Team – wird im nächsten Quartier ein neues Team gebildet. Auf diese Weise hat Buurtzorg einen bahnbrechenden Wachstumsprozess entfacht: Bis heute ist die Non-Profit-Organisation auf inzwischen über 900 Buurtzorg-Teams mit über 10.000 MitarbeiterInnen und rund 70.000 KlientInnen gewachsen. Dabei ist die Zentralverwaltung nur unwesentlich gewachsen und mit rund 50 MitarbeiterInnen ein Modellbeispiel für schlanke Verwaltung und die Vermeidung von Overhead-Kosten.

Die Förderung der Selbstpflege, rehabilitativer und präventiver Interventionen ist auch den mobilen Gesundheits- und Sozialdiensten in Österreich nicht fremd, allerdings wird oft darauf hingewiesen, dass die Rahmenbedingungen nicht erlaubten, solche Konzepte umzusetzen. Zur Übertragbarkeit des Buurtzorg-Modells auf beispielsweise österreichische Rahmenbedingungen ist zu bedenken, dass das Berufsprofil der Community Nurse (bzw. auch der Family Health Nurse oder District Nurse) in Österreich kaum verbreitet ist. Durch Fortbildung und die Stärkung der Teamarbeit zwischen erfahrenen HauskrankenpflegerInnen und anderen Berufsgruppen könnte allerdings versucht werden, Bezugs- bzw. besser: aktivierende Beziehungspflege konzeptuell stärker in die Pflege und Betreuung zu Hause zu integrieren. Dies hätte auch den Vorteil, multidisziplinäre Betreuung zu verwirklichen, die bei Buurtzorg – teilweise aufgrund der fragmentierten Finanzierung von Heimhilfe und anderen Diensten in den Niederlanden – explizit zugunsten der „ganzheitlicheren“ Pflege durch Community Nurses hintangestellt wird.

Quelle: Leichsenring 2015; Nandram & Koster 2014

Einen wichtigen Schritt in Richtung einer stärker präventiven Ausrichtung von „home care“ haben landesweite Reformen im Anschluss an ein erfolgreiches Pilotprojekt in der dänischen Gemeinde Fredericia gesetzt (Beispiel 2). Dabei geht es weniger um Prävention von Pflegebedürftigkeit, sondern auch und gerade um Prävention innerhalb der Langzeitpflege. Die klassische Primärprävention auf individueller Ebene (von Vorsorgeuntersuchung bis Hüftprotektoren) greift im Bereich der Langzeitpflege meist zu kurz. Es geht vor allem um funktionale bzw. organisatorische Prävention, indem die Potenziale von Rehabilitation wahrgenommen und durch entsprechende organisatorische Maßnahmen zur Vermeidung von weiterer Verschlechterung realisiert werden. Die Stärkung der multidisziplinären und interorganisatorischen Zusammenarbeit ist dabei ebenso zentral wie die Koordination zwischen verschiedenen Akteuren und Organisationen im Wohnumfeld der KlientInnen.

Beispiel 2

So lange wie möglich zu Hause bleiben – das dänische Modell der Prävention

Ausgangspunkt eines Modellprojekts in der dänischen Gemeinde Fredericia waren 2007 die steigenden Kosten der Altenpflege. Ein Teil dieses Projekts bestand in der „Rehabilitation im Alltag“. Personen, die z. B. nach einem Krankenhausaufenthalt erstmals Pflege- und Betreuungsdienste beantragen, werden von einem Rehabilitationsteam, bestehend aus HauskrankenpflegerInnen und TherapeutInnen, kontaktiert, um einen Remobilisierungsplan in der Wohnung des Klienten bzw. der Klientin zu erstellen. Wo dies möglich und sinnvoll erscheint, wird während eines Monats ein intensives Training von insgesamt ca. 70 Stunden organisiert, um die Selbstständigkeit bei den Aktivitäten des täglichen Lebens im eigenen Wohnumfeld wieder zu erlangen. Die MitarbeiterInnen des Remobilisierungsteams arbeiten in Richtung Begleitung und Ermöglichung von Selbstpflege – diese Form des Zugangs zur Pflege- und Betreuungsarbeit wurde allen MitarbeiterInnen durch Fortbildung und Organisationsentwicklung vermittelt.

Rund 25% der KlientInnen, die in dieses Programm aufgenommen wurden, konnten remobilisiert werden. Im Kontext des relativ großzügigen Ausmaßes von Betreuungsleistungen, die in Dänemark gewährt werden, sind somit beträchtliche Einsparungspotenziale realisiert worden, vor allem aber profitierten die KlientInnen durch bessere Lebensqualität und größere Eigenständigkeit. Das Projekt ist inzwischen zu einem Modell geworden, welches in den letzten Jahren in allen dänischen Gemeinden umgesetzt wurde. Wichtig ist dabei auch die Zusammenarbeit mit den Krankenhäusern, um potenzielle KlientInnen bereits vor der Entlassung zu identifizieren und die entsprechenden Schritte einzuleiten. Durch den neuen Fokus auf Remobilisierung ist offenbar auch die Motivation der Beschäftigten gestiegen, worauf rückgängige Abwesenheitstage hinweisen.

Quelle: Campbell & Wagner 2011

Die Zukunft der Hauskrankenpflege wird in allen Ländern Europas durch eine stärkere Vernetzung, Koordination und Integration innerhalb von Gesundheits- und Sozialsystem, aber auch mit bislang externen Institutionen und Dienstleistungen geprägt sein. Ein wichtiger Faktor ist dabei die Anwendung neuer Kommunikationstechnologien, die einer erweiterten Zusammenarbeit zwischen Berufsgruppen bedarf, um einerseits die Bedürfnisse und Erwartungen der KlientInnen mit den technischen Möglichkeiten mobiler Gesundheitsdienste („mHealth") abzugleichen und andererseits die technischen Lösungen (z. B. elektronisches Armband, Sicherheitschips; Handy-Apps zur Erinnerung an Medikamenteneinnahme; Patienteninformationen, Pflegepläne und -dokumentation, Terminüberwachung, elektronische Dienstübergabe) zu nutzen, um die Kommunikation mit KlientInnen, KollegInnen und ÄrztInnen zu verbessern. Darüber hinaus entstehen hier aber auch neue Herausforderungen im Zusammenspiel mit Netzbetreibern, Software-EntwicklerInnen und anderen Dienstleistern der IT-Industrie. Das Berufsbild der Hauskrankenpflege im regionalen und lokalen Netzwerk („community care") wird dadurch neue Aspekte umschließen und Eigenständigkeit gewinnen müssen, um diesen Herausforderungen gewachsen zu sein (Robert-Bosch-Stiftung 2013).

Während die Nachfrage nach Langzeitpflege und -betreuung und somit auch nach Hauskrankenpflege in ganz Europa ansteigt, hinken allerdings Investitionen in neue Angebote und Strategien zur Steigerung der Beschäftigung in diesem Bereich hinterher. Angesichts einer alternden MitarbeiterInnenstruktur und wachsenden Problemen, neue qualifizierte Arbeitskräfte für den Pflegebereich zu rekrutieren, fehlt es an konkreten

Maßnahmen, die über Imagekampagnen hinausreichen. Um die Attraktivität von Pflegeberufen zu erhöhen, bedarf es wahrnehmbarer Verbesserungen der Arbeitsbedingungen, der Ausbildung und der Arbeitsorganisation in der Pflege – mehr und bessere Kompetenzen (neue Berufsbilder), weniger Arbeitsteilung und ganzheitlichere Zugänge sowie weniger Zeitdruck, nicht zuletzt zur besseren Vereinbarkeit von Beruf und Familie, sind die Ansatzpunkte, die in diesem Zusammenhang einer Umsetzung harren.

Exkurs: Die extramuralen Dienste

Hauskrankenpflege ist ohne die anderen extramuralen Dienste nicht denkbar. Andere therapeutische und vor allem soziale Dienste werden neben der Hauskrankenpflege oft als „begleitende Dienste“ bezeichnet. Das ist falsch, das Gegenteil ist der Fall: Die Leistungen der sozialen Dienste schaffen die Grundlage, auf denen Hauskrankenpflege und insbesondere Medizinische Hauskrankenpflege aufbauen.

Soweit die Hauskrankenpflege nicht selbst die Grundbedürfnisse der KundInnen deckt, sind es im Regelfall soziale Dienste – Essen auf Rädern, Heimhilfe, Haushilfe etc. –, die dafür sorgen. Perfekte Behandlungspflege kann nicht zum Erfolg führen, wenn die KundInnen in ungeheizten Wohnungen, ohne Essen und Getränke, in schlechten hygienischen Zuständen und ohne soziale Kontakte leben.

MitarbeiterInnen der sozialen Dienste sind mit der Situation der KundInnen vertrauter und daher eine wichtige Informationsquelle für die Hauskrankenpflege.

Es gibt noch einen weiteren Grund, warum die Bedeutung der sozialen Dienste für die Hauskrankenpflege kaum überschätzt werden kann: Die MitarbeiterInnen der sozialen Dienste verbringen insgesamt wesentlich mehr Zeit mit den KundInnen als alle anderen pflegerischen, therapeutischen oder medizinischen Dienste. Sie haben mehr Kommunikations-, Beobachtungs- und Wahrnehmungsmöglichkeiten und erhalten deshalb mehr Informationen. Das Ergebnis ist ein genaueres und besseres Bild der Lebenssituation sowie das Vertrauen der KundInnen – eine wichtige Informationsquelle und Arbeitsgrundlage auch für die Hauskrankenpflege.

Die Bezeichnungen für die vielfältigen Angebote in den extramuralen Diensten sind österreichweit nicht einheitlich. Die Pflegenden in der Hauskrankenpflege müssen aber mit allen Diensten zusammenarbeiten und sind daher verpflichtet, sich zu informieren, welche anderen Angebote vorhanden sind und was sie konkret leisten können.

Die folgende Liste von Dienstleistungen hat keinen Anspruch auf Vollständigkeit, sondern kann nur eine Orientierung zum besseren Verständnis bieten (vgl. dazu die „Nomenklatur der ambulanten Pflege- und Sozialdienste“, Dachverband Wiener Pflege- und Sozialdienste 1998):

Altenhilfe ist eine bedürfnis- und bedarfsgerechte Dienstleistung, um im Alter auftretende Schwierigkeiten zu verhindern, zu mildern oder bei deren Bewältigung Hilfe zu leisten. Das Ziel ist, die individuelle Lebensqualität zu erhalten und die gesellschaftliche Integration sicherzustellen. Altenhilfe soll die im Alter kumulierenden Einschränkungen ausgleichen.

Ambulante Dienste (Synonym für extramurale Dienste oder mobile Dienste) sind Pflege- und Betreuungsangebote, die es KundInnen ermöglichen, im eigenen Wohnbereich ihre Selbsthilfepotenziale zu fördern, zu ergänzen und zu ersetzen.

Angehörigenarbeit ist jener Pflege- und Betreuungsanteil, den Angehörige oder andere Bezugspersonen leisten.

Angehörigenunterstützung umfasst verschiedene Maßnahmen wie Beratung, Anleitung, Schulung, Begleitung u. Ä. zur Bewältigung der Angehörigenarbeit. Angehörige sollen dadurch die Anforderungen der Pflege und Betreuung erfüllen können.

Der **Begleitdienst** ist eine Dienstleistung, um Menschen bei Aktivitäten außerhalb des Wohnbereiches physisch und psychisch zu unterstützen, beispielsweise bei Ausflügen oder der Erledigung von Behördenwegen, Arztbesuchen, Einkäufen etc. Ziel ist die Förderung und Aufrechterhaltung von Sicherheit und Eigenständigkeit.

Begleitung ist das Dasein und Dabeisein für Menschen in unterschiedlichen Situationen. Durch diese physische und psychische Unterstützung wird ihnen Sicherheit vermittelt, die ihre Eigenständigkeit unterstützt.

Behandlungspflege umfasst medizinische Assistenzleistungen, wie die Verabreichung von Injektionen, das Absaugen der Atemwege, das Katheterisieren etc., die vom Arzt/von der Ärztin angeordnet und verantwortet und von ausgebildetem oder geschultem Personal durchgeführt werden. Behandlungspflege soll den Arzt/die Ärztin im Sinne der interdisziplinären Zusammenarbeit entlasten und unterstützen.

Das **Beratungsgespräch** ist ein Gespräch mit Empfehlungscharakter, bei dem spezifisches Wissen und Erkenntnisse zur Verfügung gestellt werden. Ziel ist, Orientierungshilfe zu geben bzw. Handlungswege und -möglichkeiten aufzuzeigen.

Der **Besuchsdienst** ist eine Dienstleistung, um Verbindungen zur Außenwelt aufrechtzuerhalten und/oder wiederherzustellen und/oder zu ersetzen. Das Ziel dieser Dienstleistung ist die soziale Integration von Menschen, die durch Erkrankung/Behinderung in ihren Kontakten zu anderen Menschen eingeschränkt sind.

Betreutes Wohnen ist ein Betreuungskonzept, in dem aus der Kombination von Betreuung und Wohnform sozialer und/oder wirtschaftlicher Nutzen gezogen werden kann. Ausgangspunkt für das Betreuungskonzept sind die Bedürfnisse der Zielgruppe.

Betreuung heißt, das individuelle Wohlbefinden einer Person im Alltag aufrechtzuerhalten, zu fördern oder zu schaffen. Das Ziel der Betreuung ist die Sicherung einer adäquaten Lebensqualität für Menschen, die durch physische, psychische und/oder soziale Einschränkungen Unterstützung brauchen.

Ehrenamtlich Tätige sind Personen, die sich – ohne durch verwandtschaftliche Beziehungen oder durch ein Amt dazu verpflichtet zu sein – unentgeltlich oder gegen eine geringfügige Entschädigung, die weit unter einer tariflichen Vergütung liegt, für Aufgaben zur Verfügung stellen (vgl. Fachlexikon der sozialen Arbeit 1993).

Der **Einkaufsdienst** ist eine Dienstleistung zur Beschaffung von Lebensmitteln und Gegenständen des täglichen Gebrauchs.

Die **Einsatzplanung** ist die zeitliche, örtliche und fachliche Koordination von MitarbeiterInnen im Außendienst, um kontinuierliche Dienstleistungen und effizienten Personaleinsatz sicherzustellen.

Essen auf Rädern (Synonym für „Mahlzeitendienst“) ist eine Dienstleistung für Menschen, denen das Einkaufen und Kochen zu beschwerlich oder unmöglich ist. Sie werden dauernd oder vorübergehend täglich oder an mehreren Tagen in der Woche mit Mahlzeiten (Normal- oder Diätkost) versorgt.

Familienhilfe ist eine Dienstleistung, um haushaltsführende Personen im Falle von Krankheit, Arbeitsüberlastung etc. zu unterstützen oder zu ersetzen. Das Ziel der Familienhilfe ist die Stabilisierung der Eigenkräfte innerhalb der Familie bzw. familienähnlicher Lebensgemeinschaften.

Hauskrankenpflege ist eine Dienstleistung, die Pflege zu Hause anbietet, d. h. unter besonderer Berücksichtigung des individuellen Wohn- und Sozialbereiches (zur Definition siehe Abschnitt 1.1.3).

Heimhilfe bezweckt die teilweise Abdeckung der notwendigen Dienstleistungen im Rahmen eines kontinuierlichen und umfassenden Angebotes von Gesundheits- und Sozialdiensten. Die Heimhilfe als zentrale Dienstleistung sichert durch Unterstützung im hauswirtschaftlichen und persönlichen Bereich die Lebensführung zu Hause. Sie soll gewährleisten, dass Personen, deren Fähigkeiten zur Bewältigung alltäglicher Anforderungen beeinträchtigt sind, so lange wie möglich in ihrer Wohnung leben können. Die Heimhilfe leistet damit einen Beitrag zur Sicherung der Betreuungsqualität für KundInnen bei Unterstützungsbedarf im Alter, bei Krankheit und Behinderung. Auf der Grundlage der Prinzipien Individualität, Selbstbestimmung und Eigenverantwortung strebt die Heimhilfe eine humane, gesundheitsorientierte Lebensqualität an (vgl. Dachverband Wiener Pflege- und Sozialdienste 1995).

Kinderpflege daheim ist eine Dienstleistung zur Betreuung von rekonvaleszenten Kindern. Sie soll berufstätige Eltern und AlleinerzieherInnen entlasten, die ihren Pflegeurlaub bereits konsumiert haben.

Kinderhauskrankenpflege bzw. mobile Kinderkrankenpflege ist eine Dienstleistung für Kinder, Jugendliche und Eltern, die pflegespezifische Information, Beratung, Anleitung oder aktive Unterstützung bei der Durchführung von präventiven oder kurativen Pflegemaßnahmen in Anspruch nehmen möchten. Darüber hinaus ist sie Beratungs- und Planungshilfe in den Kinderbetreuungsstätten, pädagogischen Einrichtungen und Betrieben, in denen Kinder betreut werden und Jugendliche tätig sind (vgl. Ertl/Kratzer 2010).

Kontinenzberatung ist eine Dienstleistung, um Ursachen von Harn- und Stuhlinkontinenz abzuklären und ein individuelles Kontinenzprogramm zu erstellen.

Laienpflege ist die Erbringung von Pflegetätigkeiten durch Personen, die nicht die dafür notwendige, gesetzlich vorgeschriebene berufliche Ausbildung haben.

Die **Medizinische Hauskrankenpflege** (MHKP) ist in § 151 des ASVG geregelt. Hauskrankenpflege als Pflichtleistung der Sozialversicherungsträger ist eine Begleitmaßnahme zur Reduktion von Akutbetten und zur Verkürzung oder Verhinderung von Krankenhausaufenthalten. Die Medizinische Hauskrankenpflege ist anstelle von Anstaltspflege zu gewähren, d.h. jener Teil der Hauskrankenpflege, der von der Krankenversicherung bezahlt wird, muss medizinisch und krankenhausersetzend sein. Diese Pflegeform ist auf vier Wochen befristet, eine Verlängerung ist nur nach Vorliegen einer chef- oder kontrollärztlichen Bewilligung möglich. Die Medizinische Hauskrankenpflege wird durch diplomiertes Pflegepersonal erbracht. Die Tätigkeiten dürfen nur auf ärztliche Anordnung erfolgen und umfassen medizinisch-pflegerische Leistungen, wie die Verabreichung von Injektionen, Sondenernährung oder Dekubitusversorgung.

Nachbarschaftshilfe ist die spontane, freiwillige Hilfe von Menschen für Menschen in Ausnahmesituationen. Die organisierte Nachbarschaftshilfe besteht aus HelferInnenkreisen, die mithilfe einer Einsatzstelle Hilfeleistungen unterschiedlichster Art in einem bestimmten regionalen Bereich und/oder für einen bestimmten Personenkreis übernehmen (vgl. Fachlexikon der sozialen Arbeit 1993).

Der **Reinigungsdienst** ist eine Dienstleistung, die darauf ausgerichtet ist, Grobreinigungen wie Fensterputzen oder Boden- und Türenpflege durchzuführen.

Der **Reparaturdienst** ist eine Dienstleistung für Menschen, die nicht in der Lage sind, notwendige Instandsetzungs- und Instandhaltungsarbeiten im Haushalt durchzuführen bzw. zu initiieren. Ferner übernimmt der Reparaturdienst auch Adaptierungsarbeiten zur Schaffung behinderten- und/oder altengerechter Wohnungen.

Selbsthilfegruppen sind freiwillige, meist lose Zusammenschlüsse von Menschen, die gleich gelagerte Probleme haben und sich gegenseitig ohne professionell geschulte Kräfte helfen. Selbsthilfegruppen haben die Selbstständigkeit ihrer Mitglieder, gegenseitige Entlastung und eine Veränderung ihrer persönlichen Lebensumstände zum Ziel (vgl. Meyers Taschenlexikon, Band 20, 1992; SIGIS 1995).

Soziale Dienste sind eine Form der Sozialhilfe, die, mit Ausnahme von Vorarlberg, Tirol und Niederösterreich, in den Sozialhilfegesetzen verankert ist. Sozialhilfe umfasst eine breite Palette an Dienstleistungen wie Hauskrankenpflege, Familienhilfe oder Heimhilfe (vgl. Tálos 1992).

Der **soziale Notruf** (Synonym für „SozialRuf") bietet Informationen über alle sozialen Hilfseinrichtungen, Erstberatung und telefonische Beratung für Menschen in akuten Lebenskrisen sowie Hilfsmaßnahmen bei plötzlich auftretenden Pflegeproblemen.

Das **Tageszentrum** (integrativ-geriatrisch) ist eine Betreuungseinrichtung, die alten Menschen tagsüber Unterstützung bei der Bewältigung der Aktivitäten des täglichen Lebens anbietet. Das Angebot umfasst Ergo- und Physiotherapie, gemeinsame Aktivitäten in Werk-, Keramik-, Musik-, Literatur- und Theatergruppen, Gedächtnistraining und Gesprächsgruppen sowie das Einnehmen der Mahlzeiten und Körperpflege.

Teilstationäre oder semistationäre Einrichtungen haben meist einen chirurgischen (Tageschirurgie, Tageskliniken), psychiatrischen oder geriatrischen Leistungsschwerpunkt (Tagesheime, Tageszentren) und bilden eine Zwischenstufe zwischen ambulanter und vollstationärer Versorgung.

Die **Übergangspflege** soll die Integration von Menschen sicherstellen, die aus dem stationären Bereich nach Hause zurückkehren oder umgekehrt. Sie beinhaltet pflegerische Maßnahmen sowie die Gestaltung des sozialen und räumlichen Umfeldes.

Der **Verleih von Pflegebehelfen** stellt solche Behelfe durch öffentliche oder private Einrichtungen entgeltlich oder kostenlos zur Verfügung.

Beim **Wäschepflegedienst** wird die Wäsche der KundInnen in einem bestimmten Rhythmus abgeholt, gewaschen, gebügelt, wenn nötig auch in die Putzerei gebracht oder genäht und wieder zugestellt.

1.3 Politik und Hauskrankenpflege

Dieses Kapitel zeigt den nicht zu unterschätzenden Einfluss der Politik auf die Entwicklungen der Hauskrankenpflege.

Darüber hinaus soll es den Blick schärfen für die Bedarfsentwicklung in der Hauskrankenpflege und die Einflüsse, denen ihre Entwicklung unterliegt.

Es ist ein Irrtum, zu glauben, dass Pflegepersonen unmittelbaren Einfluss auf das Ausmaß und die Qualität der Pflegeangebote haben, unabhängig davon, ob im stationären oder im extramuralen Bereich. Pflegende können nur auf der Grundlage ihres berufsethischen Verständnisses entscheiden, inwieweit sie die von vielen Seiten an sie gerichteten Erwartungen erfüllen können oder wollen.

Vonseiten der Politik gibt es verschiedene Erwartungen: Die **Gesundheits- und Sozialpolitik** erwartet von den AkteurInnen im Gesundheits- und Sozialbereich Bürgernähe, Bedürfnisorientierung und gezieltes, geplantes, fachkompetentes Arbeiten.

Die **Finanzpolitik** stellt primär die Frage, welche Leistungen mit den vorhandenen Mitteln finanziert werden sollen. Begrenzte Ressourcen zwingen zur Rationierung und machen die Anwendung von objektiven Kriterien notwendig, um die Zahl der für eine Leistung anspruchsberechtigten Menschen in Grenzen zu halten.

Hauskrankenpflege ist von der Politik unmittelbar abhängig. Die Pflegenden sind daher gut beraten, die Ausführungen der PolitikerInnen zu verfolgen und die Konsequenzen für ihr Arbeitsfeld und ihren Beruf zu überlegen. Dazu Beispiele aus Vergangenheit, Gegenwart und möglicher Zukunft:

Beispiel 1

Viele erinnern sich noch an den von PolitikerInnen propagierten Slogan „ambulant vor stationär". Dahinter stand nicht so sehr eine humane gesundheitspolitische Gesinnung, sondern vor allem der Versuch, die Krankenhauskosten einzudämmen, die eine politisch vertretbare Schmerzgrenze überschritten hatten.

Beispiel 2

Die Familie erfährt als wichtigste Zelle der Gesellschaft in den letzten Jahren ungewöhnlich hohe politische Aufmerksamkeit, und die Jahre 2001 und 2011 wurden europaweit jeweils zu einem „Jahr des Ehrenamtes" deklariert. Ein Zuwachs von ehrenamtlichen HelferInnen würde das Sozialhilfebudget entlasten. Der Wunsch nach Stärkung der traditionellen Familienstruktur lässt sich auch so deuten, dass die Familie – und dort vor allem die Frauen – vermehrt pflegerische Aufgaben übernehmen soll. Dies würde nicht nur das öffentliche Budget entlasten, sondern auch die Rolle der professionell Pflegenden verändern. Es wäre vorstellbar, dass von Pflegepersonen mehr Angehörigenunterstützung und weniger direkte Pflege benötigt würde oder sich der Bedarf an extramuralen Diensten insgesamt verringert. Das Ehrenamt als Beitrag in einer Solidargemeinschaft und im Sinne des gesellschaftlichen Empowerments ist grundsätzlich zu befürworten und zu begrüßen. Trotzdem gilt es, die Entwicklungen des Ehrenamtes kritisch zu prüfen. Die politische Verweigerung, soziale Leistungen zu finanzieren, sollte nicht durch ehrenamtliche Arbeit verschleiert werden.

Beispiel 3

Es ist nicht ungewöhnlich, dass sich die Gesundheits- und Sozialpolitik mit ihren Zielen und Programmen nur begrenzt oder überhaupt nicht durchsetzt und die Finanzpolitik letztlich entscheidet, welche Ziele umgesetzt werden können. Rationierung der Pflege- und Betreuungsleistungen und Kürzung der finanziellen Mittel könnten z. B. für Pflegende bedeuten, dass sie sich ausschließlich auf jene Tätigkeiten beschränken müssen, die der Deckung der Grundbedürfnisse der KundInnen dienen. Je nach den Werten der Politik könnte es sein, dass Pflegende erleben müssen, wie sich die Lebensqualität der KundInnen reduziert, wie ihre Ängste wachsen, schmerzvoll und allein sterben zu müssen, während andernorts Unsummen für fragwürdige Prestigeprojekte ausgegeben werden. Der Widerspruch zwischen Gesundheits- und Finanzpolitik könnte sogar so weit führen, dass das Aufgabengebiet der Krankenpflege zwar formal um die Gesundheitspflege erweitert wird, die öffentliche Hand jedoch keine neuen Mittel für präventive Maßnahmen zur Verfügung stellt.

1.3.1 Die Haltung von Parteien und Regierungen

Pflegende sollten die Haltung der Parteien in Bezug auf Gesundheits- und Sozialpolitik kennen.

Die Gestaltung des Gesundheits- und Sozialsystems ist geprägt von der Haltung und den Werten der regierenden und oppositionellen Partei(en). Hauskrankenpflege ist ein Teil dieses Systems. Pflegende sollten absehen können, welche politischen Maßnahmen von einer Regierung bzw. von der (den) regierenden Partei(en) zu erwarten sind und welche Veränderungen solche Maßnahmen auf die Pflege und Betreuung zu Hause haben könnten. Zu diesem Zweck lohnt es sich, die öffentlichen Reden der PolitikerInnen zu verfolgen und die Parteiprogramme, Grundsatz- oder Arbeitspapiere und Informationsmaterialien im Hinblick auf ihre Position zum Gesundheits- und Sozialwesen zu studieren. Wahlberechtigten Pflegepersonen können diese Informationen auch eine Entscheidungshilfe für den Gang zur Wahlurne bei der Abgabe ihrer Stimme sein.

Beispiel 1

Ein Beispiel für Haltung und Werte einer Partei bietet das Wahlprogramm der SPÖ Wien für die Landtagswahl 1996. Dort steht unter dem Punkt „Die Stadt der gesunden Kräfte“ geschrieben: „Die Qualität der Pflege von älteren oder behinderten Menschen hängt davon ab, wie gut die PflegerInnen ausgebildet sind. Das Heimhilfe-Ausbildungsgesetz ist dafür eine wichtige Voraussetzung.“ Das Heimhilfegesetz wurde 1997 tatsächlich beschlossen, zeitgleich mit der Novellierung des Krankenpflegegesetzes. Mit einem gewichtigen Schönheitsfehler: Es wird nicht zwischen Pflege und Betreuung unterschieden. Damit entspricht der Text der Wiener Praxis in extramuralen Diensten vor Inkrafttreten des Heimhilfegesetzes – und vergibt die Chance, die extramuralen Dienste im Hinblick auf die Ausbildungsanforderungen der Dienstleistungen genauer zu unterscheiden.

Die Differenzierung zwischen Betreuung und Pflege erfolgte in der Vorwahlzeit zu den Nationalratswahlen im Sommer 2006 mit den öffentlichen und politischen Diskussionen über die „Rund-um-die-Uhr-Betreuung“ durch osteuropäische Anbieter. Erstmals wurde versucht, differenziert zu verstehen und zu definieren, welche Leistungsart die KundInnen benötigen. Diese politische Diskussion endete 2008 mit der gesetzlichen Verankerung von PersonenbetreuerInnen.

Anlässlich eines Pflegekongresses im Oktober 2006 erklärte die zuständige Sozialministerin, Ursula Haubner, dass „[...] die Pflege und Betreuung eine der größten Herausforderungen ist, der sich die Gesellschaft und somit auch die Politik stellen muss. Die demographische Entwicklung bedeutet, dass immer mehr Menschen ein höheres Alter erreichen und länger aktiv sind, aber auch, dass der Betreuungsbedarf und das Risiko, pflegebedürftig zu werden, steigen" (4. Pflegekongress 2006, Pflegenetz Wien).

In Vorarlberg wurde in einer politischen Diskussion der Grünen mit Anbietern ambulanter Dienste im September 2006 ebenfalls festgestellt, dass die aktuelle Debatte um die HelferInnen aus den osteuropäischen Ländern eine Lücke in der Betreuung alter Menschen und Menschen mit Behinderungen bestätigt und es sich weniger um eine Lücke in der fachlichen Krankenpflege handelt.

Schwerer fiel es der SPÖ, die einschlägigen Begriffe sinngerecht zu verwenden. So wird im August 2006 in einem Salzburger SPÖ-Konzept für die Betreuung und Pflege älterer Menschen unter dem Titel „Antworten auf den Politiknotstand in der Pflege" u. a. Folgendes ausgeführt: „In Salzburg war es eine große Leistung, in jedem Gebirgstal sicherzustellen, dass es einen Hilfsdienst gibt, der bei Bedarf zu den Menschen nach Hause kommt und sie betreut. Diese flächendeckende Betreuung benötigen wir überall – damit alle Zugang zu einem Pflegedienst haben, dessen Qualität laufend kontrolliert und gesichert wird." Es ist anzunehmen, dass unter dem Begriff „Hilfsdienst" ambulante Dienste und unter „Pflegedienst" Pflege- und Betreuungsdienste verstanden werden sollen.

Bei genauer Betrachtung gibt es für die ambulanten Dienste und insbesondere für die Hauskrankenpflege nur dann Bewegung in der gesundheits- und sozialpolitischen Entwicklung, wenn Finanzierungsdruck oder ein verändertes Konsumverhalten der KundInnen einsetzt; beides gefährdet den bestehenden Markt. Dies ist der Fall, wenn KundInnen ihre Leistungen bedürfnis- und bedarfsorientiert vorzugsweise aus dem benachbarten Ausland zukaufen.

Beispiel 2

In ihrem 1978 beschlossenen Parteiprogramm zum Thema „Für die Weiterentwicklung der Gesundheitspolitik" tritt die SPÖ in einem von sechzehn Punkten für eine ausreichende Zahl regional gegliederter Gesundheits- und Sozialsprengel zur Sicherstellung einer möglichst leichten Erreichbarkeit der Gesundheits- und Sozialdienste ein. Der Ausbau von Gesundheits- und Sozialdiensten auf der Basis von Sprengeln (oder ähnlichen Strukturen) wurde bereits teilweise realisiert. Aber auch hier fehlt die Differenzierung: Das Wort „Pflege" kommt im gesamten Text nicht vor.

Beispiel 3

Bei einem Vergleich der Parteiprogramme, Positionspapiere und anderer einschlägiger Informationsmaterialien in der Parteienlandschaft Österreichs fällt auf, dass keine Partei konkrete, verbindliche Aussagen zur Pflege trifft. Bei der SPÖ dominieren Teilbereiche wie Medizintechnik, Forschung und Therapie.

Die ÖVP hingegen ist bemüht, den privaten Pflegebereich zu stärken. Schlagwörter wie „Selbsthilfe", „Eigenverantwortung" oder „Privatvorsorge" werden im Vergleich zu anderen Parteien häufiger verwendet.

Beispiel 4

Die Grünen formulieren in einer ihrer Thesen Grüner Gesundheitspolitik („Das Grüne Monatsmagazin" 1990): „Im Mittelpunkt aller therapeutischen Interventionen haben das Interesse und Wollen des Patienten zu stehen. Alle Bemühungen haben sich an seinem Wunsch, seine Gesundheit wiederzuerlangen, zu orientieren. Dabei hat ihn das Gesundheitswesen nicht zu bevormunden, sondern ihn in seinen eigenen Bestrebungen zu unterstützen." Um diesen Ansprüchen genügen zu können, fordern die Grünen u.a. eine „große Reform der Ausbildung und der Arbeitssituation der Pflegeberufe, um den Pflegenotstand zu mildern und auch extramurale Pflege für Kinder, alte Menschen und chronisch Kranke gewährleisten zu können [...] und den raschen Ausbau des Bereiches der extramuralen Versorgung [...]". Die Grünen stellen sich damit deutlicher als die anderen Parteien auf die Seite des Bürgers und sprechen wahrgenommene Probleme und ihre Lösung direkt und offen an. Dies fällt allerdings einer Oppositionspartei naturgemäß leichter als Parteien mit Regierungsverantwortung.

1.3.2 Politische Maßnahmen

In allen Bundesländern wurden in den letzten 30 Jahren politische Maßnahmen getroffen, um den Ausbau der extramuralen Dienste voranzutreiben.

- In **Tirol** setzte die Landesregierung das Konzept der Gesundheits- und Sozialsprengel um, beschloss Förderrichtlinien zur Sicherstellung der finanziellen Basis für die Vereine und investierte in Bildungsprogramme für das Pflegepersonal und die pflegenden Angehörigen.
- In **Oberösterreich** erfolgte der Ausbau der mobilen Altenhilfe und der Hauskrankenpflege, und es wurden Ausbildungsgesetze für die mobile Altenhilfe und die Altenfachbetreuung verabschiedet.
- In der **Steiermark**, in **Niederösterreich** und in **Wien** wurden die Landesgesetze für die Heimhilfe beschlossen und die Ausbildungen standardisiert. Mittlerweile wurde der Beruf der Heimhelferin bzw. des Heimhelfers im Sozialbetreuungsberufegesetz bundesweit verankert.
- Im **Burgenland** wurden Richtlinien für die geregelte Zusammenarbeit mit den freien Wohlfahrtsträgern beschlossen.

Diese Auflistung ist unvollständig und soll nur zeigen, dass der Bund und die Länder Anstrengungen unternehmen, um die extramuralen Dienste weiterzuentwickeln. Dennoch gibt es in den finanziellen Abgeltungen und Zuwendungen durch die öffentliche Hand zwischen dem akut-stationären Bereich und den extramuralen Diensten noch erhebliche Unterschiede.

Zwischen dem stationären und dem extramuralen Bereich bestehen nach wie vor große Unterschiede. In Spitälern gibt es mehr diplomierte Pflegepersonen als in der Hauskrankenpflege.

Die Personalsituation in der Pflege, um nur ein Beispiel zu nennen, ist in den Spitälern wesentlich besser, und man leistet sich auch einen höheren Anteil an diplomiertem Pflegepersonal, obwohl der eigenverantwortliche Arbeitsbereich der Pflegenden im Spital sehr viel kleiner ist als in der Hauskrankenpflege. Umgekehrt zieht auch das Pflegepersonal Orte, an denen ÄrztInnen und Medizintechnik anzutreffen sind, den Wohnungen der kranken Menschen vor – was die Suche nach qualifiziertem Personal in der Hauskrankenpflege erschwert.

Ein Grund dafür, dass die finanziellen Mittel zwischen ambulantem und stationärem Bereich ungleich verteilt sind, ist vermutlich auch, dass die öffentliche Hand selbst Träger der Spitäler ist, während die Anbieter der extramuralen Dienste meist private Einrichtungen sind. Der Ausbau eines Krankenhauses lässt sich im Wahlkampf zweifellos besser präsentieren als die Pflege hochbetagter und chronisch kranker Menschen.

1.3.3 Demografische Entwicklung und finanzielle Ressourcen

Für die berufliche Orientierung der Pflegepersonen ist es hilfreich, zu wissen, wie sich die Bevölkerung im Hinblick auf die Altersstruktur, gesundheitliche Probleme und öffentliche wie private finanzielle Ressourcen entwickelt.

Eine kürzere Verweildauer der KundInnen im Krankenhaus bedeutet beispielsweise, dass die medizinische, therapeutische und pflegerische Versorgung meist zu Hause weitergeführt werden muss.

Betagte Menschen benötigen neben den medizinischen Leistungen wesentlich mehr Unterstützung zur Bewältigung ihres Alltags als junge Menschen.

Bevölkerungsentwicklung und Altersstruktur

Wissen um die Bevölkerungsstruktur hilft, den pflegerischen Bedarf einzuschätzen.

Für die Planung ihrer Berufskarriere müssen Pflegepersonen reflektieren, welche fachlichen Ambitionen sie haben und welche Chancen sich aufgrund der Bevölkerungsentwicklung und der vorhandenen Ressourcen ergeben konnten. Mit 1. 1. 2017 lebten in Österreich rund 8,77 Mio. Menschen, davon rund 4,3 Mio. Männer und rund 4,4 Mio. Frauen. 9,1 % der Gesamtbevölkerung sind älter als 65 Jahre. (Statistik Austria 2017).

Wien ist das einwohnerstärkste Bundesland (1,87 Mio.), gefolgt von Niederösterreich (1,67 Mio.), Oberösterreich (1,47 Mio.) und der Steiermark (1,24 Mio.). Das Burgenland (291.974) und Vorarlberg (388.711) sind die einwohnerschwächsten Bundesländer.

Bis 2030 wird erwartet, dass Österreich die 9-Mio.-Marke an EinwohnerInnen erreicht. Die Generation der über 75-Jährigen umfasste 2004 noch rund 620.000 Personen, für 2030 prognostiziert man bereits mehr als 960.000 Personen. Das Durchschnittsalter der Bevölkerung kann bis 2050 um rund sechs Jahre zunehmen.

Das Gesundheits- und Sozialsystem sowie die Anbieter stationärer und ambulanter Pflege- und Betreuungsleistungen erwarten enorme Herausforderungen. Die relevanteste Altersgruppe für den Bedarf an extramuralen Diensten sind Personen ab 75 Jahren.

Somit lässt sich schlussfolgern, dass die Hauskrankenpflege weiter ausgebaut wird, und die Leistungen wie schon jetzt vor allem einen geriatrischen Pflegeschwerpunkt haben werden.

Ein besonderes Augenmerk wird man auf die Gruppe der demenziell erkrankten Menschen legen müssen. Im Jahr 2000 litten 90.500 Personen unter einer demenziellen Erkrankung und bis zum Jahr 2050 wird sich die Zahl der Betroffenen auf 262.000 nahezu verdoppelt haben. (Österreichischer Demenzbericht 2014)

Familien- und Wohnraumstrukturen

Familien- und Haushaltsstrukturen sind wichtige Einflussgrößen bei der Frage nach dem Bedarf und der Inanspruchnahme von extramuralen Pflege- und Betreuungsdiensten. Fakten und Zahlen lassen darauf schließen, dass die Familie nach wie vor ein tragfähiges Solidarsystem ist.

Von den rund 454.000 PflegegeldbezieherInnen werden rund 83 % zu Hause betreut, rund 39 % leben alleine. 42% werden ausschließlich von Angehörigen und rund 32 % mit Unterstützung durch extramurale Dienste versorgt. 5 % können aufgrund der besseren Wohnraumstruktur und Einkommenslage eine 24-Stunden-Betreuung in Anspruch nehmen.

Es gilt zu bedenken, dass das Durchschnittsalter der PflegegeldbezieherInnen der Frauen bei rund 78 Jahren und bei Männern bei rund 73 Jahren liegt. Das Durchschnittsalter der pflegenden Angehörigen beträgt bei Frauen rund 61 und bei Männern rund 66 Jahre. (Pflegedienstleistungsstatistik 2016).

Die Pensionsregelung der Vergangenheit lässt es zu, dass diese Menschen in der Regel bereits in Alterspension sind und daher über die Zeitressourcen für die Erbringung familiärer Betreuungsleistungen verfügen. Diese Ressource wird sich reduzieren, wenn im Zuge der Pensionsreform die Anhebung des Pensionsantrittsalters wirksam wird.

Mit altersbedingten Handicaps werden Wohnung und Wohnumgebung der essenzielle Lebensraum und durch eine zunehmende eingeschränkte Mobilität reduziert sich der Alltag auf die Wohnung. Die Mehrheit der Menschen möchten zwar auch bei Betreuungs- und Pflegebedürftigkeit in ihrer Wohnung leben, aber in der Regel werden die Wohnräume nicht altersgerecht adaptiert und in Ermangelung an Kraft oder Energie nicht angemessen in Stand gehalten und ausgestattet. Das Fehlen technischer Haushaltshilfen (z.B. Geschirrspüler) oder die mangelnde Bereitschaft, moderne Kommunikations- und Informationstechnologien zu nutzen, können den Alltag, aber auch die Pflege und Betreuung zu Hause entsprechend erschweren. Dieser Umstand behindert die Menschen nicht nur in ihrer Selbständigkeit, sondern nimmt auch den Pflege- und Betreuungspersonen Raum für ihre Tätigkeiten. Defizite in der Wohnraumadaptierung und Instandhaltung sind ein großes Unfallrisiko, die eigene Wohnung wird somit zum häufigsten Unfallort für ältere Menschen.

Ökonomische Situation und Pflegebedürftigkeit
2014 zählte man in Österreich rund 140.000 betreute Menschen, für die rund 11.700 Pflege- und Betreuungspersonen in den Mobilen Diensten im Einsatz waren. Mehr als 570 Mio. Euro wurden in die Mobilen Dienste investiert (Statistik Austria).

Eine wesentliche Basis für die Inanspruchnahme von Dienstleistungen ist das verfügbare Einkommen der KundInnen. 2014 bezogen 548.265 Männer und 782.568 Frauen eine Alterspension. Das durchschnittliche Jahresnettoeinkommen in der Alterspension betrug 17.000 Euro. Männer erhielten 20.556 und Frauen 14.118 Euro. Zu beachten ist, dass 50 % der alterspensionsbeziehenden Männer weniger als 1.840 Euro und 50 % der Frauen weniger als 900 Euro bezogen. (Statistik Austria, Statistisches Jahrbuch 2017)

Die Inanspruchnahme der Hauskrankenpflege ist abhängig von der Pflegestufe, dem Gesamteinkommen und dem verfügbaren Angebot.

2015 bezogen insgesamt 445.969 Menschen in Österreich Pflegegeld. Die größte Gruppe findet sich in der Pflegestufe 2 mit 118.090 Personen. In der Stufe 1 befinden sich 110.605 Personen, in Stufe 3 78.605, in Stufe 4 63.368, in Stufe 5 47.246 und in Stufe 6 18.938. Pflegestufe 7 ist die kleinste mit 9.117 Personen. (Pflegedienstleistungsstatistik 2016)

An dieser Stelle sei auf den Österreichischen Pflegevorsorgebericht 2015 des Sozialministeriums hingewiesen, der wesentliche und fundierte Informationen zur Situation pflegebedürftiger Menschen und vor allem auch zu den finanziellen Leistungen und Fördermöglichkeiten für Betroffene und Angehörige bietet. Diese Informationen sind für die Pflegenden gleichermaßen bedeutend und daher als Pflichtlektüre zu verstehen. Der Pflegevorsorgebericht erscheint in regelmäßigen Intervallen mit den aktualisierten Daten und steht zum kostenlosen Download auf https://broschuerenservice.sozialministerium.at/Home/Download zur Verfügung.

1.4 Die Hauskrankenpflege im Gesundheits- und Sozialwesen

Die folgenden Ausführungen sollen bei der Unterscheidung und Zuordnung von Leistungen im Gesundheits- und Sozialsystem helfen. Eine Übersicht zu den Organisationsstrukturen der Hauskrankenpflege in den Bundesländern liefert Anhaltspunkte für die Sammlung weiterer Informationen über eine persönliche Zielregion.

Hauskrankenpflege ist ein Teilangebot der extramuralen Dienste, und diese sind wiederum Teil des gesamten Gesundheits- und Sozialsystems.

Pflegepersonen aus dem akut-stationären Bereich müssen sich normalerweise nicht aus dem System des Krankenhauses herausbewegen, Pflegende in der Hauskrankenpflege sind hingegen ständig unterwegs. Sie sind in der Praxis mit den Einrichtungen des gesamten Gesundheits- und Sozialsystems konfrontiert und müssen über die Angebote und Möglichkeiten in ihrer Region gut Bescheid wissen. Sie müssen KundInnen aufklären, informieren, beraten und begleiten und die Informationen aller Einrichtungen, mit denen die KundInnen verbunden sind, für ihre Arbeit nützen.

Hauskrankenpflegepersonen müssen über die Einrichtungen des Sozialsystems Bescheid wissen.

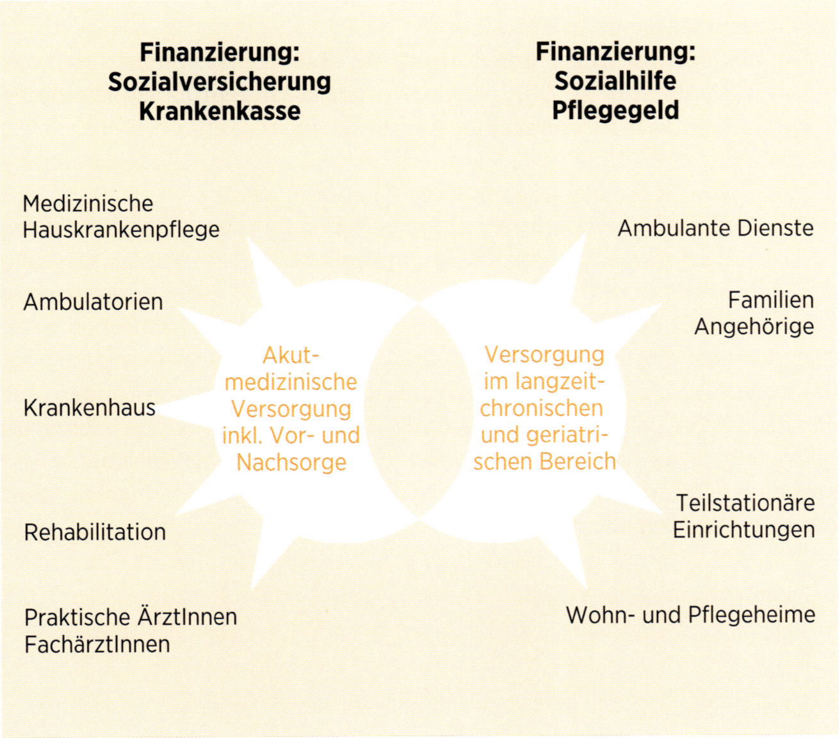

Abbildung 1
Das Gesundheits- und Sozialsystem

Die Grafik soll das Gesundheits- und Sozialsystem im Überblick in Erinnerung rufen. Die Leistungen im linken Kreis richten sich an Menschen, die eine akutmedizinische Behandlung oder Rehabilitation benötigen. Die Finanzierung erfolgt über die Sozialversicherungen und über Selbstbehalte der KundInnen. Die Leistungen im rechten Kreis richten sich an Menschen mit geriatrischen, chronisch-degenerativen Erkrankungen und altersbedingtem Pflege- und Betreuungsbedarf. Die Finanzierung erfolgt über Kostenbeiträge der KundInnen und/oder der Angehörigen, über Unterstützungsleistungen aus der Sozialhilfe und über das Pflegegeld. KundInnen, die bereits extramurale Dienste in Anspruch nehmen (rechter Kreis), benötigen immer wieder auch die Leistungen der akutmedizinischen Versorgung (linker Kreis).

1.4.1 Träger und Strukturen

Hauskrankenpflege wird fast ausschließlich von Non-Profit-Organisationen angeboten, darunter befinden sich bekannte Träger wie das Österreichische Rote Kreuz, die Caritas, die Volkshilfe Österreich oder das Österreichische Hilfswerk. Diese Organisationen haben in den 1970er-Jahren den größten Anteil an Pionier- und Entwicklungsarbeit für die Hauskrankenpflege in Österreich geleistet und zählen zu den größten Anbietern. In den letzten 20 Jahren haben aber auch viele andere Organisationen mit einem Angebot an sozialen Diensten die Hauskrankenpflege in ihre Leistungspalette aufgenommen.

Eine Sonderrolle in der Entwicklung der Hauskrankenpflege spielt das Bundesland Vorarlberg. Dort wurden bereits nach dem Ersten Weltkrieg Strukturen in Form von Vereinen für die Hauskrankenpflege aufgebaut. Vorarlberg beschäftigte – im Vergleich zu den anderen Bundesländern – bereits 1996 die meisten diplomierten Pflegepersonen.

Die aktuellsten Daten zur Hauskrankenpflege in Österreich liefern die Bedarfs- und Entwicklungspläne der Bundesländer. Diese wurden im Zuge der Einführung der Pflegevorsorge auf der Grundlage einer Vereinbarung zwischen dem Bund und den Ländern (siehe Kapitel 5.1) zwischen 1995 und 1997 erstellt und 1999 vom ÖBIG in einem Gesamtbericht zusammengefasst. Die Bedarfs- und Entwicklungspläne dienen den Ländern für den gezielten Ausbau der Dienste und Einrichtungen für pflegebedürftige Menschen. 2004 und 2007 wurde vom ÖBIG jeweils eine Zwischenbilanz für den Ausbau der Dienste und Einrichtungen für pflegebedürftige Menschen in Österreich erstellt.

Diesen Berichten zufolge gab es von 2003 bis 2006 in den mobilen Diensten einen Personalzuwachs von plus 36 %. Das heißt, 2006 waren in Österreich in den mobilen Diensten 16.235 Personen mit einem durchschnittlichen Beschäftigungsgrad von 64 % tätig. Den größten Teil davon bildet die Gruppe der HeimhelferInnen, gefolgt von den AltenhelferInnen/PflegehelferInnen.

Organisationsstrukturen der Hauskrankenpflege

Die Bundesländer haben im Aufbau der Hauskrankenpflege ihren Vorstellungen und Bedürfnissen entsprechend unterschiedliche Modelle bzw. Organisationsstrukturen entwickelt. Manche Länder suchten aus wirtschaftlichen Überlegungen die Kooperation mit bestehenden Einrichtungen wie dem Roten Kreuz oder der Caritas. Diese Organisationen verfügten meistens über Ressourcen wie Räumlichkeiten, erforderliche Pflegebehelfe und administrative Grundlagen, und nicht selten waren dort bereits Pflege- und Betreuungspersonen beschäftigt.

In den Bundesländern sind sowohl Dichte der Pflege- und Betreuungspersonen als auch Verteilung und Qualifikation des Pflegepersonals stark schwankend.

In anderen Ländern übernahmen die Landesregierungen, Gemeinden oder Gemeindeverbände die Initiative für den Ausbau der extramuralen

Dienste. In wieder anderen Fällen boten die Organisationen der öffentlichen Hand selbst die Durchführung extramuraler Dienste an.

In **Vorarlberg** wird Hauskrankenpflege über 96 lokale „Hauskrankenpflegevereine“ angeboten, bei denen Familien Mitglieder sind. Sie zahlen einen jährlichen Mitgliedsbeitrag und haben damit ohne zusätzliche Kostenbeiträge Anspruch auf die Dienstleistung.

Das Land **Tirol** hat in Zusammenarbeit mit den Gemeinden und bestehenden Organisationen Gesundheits- und Sozialsprengel errichtet. Diese Sprengel entstehen durch den Zusammenschluss von mehreren Gemeinden, die einen Gesundheits- und Sozialsprengel auf der Basis eines Vereins gründen. In diesen Sprengeln können sich auch bestehende Vereine mit ihrem Dienstleistungsangebot einbringen. Im Regelfall bieten die Sprengel ein umfassendes Angebot extramuraler Dienste an.

In **Salzburg**, **Oberösterreich**, **Niederösterreich**, **Kärnten**, der **Steiermark** und im **Burgenland** sind die extramuralen Dienste die Domäne einschlägiger Wohlfahrtsorganisationen wie der Caritas, der Diakonie, des Roten Kreuzes, des Hilfswerkes und der Volkshilfe. In Kärnten gibt es zusätzlich die Arbeitsvereinigung der Sozialhilfeverbände (AVS), die ebenfalls Hauskrankenpflege und soziale Dienste anbieten.

Darüber hinaus finden sich kleine, gemeinnützige Organisationen sowie auch gewinnorientierte Unternehmen, die aber selten über ein umfassendes Leistungspaket verfügen und sich oft nur kurze Zeit am Markt halten können.

Es existieren Kooperationen zwischen Selbsthilfegruppen und großen Anbietern.

Initiativen oder Selbsthilfegruppen, die sich spezieller Zielgruppen oder Probleme annehmen, z. B. an multipler Sklerose erkrankter Menschen oder pflegender Angehöriger, kooperieren gerne mit den großen Anbietern. Diese Zusammenarbeit ist für beide Partner von Vorteil, denn diese Gruppen können ihr Spezialwissen und ihre besonderen Erfahrungen einbringen, und die großen Organisationen können als Gegenleistung ihre räumliche und technische Ausstattung zur Verfügung stellen.

In **Wien** werden von geschätzten 35 Anbietern extramurale Dienste erbracht. Geschätzte 15 Organisationen verfügen über einen Fördervertrag mit dem Fonds Soziales Wien. Der Fonds Soziales Wien ist ein Kuratorium, das von der Stadt Wien zur Steuerung, Verwaltung und Finanzierung der sozialen Dienste eingesetzt wurde. KundInnen, die sich von einem dieser Vertragspartner pflegen und betreuen lassen, können finanzielle Mittel aus dem Sozialhilfebudget in Anspruch nehmen. Die Hauskrankenpflege ist in Wien aufgeteilt: Die Medizinische Hauskrankenpflege wird in der Regel von den Mobilen Schwestern, ein Teilunternehmen des Fonds Soziales Wien, erbracht; die allgemeine Hauskrankenpflege wird von den privaten Anbietern auf der Basis des Wiener Sozialhilfegesetzes übernommen. Die Stadt Wien verfügt über ein flächendeckendes Netz an Gesundheits- und Sozialzentren, deren Aufgabe es ist, die KundInnen über das Angebot an extramuralen Diensten zu informieren, zu beraten und sie an einen Anbieter ihrer Wahl zu vermitteln. Darüber hinaus finden die BürgerInnen in diesen Zentren ein kompaktes Informations- und Beratungsangebot für alle gesundheitlichen Fragen sowie geriatrische Tageszentren, mobile Ergotherapie, Seniorenberatung oder Sozialarbeit.

Seit Mitte der 1990er-Jahre haben sich daneben andere gemeinnützige oder gewinnorientierte Unternehmen etabliert, die einerseits Marktlücken wie Nachtdienste oder Rund-um-die-Uhr-Pflege anbieten und andererseits Pflegepersonal an KundInnen wie auch an Organisationen vermitteln.

1.4.2 Die Pflegekette

Pflege- und betreuungsbedürftige Menschen benötigen im Allgemeinen mehr als eine Dienstleistung und müssen zeitgleich verschiedene Einrichtungen in Anspruch nehmen. Die verschiedenen Dienste müssen aufeinander abgestimmt werden – sie bilden eine sogenannte „Pflegekette".

Beispiel

Ein Kunde, der nach einem Schlaganfall das Krankenhaus verlässt, könnte beispielsweise folgende Einrichtungen und Leistungen benötigen: regelmäßige Kontrolle in der Krankenhausambulanz, Physiotherapie in einem physikalischen Institut, Logopädie bei einer freiberuflichen Logopädin, Ergotherapie in einem integrativ-geriatrischen Tageszentrum sowie Hauskrankenpflege, Heimhilfe und einen Begleitdienst von einem Anbieter extramuraler Dienste, dazu noch den Hausarzt für die regelmäßige medizinische Kontrolle.

Es könnte auch sein, dass sich dieser Kunde durch das Ausmaß seiner körperlichen Einschränkung trotz der extramuralen Angebote mit der Bewältigung seines Lebens zu Hause überfordert fühlt und es vorzieht, in ein Pflegeheim zu übersiedeln. Eine andere Möglichkeit wäre für ihn, in ein Seniorenwohnheim mit alters- und behindertengerechter Ausstattung zu übersiedeln und sich dort durch extramurale Dienste unterstützen zu lassen.

Bleibt er zu Hause, ist es möglich, dass erfolgreiche reaktivierende Pflege und rehabilitative Maßnahmen seine Gesundheit zunächst so weit stabilisieren, dass eine Betreuung durch die Familie (informelle Hilfe) möglich wird. Mit den Jahren verschlechtert sich die Situation, extramurale Dienste müssen ihn wieder unterstützen. Der regelmäßige Besuch des Kunden in einem geriatrischen Tageszentrum entlastet die Angehörigen. Nach mehreren Krankenhausaufenthalten ist die Pflege zu Hause trotz der Unterstützung durch die professionellen Leistungen für den Kunden und seine Angehörigen nicht mehr zu bewältigen und er entscheidet sich, in ein Pflegeheim zu ziehen.

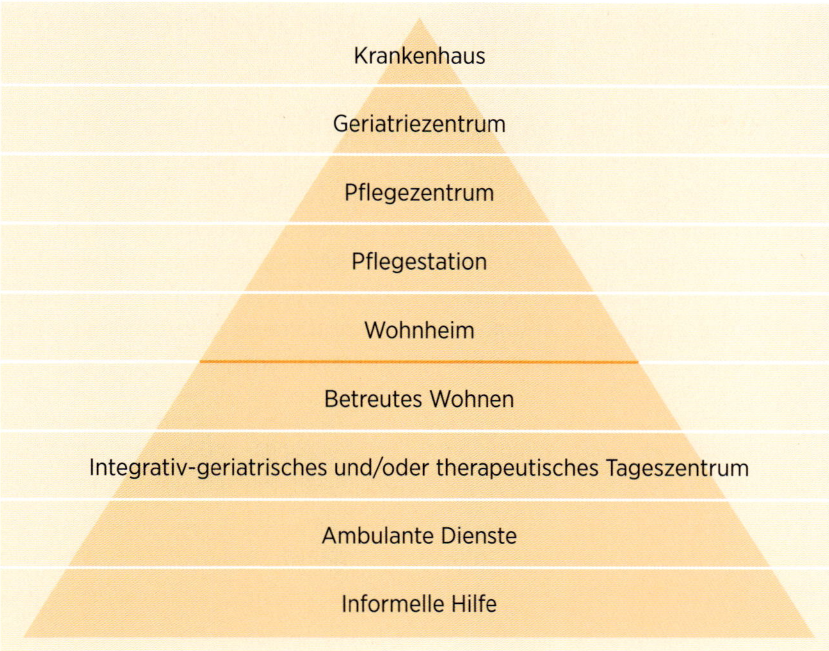

Abbildung 2
Stufenbau der Pflege und Betreuung alter Menschen in Wien

Welche Dienste die KundInnen auch immer in Anspruch nehmen: Entscheidend ist, dass die Pflegekette durchlässig ist. Die verschiedenen Leistungen müssen so aufeinander abgestimmt sein, dass sie ein sinnvolles Ganzes bilden. Um diese Durchlässigkeit zu gewährleisten, müssen die MitarbeiterInnen in den einzelnen Einrichtungen innerhalb der Pflegekette zu Kommunikation, Kooperation und Koordination bereit und fähig sein.

1. Wann erfolgte in Österreich der Durchbruch der Hauskrankenpflege und wer waren die Initiatoren dafür?
2. Welche Angebote gehören neben der Hauskrankenpflege noch zu den extramuralen Diensten?
3. Was ist das Ziel von Hauskrankenpflege und welche Rahmenbedingungen sind dafür nötig?
4. Welche Aufgaben hat die öffentliche Hand zur Umsetzung der Hauskrankenpflege bzw. der extramuralen Dienste?
5. Welche Positionen gibt es zur Wahlfreiheit der Hauskrankenpflege in Österreich?
6. Haben Pflegepersonen unmittelbaren Einfluss auf das Ausmaß und die Qualität von Pflegeangeboten?
7. Von welchen finanziellen Mitteln ist die Inanspruchnahme der Hauskrankenpflege abhängig?
8. Wer ist die größte Berufsgruppe in den extramuralen Diensten?

2 Hauskrankenpflege als Dienstleistung

Um Hauskrankenpflege anbieten und durchführen zu können, sind einschlägige Rahmenbedingungen notwendig. Dazu gehört neben rechtlichen Grundlagen und finanziellen Möglichkeiten vor allem ein gutes Dienstleistungs- und Kundenverständnis der MitarbeiterInnen in den Organisationen. Fehlt eine dieser Grundlagen, kann Hauskrankenpflege quantitativ und qualitativ nur mangelhaft oder überhaupt nicht angeboten werden. Das Ergebnis sind unzufriedene KundInnen, unzufriedene MitarbeiterInnen und Anbieter, die am „Pflegemarkt" scheitern.

Dieses Kapitel hebt die Bedeutung des Dienstleistungs- und Serviceverständnisses in der Hauskrankenpflege hervor und macht deutlich, dass dieses Verständnis für alle Beteiligten von Nutzen ist.

Anhand der Merkmale von Dienstleistungen können die LeserInnen ihr eigenes Verständnis überprüfen.

Das Bemühen um Kundenverständnis wird ausgelöst durch die Konkurrenzsituation und die Mündigkeit der KundInnen.

Zunehmend bemüht man sich in der Hauskrankenpflege, Dienstleistungs- und Kundenverständnis zu entwickeln. Dies hat vor allem zwei Gründe: Zum einen ist unübersehbar, dass durch den kontinuierlichen Zuwachs von Anbietern extramuraler Dienste eine Konkurrenzsituation zwischen den Organisationen entstanden ist. Zum anderen ist zu beobachten, dass sich die KundInnen von dankbaren EmpfängerInnen einer Wohlfahrtsleistung zu kritischen, mündigen KonsumentInnen entwickeln. Sie wollen mitbestimmen, in welcher Art und Weise die Dienste erbracht werden. Sie wollen als emanzipierte PartnerInnen ernst genommen werden und erwarten Information und Beratung. Sie wissen, dass es sich bei einer Dienstleistung nicht um eine Gefälligkeit handelt, sondern um einen Anspruch, den sie durch Kostenbeiträge oder Versicherungsleistungen erworben haben.

Das bedeutet für die Anbieter von Hauskrankenpflege und alle anderen extramuralen Dienste, dass sie lernen müssen, auf die Bedürfnisse und Wünsche der KundInnen zu hören und auf sie einzugehen. Sie müssen vom Anliegen der KundInnen ausgehen und die Leistungen mit ihnen aushandeln. Die Pflegenden sind nicht mehr nur „Durchführende" einzelner Tätigkeiten, sondern zunehmend „BeraterInnen" und „EntscheidungshelferInnen". Sie müssen lernen, Wünsche, Anregungen und Kritik der KundInnen für die Verbesserung und Weiterentwicklung der Dienstleistung zu nutzen und Beschwerden nicht als Bedrohung, sondern als Chance zu verstehen. Anbieter und MitarbeiterInnen sollten kritische KonsumentInnen nicht als „ProblemkundInnen", sondern als „KundInnen mit Problemen" ansehen.

Deshalb sind ManagerInnen – und dabei besonders PflegemanagerInnen – gut beraten, sich für das Geschäftsfeld der ambulanten Dienste mit den Möglichkeiten des Beschwerdemanagements auseinanderzusetzen.

Dienstleistungs- und Kundenverständnis bedeuten, sich intensiv um die Zufriedenheit der KundInnen zu bemühen und die Leistung individuell auf deren Wünsche und Bedürfnisse abzustimmen. Das verbietet den Pflegepersonen, sich mit Äußerungen wie „Dafür bin ich nicht zuständig“, „Das mache ich ein anderes Mal“, „So etwas wollte noch keiner haben“ oder „Ich weiß schon, was gut für Sie ist“ aus der Affäre zu ziehen.

Pflegende müssen sich klar darüber sein, dass sie mit ihrem Bemühen, KundInnen zufriedenzustellen, die Existenz ihres Arbeitgebers bzw. der Organisation und ihren eigenen Arbeitsplatz sichern. Anbieter, denen es nicht gelingt, eine Servicekultur zu entwickeln und die Dienstleistung an die Wünsche und Bedürfnisse jener Menschen anzupassen, für die sie da sind, können sich am „Pflegemarkt“ auf Dauer nicht halten.

Professionell Pflegende sind ein Teil des Dienstleistungssektors, der in den letzten Jahren eine enorme Expansion verzeichnen konnte. Dienstleistungs- und kundenorientiertes Handeln setzt für die AkteurInnen in der Hauskrankenpflege grundsätzliches Wissen über die Kriterien qualitativ hochwertiger Arbeit voraus.

2.1 Kriterien einer Dienstleistung

Vom „Dienst am Kunden“ wird gesprochen, seit Menschen miteinander Güter getauscht und später zueinander in Handels- und Geschäftsbeziehungen gestanden haben. Der Gedanke des „Dienstes am Kunden“ besteht darin, ihn zu umsorgen und ihm zu zeigen, dass seine Wünsche ernst genommen werden.

Das Angebot der verschiedenen Hauskrankenpflege-Organisationen ist in vielen Fällen sehr ähnlich. Die Konkurrenz zwischen den AnbieterInnen liegt daher nicht so sehr in der Vielfalt der Angebote als vielmehr im Kundenservice. Die Anbieter sind bemüht, den KundInnen ihre Dienstleistungen in einer Weise anzubieten, die sich in der Qualität des Services deutlich von anderen Konkurrenten unterscheidet.

Beispiele

So könnte eine Organisation beispielsweise das Angebot der Hauskrankenpflege durch einen besonderen Service ergänzen, indem sie KundInnen, die aus dem Krankenhaus kommen, kostenlosen Transport und Begleitung durch eine Pflegeperson anbietet.

Andere Organisationen verrechnen für den ersten Hausbesuch, für Beratung und Information oder die Organisation von Pflegebehelfen keine Kosten.

Eine weitere Serviceleistung wäre die Rufbereitschaft rund um die Uhr.

Auf einem Markt mit vielen Konkurrenten, die die gleiche Dienstleistung anbieten, ist Kundenservice der Schlüssel zum Erfolg. Kundenservice ist eine zusätzliche Leistung, die die Hauptleistung, z. B. Hauskrankenpflege, zum Nutzen der KundInnen verbessern soll.

Drei Merkmale von Dienstleistungen sind: Immaterialität, Einbeziehen des Kunden bzw. der Kundin, gleichzeitige Produktion und Konsumtion.

Dienstleistungen sind durch drei wesentliche Merkmale von Sachleistungen abzugrenzen (vgl. Blonski 1998):

1. **Immaterialität** der angebotenen Leistung („Man kann sich Dienstleistungen nicht auf den Fuß fallen lassen", sagt man in Amerika)
2. **Miteinbeziehen des Kunden/der Kundin**: Der Kunde/die Kundin muss für die Erbringung einer Dienstleistung nicht nur anwesend sein, er/sie wird miteinbezogen und beeinflusst den Ablauf
3. **Gleichzeitigkeit von Produktion und Konsumtion**: Dienstleistungen wie eine Einreibung werden in dem Augenblick von dem Kunden/der Kundin „verbraucht", in dem sie erbracht werden. Anders als Sachgüter sind sie nicht lagerfähig. „Bei einer pflegerischen Maßnahme handelt es sich somit um eine Dienstleistungsproduktion, die durch die Gegenwart des Kunden (Patienten, Bewohners, Gastes) ausgelöst wird und nicht unabhängig von ihm erbracht werden kann."

Der Erfolg einer Dienstleistung ist abhängig von Qualität und Kundenservice. Er ist dann gegeben, wenn die konkreten Wünsche und Erwartungen der KundInnen an die Qualität einer Leistung erfüllt werden.

Die bedeutendsten Erfolgsfaktoren sind (vgl. Blonski 1998):

- **Materielles**: Ausrüstung und Erscheinungsbild des Pflegepersonals wie Fahrzeuge, Dienstkleidung, Pflegeutensilien
- **Zuverlässigkeit**: präzise, zuverlässige Erbringung der Leistung auf der Basis der Vereinbarung zwischen den KundInnen und der Organisation
- **Entgegenkommen**: eine prompte Bedienung und Reaktion auf Wünsche, Beschwerden und Anregungen; Achtung für die Eigenständigkeit und das Selbstwertgefühl der KundInnen
- **Kompetenz**: pflegerisches Fachwissen und Professionalität in der Durchführung der Leistung
- **Vertrauenswürdigkeit**: Glaubwürdigkeit und Ehrlichkeit der MitarbeiterInnen, keine falschen Versprechungen, Mut zur Lücke, Eingestehen von Fehlern

- **Sicherheit**: Vermeiden von Situationen und Eindrücken, die Gefahren und Risiken befürchten lassen bzw. das Vertrauen und das Gefühl der Geborgenheit mindern
- **Kommunikation**: aktives Zuhören, Information in einer für die KundInnen verständlichen Sprache
- **Kundenverständnis**: Bemühen um die Kenntnis der KundInnen und ihrer Bedürfnisse; Zeigen von Empathie (Einfühlungsvermögen) in allen Situationen, insbesondere in Prozessen der Sorge, Trauer und Verzweiflung

An diesen Faktoren können sich Organisationen und MitarbeiterInnen bei der Entwicklung ihrer Servicekultur orientieren. Eine solche ist unabdingbar, wenn Organisationen bestehen bleiben, MitarbeiterInnen ihren Arbeitsplatz sichern und das Image ihres Berufes verbessern wollen. Gleichgültigkeit, Muffigkeit und barsche Reaktionen vonseiten der KundInnen sollten mit Freundlichkeit und Entgegenkommen beantwortet werden.

Beispiel 1: Die falsche Einstellung in der Pflege

Im Sommer 1997 liegt Walter Berg, von den Qualen eines metastasierenden Krebsleidens gezeichnet, auf der onkologischen Abteilung eines Krankenhauses seiner Heimatstadt. Da sich der Patient nach seiner Aufnahme infolge einer Erhöhung der Morphindosis fast ständig in schläfrigem Zustand befindet, wendet sich seine Frau an eine Krankenschwester der Station. Sie bittet darum, eine Herabsetzung der Dosis auf ein Maß zu veranlassen, bei dem ihr Mann zwar schmerzfrei bleiben, aber nicht permanent vor sich hindösen würde. Im gegenwärtigen Zustand sei für den Schwerstkranken keinerlei Lebensqualität mehr gegeben. Dem Ersuchen der besorgten Ehefrau begegnet die Schwester mit den Worten: „Das ist doch nicht so schlimm. Wer schläft, sündigt nicht!"

Beispiel 2: Die richtige Einstellung in der Wirtschaft

„‚ZUR GEFÄLLIGEN BEACHTUNG: Ich betrachte einen Verkauf erst als abgeschlossen, wenn die Artikel vollständig abgetragen und die Kunden immer noch zufrieden sind. Unser Dank gilt allen, die uns nicht vollständig zufrieden stellende Ware zurücksenden. Sollten Sie, verehrte Leser dieser Erklärung, jemanden kennen, den unsere Ware nicht zufrieden stellt, so wollen Sie bitte die Güte haben, mich davon in Kenntnis zu setzen. Nichts liegt uns mehr am Herzen als zufriedene Kundschaft.'

Man stelle sich eine ähnlich lautende Erklärung einmal im Werbeprospekt eines ambulanten Pflegedienstes vor, der seine Vertragserfüllung erst dann als abgeschlossen ansieht, wenn sämtliche Leistungen/Leistungsbestandteile zur vollkommenen Zufriedenheit des Kunden erbracht sind!" (Blonski 1998, S. 30; Harald Blonski hat sein Buch Walter Berg gewidmet.)

2.2 Begriffe: PatientInnen – KlientInnen – KundInnen

PatientInnen, KlientInnen, KundInnen, Gäste, BesucherInnen, BewohnerInnen, NutzerInnen, HilfeempfängerInnen, Hilfsbedürftige, Pflegebedürftige ... – ein nicht enden wollendes Gewirr von Bezeichnungen für Menschen, die Pflege und Betreuung, Therapie und medizinische Behandlung in Anspruch nehmen. Viele Jahre wurde der Bezeichnung für KundInnen keine besondere Bedeutung beigemessen. Heute weiß man, dass die verwendeten Begriffe der Ausdruck für die Geisteshaltung in einer Einrichtung sind.

Dem Krankenhaus werden Prestige und Macht zugeschrieben.

Viele teilstationäre und extramurale Einrichtungen empfanden und empfinden das Krankenhaus als die Einrichtung mit dem höchsten Image und Prestige, der meisten Macht über die „PatientInnen" und dem größten politischen Einfluss im Gesundheitswesen. Aus dem Wunsch heraus, mit dem Krankenhaus gleichzuziehen, wurden Annäherungen gesucht. Obwohl sich die „PatientInnen", also die KundInnen im Spital, in ihrer Bedürfnislage wesentlich von jenen im außerstationären Bereich unterscheiden, nennen viele der teilstationären und extramuralen Einrichtungen die KundInnen „PatientInnen". Dies kommt auch der Überheblichkeit so mancher Pflegeperson entgegen, die sich leichter damit tut, abhängige „PatientInnen" zu betreuen, als selbstständige KundInnen erfolgreich zu unterstützen.

Der Fortschritt in der Entwicklung von Dienstleistungs- und Kundenverständnis hat in den letzten Jahren in den extramuralen Diensten zu einem Umdenken geführt. Organisationen, die ihre Haltung, ihre Werte und ihr Pflegeverständnis überprüft und auf eine professionelle Dienstleistungsbasis gestellt haben, verwenden heute die Begriffe „KlientInnen" und „KundInnen".

In Krankenhäusern, Tageskliniken, Arztpraxen, Ambulatorien und therapeutischen Einrichtungen spricht man nach wie vor von „PatientInnen". In geriatrischen Tageszentren werden die Begriffe „BesucherInnen" und „Gäste" verwendet, und in den extramuralen Diensten setzen sich langsam die „KundInnen" durch. In Seniorenwohn- oder Pflegeheimen spricht man von „BewohnerInnen" (und nicht mehr von „Insassen" wie in Strafanstalten).

Die Begriffe „HilfeempfängerInnen", „Hilfsbedürftige" und „Pflegebedürftige" sind in der Pflege und Betreuung überholt. Sie drücken gönnerhafte Zuwendung, Abhängigkeit, Ohnmacht und nicht Selbstbestimmung, Leistungsanspruch und Partizipation aus. Eine alternative und sprachlich humanere Beschreibung wäre der Begriff „pflege- und betreuungsbedürftige Menschen". (In Deutschland wird daneben der dort klassische Begriff der „NutzerInnen" verwendet.)

2.3 Dienstleistungsverständnis, Kundenorientierung, Beschwerdemanagement

Ziel dieses Kapitels ist es, Pflegepersonen in der Hauskrankenpflege einige grundsätzliche Anregungen zu geben, die sie dabei unterstützen, ihre Pflegearbeit als Dienstleistung zu erkennen, um die von ihnen gepflegten Menschen als KundInnen zu verstehen und Kritik oder Beschwerden als Chance für ihre persönliche Professionalisierung zu nutzen.

2.3.1 Dienstleistungsverständnis

Hauskrankenpflege als persönliche Dienstleistung zu akzeptieren, ähnlich anderer kommerzieller Dienstleistungen, wie die von FriseurInnen oder KosmetikerInnen, fällt den meisten Pflegepersonen noch schwer. Es ist unbestritten, dass Pflegearbeit einige unvergleichbare Aspekte, wie Intimität, Privatsphäre, Abhängigkeit, Hilflosigkeit oder Macht und Ohnmacht, mit sich bringt. Gerade wegen der außergewöhnlich hohen Sensibilität, die die Durchführung von Pflegetätigkeiten erfordert, benötigen Pflegepersonen ein sehr hohes Maß an Kundenorientierung.

Ein weiterer Grund für die kundenorientierte Entwicklung der Dienstleistung „Hauskrankenpflege" ist, dass – im Gegensatz zu abhängigen und überwiegend fremdbestimmten Menschen in Krankenhäusern oder Pflegeheimen – die HauskrankenpflegekundInnen den Anbieter jederzeit wechseln können. Die Zahl der Hauskrankenpflegeanbieter steigt laufend, und die Entscheidung für einen anderen Anbieter bleibt für die KundInnen ohne negative Konsequenzen.

2.3.2 KundInnen

KundInnen erwarten Information, Vertrauen und das Erscheinen immer derselben Pflegeperson oder einer kleinen Zahl wechselnder Pflegepersonen.

Erschwert wird die Pflege- bzw. Dienstleistungssituation dadurch, dass unterschiedliche Gefühle, Ansprüche und Einstellungen der KundInnen auf unterschiedliche Pflegepersonen treffen. Es ist verständlich, dass KundInnen von kompetenten MitarbeiterInnen gepflegt werden möchten und den Anspruch haben, dass diese ihnen möglichst viele Probleme abnehmen und die häufigen Hausbesuche immer von der gleichen Pflegeperson durchgeführt werden. In der Regel ist dies ein unerfüllbarer, aber durchaus verständlicher Wunsch, wenn man bedenkt, dass wir den Friseurbesuch nach Möglichkeit auch verschieben, wenn die vertraute Friseurin krank oder auf Urlaub ist.

Das Ziel der KonsumentInnen persönlicher Dienstleistungen ist es, Vertrauen zu der Pflegeperson bzw. zu dem/der DienstleistungspartnerIn aufzubauen. Vertrauen ist eine Voraussetzung für den gelungenen Pflege- bzw. Dienstleistungsprozess, für die langfristige Kundenbeziehung zur Pflegeperson und für die Kundenbindung an den Hauskrankenpflegeanbieter.

PflegekundInnen haben großen Informationsbedarf. Die Häufigkeit der Inanspruchnahme und die Erfahrung mit ambulanten Pflegeleistungen haben wesentlichen Einfluss auf das Verhalten der KundInnen. Ihre Erfahrungen werden durch frühere Enttäuschungen oder besorgniserregende Mundpropaganda beeinflusst. Erschwerend kommt beim Konsum von Pflegeleistungen hinzu, dass die Preisgestaltung von den KundInnen nicht immer nachvollzogen werden kann. Für die Pflegepersonen ergibt sich in der Leistungserbringung auch die Schwierigkeit, dass die Erwartungen hinsichtlich Leistungsqualität und konkretem Nutzen bei jedem Menschen unterschiedlich sind.

2.3.3 Konkurrenz

Die Einzigartigkeit der Pflegeleistung entsteht dadurch, auf welche Weise die Leistung erbracht wird.

Viele Hauskrankenpflegeanbieter befinden sich in der Situation eines Pflegemarktes, der durch zunehmenden Wettbewerb mit gesättigter Nachfrage gekennzeichnet ist. Jedes Unternehmen benötigt aber eine „kritische Masse", also eine bestimmte Anzahl von KundInnen und Hausbesuchen, um den Betrieb wirtschaftlich ausgeglichen führen zu können. Um sich von Konkurrenten unterscheiden zu können, reicht es nicht, die gleichen Leistungen anzubieten, denn das setzen die PflegekundInnen als selbstverständlich voraus. Das Besondere oder die Einzigartigkeit einer Pflegeleistung entsteht dadurch, auf welche Weise die Leistung erbracht und die Tätigkeit durchgeführt wird.

2.3.4 Kosten

Geringe Servicequalität und Kundenbeschwerden machen die Pflegeleistung teurer.

Immer wieder hört man von GeschäftsführerInnen und PflegemanagerInnen ambulanter Pflegedienste, dass eine Erweiterung von Pflegeleistungen durch Serviceangebote, wie spezielle Beratungsleistungen, die Anwendung von spezifischen Methoden (Validation) und Notrufsystemen oder die Verbesserung der Pflegequalität, zu teuer sei. Es wird auch geklagt, dass PflegekundInnen zusätzliche Serviceleistungen nicht oder nur sehr schwer annehmen und bezahlen möchten.

Diese Aussagen scheinen logisch und führen zu der Überzeugung, dass sich Servicequalität nicht lohnt, weil die KundInnen nicht bereit sind, für eine gute Leistung zu bezahlen. Demnach gibt es für einen Hauskrankenpflegeanbieter keinen wirtschaftlichen Anreiz, die Dienstleistungsqualität oder den Service weiterzuentwickeln.

Dem gegenüber stehen zahlreiche Beweise, dass nicht zu hohe, sondern zu niedrige Servicequalität zusätzliche Kosten verursacht. Tatsächliche Kostenprobleme werden nicht durch eine verbesserte Leistungsqualität, sondern durch unnötig schlechte Qualität verursacht, da laufend Fehlerursachen gesucht und bei steigenden Kundenbeschwerden Probleme beseitigt werden müssen.

2.3.5 Pflegepersonen

Bei Pflegeanbietern stellen die Zahl, die fachliche und die persönliche Kompetenz der MitarbeiterInnen die wichtigsten Erfolgsfaktoren dar. Bewertet wird der unmittelbare Kontakt der Pflegeperson mit den HauskrankenpflegekundInnen zum Zeitpunkt der Pflegeproduktion – das ist die Zeit der Vorbereitung, Durchführung und Nachbereitung aller Pflegehandlungen. Die MitarbeiterInnen sind damit die zentrale Gruppe, auf die sich Qualitätsziele und Marketinganstrengungen der Hauskrankenpflegebetriebe konzentrieren. Es gehört zu den wichtigsten Aufgaben der Anbieter, den MitarbeiterInnen das Selbstverständnis und die Ziele des Unternehmens deutlich zu machen. Die Pflegepersonen müssen lernen, die Anliegen des Unternehmens in ihrer Arbeit mit den PflegekundInnen umzusetzen.

2.3.6 Kundenorientierung

Kundenorientiertes Verhalten von Pflegepersonen ist nicht nur auf die Abwicklung von Tätigkeiten, sondern bedürfnisorientiert auf die KundInnen ausgerichtet. Eine Pflegehandlung nicht nur technisch korrekt – z. B. das Verabreichen einer Injektion –, sondern auch kundenorientiert durchzuführen, ist besonders bei Tätigkeiten schwierig, die aufgrund ihrer Häufigkeit zur Gewohnheit führen.

Pflegeleistungen werden, wie alle Dienstleistungen, von Menschen an Menschen erbracht, und daraus ergibt sich, dass MitarbeiterInnen ständig ein optimales Verhalten gegenüber den PflegekundInnen zeigen müssten. KundInnen und Arbeitgeber erwarten sich, dass MitarbeiterInnen permanent leistungsbereit sind und unabhängig von ihrer persönlichen Situation optimale Arbeitsqualität erbringen. Dabei handelt es sich um hohe und kaum realisierbare Ansprüche. Aus diesem Grund bieten viele Pflegeunternehmen den MitarbeiterInnen persönliche Unterstützung in Form von Supervisionen oder Coaching an.

Pflegepersonen, die die Bedeutung von Kundenorientierung verstehen, greifen in der Regel gerne auf diese Angebote zurück.

Unter Kundenorientierung darf also die Beziehung zwischen KundInnen und Unternehmen verstanden werden. Diese Beziehung zu verwirklichen, ist nur möglich, wenn MitarbeiterInnen die Erfüllung der Wünsche und Anliegen der KundInnen zu ihrem vorrangigen Ziel machen. Ein kundenorientiertes Hauskrankenpflegeunternehmen wird sich um hohe Servicequalität, professionelles Beschwerdemanagement, die Erfüllung von Sonderwünschen und Mitarbeitermotivation bemühen. Kundenorientierung bedingt eine definierte Dienstleistungsqualität, Flexibilität in der Leistungserbringung, Informations- und Beratungsqualität durch die Pflegepersonen, offenes Informationsverhalten gegenüber PflegekundInnen und ihren Angehörigen sowie die Offenheit für Anregungen von MitarbeiterInnen und KundInnen.

Kundenorientierung ist die Beziehung zwischen KundInnen, Unternehmen und MitarbeiterInnen.

Die Beziehung von PflegekundInnen, die vom Hauskrankenpflegeanbieter bereits gewonnen wurden, kann sich in zwei Richtungen entwickeln: Gelingt es dem Anbieter und den Pflegepersonen, die KundInnen dauerhaft zufriedenzustellen, wird das Vertrauensverhältnis intensiver. Die KundInnen nehmen eher zusätzliche Angebote des Anbieters in Anspruch, ohne Konkurrenzangebote zu berücksichtigen, und empfehlen den Anbieter an Freunde und Bekannte weiter. Entwickelt sich jedoch die Kundenbeziehung in die entgegengesetzte Richtung und die KundInnen fühlen sich unverstanden, unangemessen betreut oder vermissen die erwartete Flexibilität, äußern sie ihre Enttäuschung und ihren Unmut in Form von Beschwerden. Beschwerdesituationen zeigen besonders deutlich, in welchem Ausmaß der Hauskrankenpflegeanbieter die Kundenorientierung im Unternehmen entwickelt hat. Gelingt es, die Beschwerdeursache bzw. das Problem sachlich und in einer für die KundInnen annehmbaren Zeitspanne zu lösen, können Kundenbeziehung und Vertrauensbasis wiederhergestellt werden. Aktives Beschwerdemanagement ist ein unverzichtbares Element der Kundenorientierung.

2.3.7 Beschwerdemanagement

Es gibt unterschiedliche Auffassungen darüber, was zu einer Beschwerde zählt und was nicht. Wenn sich PflegekundInnen an den Anbieter wenden, können die Anliegen vielfältig sein. Beispielsweise teilt ein Kunde in der Sozialstation mit, dass er für das Wochenende die Hauskrankenpflege abbestellt, weil er eine Angehörige besucht. In diesem Zusammenhang erwähnt er, dass die Schwester offensichtlich sehr viel Arbeit hat, da sie die Pflegezeiten nur selten einhalten kann.

Es entsteht der Eindruck, dass der Kunde nicht verärgert ist, sondern nur über eine Änderung der benötigten Hauskrankenpflegeeinsätze informieren will. Die Leiterin der Sozialstation misst der Aussage des Kunden hinsichtlich der nicht eingehaltenen Pflegezeiten keine besondere Bedeutung bei. Sie empfindet sie nicht als gravierend und meint, dass der Kunde nicht ausdrücklich erklärt hätte, dass er sich beschweren möchte.

Unabhängig von der Auffassung der Leiterin ist aber entscheidend, dass der Kunde eine Unzulänglichkeit geäußert hat, und es ist anzunehmen, dass sich seine Zufriedenheit mit der Leistungserbringung bereits deutlich vermindert hat. Ausschlaggebend im Beschwerdemanagement ist das subjektive Empfinden des Kunden/der Kundin. Deshalb ist es ratsam, zwischen ausgesprochenen und unausgesprochenen Beschwerden zu unterscheiden und beide in eine Art „Beschwerdepool“ aufzunehmen. Gerade die nicht direkt ausgesprochenen Beschwerden können für einen Bruch in der Kundenbeziehung bedeutend werden.

Weiters sollte man vermeiden, zwischen berechtigten und unberechtigten Beschwerden zu differenzieren. Unberechtigte Beschwerden werden häufig dann erlebt, wenn die KundInnen unerfüllbare Forderungen stellen, z. B. Hausbesuche außerhalb der regulären Geschäftszeiten, weniger Pflegepersonen oder mehr Serviceleistungen, wie ein kostenloser Fahrtendienst in das Tageszentrum. In diesen Fällen ist es hilfreich, zwischen dem Beschwerdegrund und einer Forderung zu unterscheiden. Ob Forderungen erfüllt werden können, muss im Einzelfall entschieden werden. Es könnte sein, dass sich der Kunde aus dem oben angeführten Beispiel heftig über die nicht eingehaltenen Pflegezeiten beschwert und als Entschädigung dafür einen generellen kostenlosen Fahrtendienst ins Tageszentrum fordert. Die Beschwerde über die nicht eingehaltenen Pflegezeiten wäre absolut in Ordnung, die Forderung eines generellen kostenlosen Fahrtendienstes jedoch überzogen.

Inwieweit Forderungen, die aus Beschwerden resultieren, erfüllt werden, hängt von den Möglichkeiten des Anbieters, der Kundenwertigkeit und der Art der Forderung ab. Für das oben genannte Beispiel könnte das bedeuten, dass der Anbieter dem Kunden ein oder zwei Freifahrten zum Tageszentrum offeriert, da eine sehr lange Kundenbeziehung besteht, die zu verlieren eine spürbare finanzielle Einbuße bedeuten würde und negative Mundpropaganda erwarten ließe.

Dieses Beispiel kann auch das Ziel von Beschwerdemanagement verdeutlichen: Beschwerdemanagement dient der Schaffung oder Wiederherstellung von Kundenzufriedenheit. Nur zufriedene KundInnen binden sich an ein Unternehmen, und sie tun es dann, wenn sie das Gefühl haben, grundsätzlich beim richtigen Pflegeanbieter zu sein. Beschwerdemanagement führt zu den intensivsten Kundenbindungen.

Beschwerdemanagement bedeutet Kundenzufriedenheit und Kundenbindung.

Von Bedeutung dafür sind jene Personen, die Beschwerden persönlich von den KundInnen annehmen und das Problem lösen. In den ambulanten Diensten betrifft das überwiegend das Leitungspersonal, z. B. die Leitung einer Sozialstation oder eine Bezugspflegeperson. Die KundInnen stützen sich auf diesen persönlichen Kontakt und denken, dass sie bei weiteren Problemen eine Person haben, die sie bereits kennen und an die sie sich wieder wenden können. Würden sie den Anbieter wechseln, dann würden sie auch den/die „BeschwerdebearbeiterIn“ verlieren.

Ein weiterer wichtiger Aspekt des Beschwerdemanagements ist die Reaktionszeit auf eine Beschwerde. Häufig werden in Pflege- und Betreuungsteams bereits angestrengt Problemlösungen gesucht und beraten, aber die KundInnen wissen davon nichts. Sie nehmen an, dass nichts unternommen wird, und fühlen sich nicht ernst genommen. Es ist wichtig, dass die PflegekundInnen eine möglichst rasche Reaktion auf ihre Beschwerde erhalten.

Die meisten KundInnen verzichten darauf, sich zu beklagen, und wenn sie sich zu einer Beschwerde durchringen, dann handelt es sich primär um objektive Gründe. Der Ersatz für eine zerbrochene Blumenvase wird leichter und eher eingefordert als der Austausch der als unfreundlich empfundenen Pflegeperson. Nun ist es leichter, eine Blumenvase zu ersetzen, als eine Änderung des Verhaltens der MitarbeiterInnen zu bewirken. Letzteres zählt allerdings zu den bedeutenden Fällen, denn wenn KundInnen ihre Beschwerden nicht einbringen, dann werden sie ihre negativen Eindrücke an Dritte weiterberichten (Freunde, Verwandte etc.). Negative Erlebnisse haben einen wesentlich höheren Sensationscharakter als positive. Das bedeutet nicht nur, dass das Image des Anbieters Schaden nimmt, sondern auch, dass sich PflegekundInnen in diesen Situationen zurückziehen und sich sehr leicht für den Wechsel zu einem anderen Anbieter entscheiden.

Um den Rückzug der KundInnen zu verhindern, muss es ihnen einfach gemacht werden, ihre Beschwerden auszusprechen. Dazu gehört u. a.:

- eine/-n AnsprechpartnerIn für die Annahme und Bearbeitung von Beschwerden namhaft zu machen
- die KundInnen verständlich und wiederholt über die mündlichen und schriftlichen Beschwerdemöglichkeiten zu informieren
- alle Pflege- und Betreuungspersonen für Kundenwünsche, -anliegen und -stimmungen zu sensibilisieren
- die Durchführung schriftlicher, mündlicher und/oder telefonischer KundInnenbefragungen

Beschwerden sind für Hauskrankenpflegeanbieter Chance und Geschenk gleichermaßen. Die Pflegeanbieter haben die Chance, Kundenbeziehungen wiederherzustellen und die Kundenbindung zu festigen. Dafür erhalten sie von den PflegekundInnen als Geschenk kostenlose Informationen, die sie in der Entwicklung der Leistungs- und Servicequalität konkret unterstützen können.

2.4 Nutzen der Dienstleistung Hauskrankenpflege

Der Nutzen von Hauskrankenpflege schlägt sich primär auf der Ebene der KundInnen und ihrer Angehörigen nieder. Auf der Ebene der Anbieter sind es die Organisationen selbst und ihre MitarbeiterInnen, die durch ihr umfassendes Leistungsangebot einen Marktvorteil haben. Darüber hinaus nützt die Hauskrankenpflege den politisch Verantwortlichen in den Ländern und Gemeinden sowie den Sozialversicherungsträgern.

2.4.1 Nutzen für KundInnen und Angehörige

KundInnen, die Hauskrankenpflege konsumieren, können trotz ihrer Behinderung, Krankheit oder altersbedingten Einschränkungen ihr Leben zu Hause weiterführen. Sie haben die Möglichkeit, in ihren vertrauten Räumen zu leben, ihre persönlichen Güter des täglichen Gebrauchs zu verwenden, ihre eigene Kleidung zu tragen, ihre sozialen Kontakte zu pflegen bzw. aufrechtzuerhalten u. v. m.

Nach Krankenhausaufenthalten erhalten sie die fachlich angemessene pflegerische Nachsorge und können dadurch einer neuerlichen Spitalsaufnahme entgegenwirken. Die „eigenen vier Wände" geben Sicherheit und Wohlbefinden und beschleunigen den Genesungsprozess oder die Stabilisierung der Gesundheitssituation. Daheim zu leben, vermittelt das Gefühl, ein Mitglied der Gesellschaft zu sein und nicht Teil einer Randgruppe.

Hauskrankenpflege bietet Angehörigen – insbesondere pflegenden Angehörigen – Entlastung in ihrer Pflegearbeit und in ihrer Verantwortung für die KundInnen. Sie können ohne Gewissenskonflikte in regelmäßigen Abständen pausieren und finden in allen Pflegesituationen Information und Beratung durch professionell Pflegende. Pflege- und Betreuungsaufgaben mit Pflegepersonen teilen zu können, reduziert den Alltagsstress sowie die körperliche und psychische Belastung der Angehörigen und ermöglicht ihnen, ihr persönliches soziales Leben zu pflegen. Diese Faktoren unterstützen eine entspannte Pflegesituation.

PflegekundInnen bezahlen eine Dienstleistung, um ihren pflegenden Angehörigen Ruhepausen und Entspannung zu ermöglichen. Die Angehörigen können dadurch eventuell andere Dienstleistungen wie Wellness, Sport, Kur oder Reisen konsumieren. Sie können diese Entspannungsangebote genießen, ohne zu denken, dass sie dankbar sein müssen oder in der Schuld von anderen Menschen stehen, wie Freiwilligen, NachbarInnen oder anderen Familienangehörigen.

2.4.2 Nutzen für Anbieter und MitarbeiterInnen

Anbieter extramuraler Dienste, die Hauskrankenpflege in ihrem Dienstleistungspaket führen, haben den Vorteil, KundInnen umfassend betreuen zu können. KundInnen, die bereits andere soziale Dienste wie Essen auf Rädern oder Heimhilfe in Anspruch nehmen und deren Gesundheitszustand sich verschlechtert, können auch gepflegt werden, ohne zusätzlich eine andere Organisation suchen zu müssen.

Ein Dienstleistungspaket, das Hauskrankenpflege inkludiert, bringt den Anbietern Marktvorteile und verhilft ihnen zu einem besseren Image. KonsumentInnen von Hauskrankenpflege können ihr Leben zu Hause weiterführen, wodurch einerseits ihr Wohlbefinden und ihre Gesundheit gesteigert und andererseits die Angehörigen entlastet werden.

KundInnen, Angehörige sowie Informations- und Koordinationsstellen entscheiden sich eher für Organisationen, die ein ganzheitliches Angebot führen. Die Vorteile zeigen sich in einem geringeren Koordinations- und Administrationsaufwand für Einrichtungen, die KundInnen an Organisationen vermitteln, z. B. Gesundheits- und Sozialsprengel oder soziale Stützpunkte, aber auch für die Organisationen selbst, denen ebenfalls der Aufwand der Kooperation mit anderen Anbietern erspart bleibt.

Organisationen, die MitarbeiterInnen der sozialen Dienste und der Hauskrankenpflege in Teams zusammenführen, erhöhen ihre Dienstleistungsqualität. Sie verkürzen die Informationswege, z. B. durch interdisziplinäre Teambesprechungen oder eine gemeinsame Dokumentation. Teamstrukturen können helfen, die Anzahl der Pflege- und Betreuungspersonen bei den KundInnen zu reduzieren. Letzteres verringert nicht nur den administrativen Aufwand, sondern kommt auch dem Wunsch der KundInnen entgegen, von einer möglichst geringen Zahl verschiedener Personen betreut zu werden.

Das Arbeiten im Team erhöht die Dienstleistungsqualität, und KundInnen können auf diese Weise von einer möglichst geringen Zahl verschiedener Personen betreut werden.

Ein ganzheitliches bzw. integratives Leistungspaket macht eine Organisation nicht nur konkurrenzfähiger gegenüber anderen Anbietern, es ist im Regelfall auch die Voraussetzung, um ein Vertragspartner von finanzierenden Einrichtungen wie Ländern, Gemeinden und Sozialversicherungsträgern zu werden.

Für Pflegepersonen bietet die Hauskrankenpflege eine herausfordernde Berufsmöglichkeit und die Chance, der Pflege durch unabhängiges, eigenverantwortliches, fachliches und kundenorientiertes Handeln zu einer neuen Form der Professionalität zu verhelfen.

2.4.3 Nutzen für Medizin, Pflege und Therapie

Hauskrankenpflege ist ein „Brückenbauer" zu den Disziplinen und Dienstleistungen, die mit Krankheit und Behinderung untrennbar verbunden sind. Dazu gehören vor allem die Medizin, die stationäre Pflege sowie therapeutische Leistungen.

Die ProfessionistInnen der genannten Disziplinen finden in den HauskrankenpflegeexpertInnen kompetente PartnerInnen, die den Vorteil haben, durch ihre Pflegetätigkeit aktiv in den Lebensalltag der KundInnen eingebunden zu sein. Dadurch haben sie die Möglichkeit, die Wirkung und Realisierbarkeit medizinischer und therapeutischer Maßnahmen im Alltagsleben der KundInnen zu beobachten. Ferner können sie im Rahmen ihrer Berufskompetenzen die empfohlenen Maßnahmen anderer ProfessionistInnen durchführen oder die KundInnen anleitend unterstützen. Ein gelungener Transfer und eine kontinuierliche Weiterführung von Gesundheitsmaßnahmen aus anderen Disziplinen sind die Voraussetzung für deren Wirksamkeit. Letztlich ist die Wirkung der Gradmesser für jeden Erfolg. Mit dem Wissen und den Erfahrungen der HauskrankenpflegeexpertInnen über Verhalten, Belastbarkeit und das Leben der KundInnen können multidisziplinär maßgeschneiderte und realisierbare Therapie- bzw. Maßnahmenpakete geschnürt werden. Hauskrankenpflege als Kooperationspartner bietet den KundInnen die Chance auf ganzheitliche und integrative Leistungspakete.

Auch die niedergelassenen (Fach-)ÄrztInnen erfahren Sicherheit und Entlastung durch HauskrankenpflegeexpertInnen, die medizinisch-pflegerische Tätigkeiten zu Hause übernehmen können. Dadurch werden die Praxen bzw. ÄrztInnen entlastet, den KundInnen bleiben Arztwege erspart – und alle haben die Sicherheit der fachlichen Pflege und medizinischen Behandlung.

2.4.4 Nutzen für Politik und Sozialversicherungen

Erfüllung des Gesetzesauftrags

Die Länder haben sich mit der 1993 in Kraft getretenen Pflegevorsorge dazu verpflichtet, pflegebedürftigen Menschen trotz ihrer Einschränkungen eine selbstbestimmte und bedürfnisorientierte Lebensführung zu ermöglichen. Das System der Pflegevorsorge sieht eine Kombination von

Geld- und Sachleistungen vor. Mit dem Pflegegeld können die notwendigen Leistungen in der Regel nicht kostendeckend finanziert werden, vor allem bei höherer Pflegebedürftigkeit. Mit Geldleistungen haben die KundInnen die Möglichkeit, frei zu entscheiden, welche Dienstleistungen sie kaufen und konsumieren wollen. Welche Kaufprioritäten die KundInnen setzen, ist abhängig von ihrer gesamten Einkommenssituation, von anderen vorhandenen Hilfen und von ihren persönlichen Wertvorstellungen.

Die Länder haben u.a. die Verantwortung übernommen, ein flächendeckendes, dezentrales, qualitäts- und bedarfsgerechtes Angebot an extramuralen Diensten einschließlich der Hauskrankenpflege sicherzustellen. Demnach sind vorhandene und in Entwicklung befindliche Hauskrankenpflege-Angebote für die verantwortlichen PolitikerInnen in den Bundesländern eine Unterstützung, um ihren gesetzlichen Verpflichtungen nachzukommen.

Kostenreduzierung im Krankenhaus

Krankenhausträger und Sozialversicherungen können durch die Hauskrankenpflege Kosten minimieren, denn die Weiterführung der Pflege zu Hause trägt dazu bei, dass KundInnen das Krankenhaus früher verlassen können. Das Krankenanstaltengesetz sieht vor, dass KundInnen, die einer medizinischen oder pflegerischen Nachbetreuung bedürfen, erst dann aus dem Krankenhaus entlassen werden können, wenn diese weiterführende Versorgung gewährleistet ist. Das 1997 österreichweit eingeführte Leistungsorientierte Krankenanstaltenfinanzierungssystem (LKF) zwingt die Spitalsträger allerdings, ihre PatientInnen so rasch wie möglich zu entlassen.

Wenn die Pflege zu Hause gesichert ist, können PatientInnen das Krankenhaus früher verlassen.

KundInnen, deren Nachsorgebedarf nicht angemessen gedeckt ist, können nicht entsprechend gesunden. Sie sind in Gefahr, erneut akut zu erkranken und wieder in das Krankenhaus eingeliefert zu werden („Drehtüreffekt"). Objektiv betrachtet, bedeutet jeder „Drehtüreffekt" eine erfolglose medizinische Behandlung. Dies ist nicht nur für die KundInnen äußerst unangenehm und schmerzhaft, sondern schadet auch Krankenhausträgern und Sozialversicherungen wirtschaftlich.

Eine weitere wirtschaftliche Entlastung für die Sozialversicherungen, die vielfach unterschätzt wird, bringt die Hauskrankenpflege langzeit-chronisch kranker Menschen. Medizinische Tätigkeiten wie die Verabreichung von Injektionen, Verbandswechsel oder diverse diagnostische Maßnahmen, wie z.B. Blutzuckerkontrollen, werden von den Sozialversicherungen nur dann finanziert, wenn sie durch den Arzt/die Ärztin, nicht aber, wenn sie durch eine Pflegeperson erbracht werden (Ausnahme: Medizinische Hauskrankenpflege). In diesem Fall zahlen die KundInnen selbst zumindest einen Kostenbeitrag.

1. Wovon ist der Erfolg einer Dienstleistung abhängig?
2. Was bedeutet Beschwerdemanagement?
3. Was ist der Nutzen der Hauskrankenpflege aus verschiedenen Perspektiven?

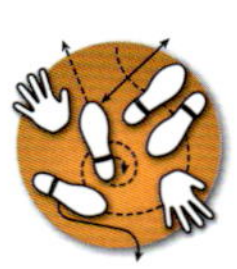

3 Organisation der Hauskrankenpflege

In diesem Kapitel wird das Prinzip „Alles aus einer Hand“ erklärt. Weiters werden die Bedeutung der Kooperation und Koordination für die KundInnen und die Anforderungen für die Berufsgruppen erläutert und darüber hinaus exemplarisch bekannte und bewährte Organisationsmodelle in Österreich und Deutschland umrissen.

Die beschriebenen Organisationsmodelle sind als Konzepte und Modellentwürfe zu verstehen, die in der Praxis in verschiedenen Formen umgesetzt sind.

3.1 Das Prinzip „Alles aus einer Hand“

Der/die KundIn soll verschiedene Dienstleistungen von einer Organisation erhalten können. Das ist schwierig zu verwirklichen.

Hinter dem Prinzip „Alles aus einer Hand“ steht die Absicht, dass KundInnen, die mehr als eine Dienstleistung benötigen, diese von einer einzigen Organisation erhalten können. In der Realität lässt sich dieses Anliegen nur sehr eingeschränkt verwirklichen. Die meisten Organisationen können ausschließlich Pflege- und soziale Dienste, aber keine therapeutischen und medizinischen Dienste anbieten. Bei steigender Pflegebedürftigkeit haben die KundInnen keine andere Wahl, als auf verschiedene Einrichtungen zurückzugreifen, wie therapeutische Institute, medizinische Einrichtungen, Krankenhäuser oder die niedergelassenen ÄrztInnen.

Drei Vorteile von „Alles aus einer Hand“ sind: Erleichterung für die KundInnen, geringerer administrativer Aufwand der Organisationen und die Reduzierung von Fehlerquellen.

Es gibt drei Hauptgründe, warum die KundInnen, die Organisationen und die Finanziers – Bund, Länder und Gemeinden – Interesse daran haben, dass möglichst viele Leistungen aus einer Hand angeboten werden können:

- Für KundInnen, die sich aufgrund ihrer eingeschränkten Gesundheitssituation ohnehin in einer beschwerlichen Lebenssituation befinden, ist es sehr mühsam, über verschiedene Einrichtungen das für sie passende Leistungspaket zu schnüren.
- Den Organisationen entsteht zusätzlicher zeitlicher und administrativer Aufwand für die Zusammenarbeit mit anderen Einrichtungen, der die Kosten für die Dienstleistung verteuert.
- Nicht unterschätzt werden darf die Gefahr der Fehlerquellen, die eine Fülle von Informationsflüssen über Organisationsgrenzen hinaus in sich birgt.

In vielen Ländern der Europäischen Union wurden Organisationsmodelle gewählt, die im Sinne des Prinzips „Alles aus einer Hand“ für die KundInnen entweder ein sehr umfangreiches Dienstleistungspaket aus einer Hand sicherstellen oder aber ihnen die verschiedenen Dienste vermitteln können. Dieser Vermittlung gehen entsprechende Information, Beratung und Einschätzung des Pflege- und Betreuungsbedarfs voraus. Denn erst, wenn die Vermittlungspersonen wissen, welche Leistungen die KundInnen aufgrund ihrer Bedürfnislage benötigen, können sie entscheiden, welche Organisationen für die Leistungserbringung geeignet sind.

Pflegepersonen, die sich beruflich für den extramuralen Bereich entscheiden, sind oft an der Vermittlung verschiedener Dienste beteiligt. Sie müssen immer über das gesamte Angebot der Organisation informiert sein, in der sie arbeiten. Es ist darüber hinaus wichtig, zu wissen, mit welchen anderen Anbietern die eigene Einrichtung zusammenarbeitet und welche Dienstleistungen von den KundInnen bei wem und wo in Anspruch genommen werden können.

3.1.1 Zusammenarbeit von Einrichtungen und Berufsgruppen

Es ist leicht nachvollziehbar, dass soziale, pflegerische, therapeutische und medizinische Dienste für (schwer) kranke oder gar sterbende KundInnen kaum von einer Organisation allein geleistet werden können. Dazu ist eine Vielzahl unterschiedlicher Organisationen und Personen erforderlich.

Die Hauskrankenpflege bietet mit den sozialen Diensten einen Baustein der Versorgungsstruktur für die KundInnen zu Hause. Ein anderer Baustein sind Haus- und FachärztInnen. Daneben gibt es Beratungsstellen (Ernährung, Inkontinenz etc.), Selbsthilfegruppen, Wohnberatungsstellen, Hospize, geriatrische Tageszentren und andere Einrichtungen.

Die Entwicklung dieses extramuralen Systems ist für die KundInnen, aber auch für die Anbieter der einzelnen Dienste unübersichtlich geworden, und die einzelnen Teile von Leistungsangeboten liegen wie ein durcheinandergewirbeltes Puzzle neben-, unter- und übereinander.

Das Angebot an einzelnen Diensten ist sehr unübersichtlich. Pflegende sollen KundInnen bei der Erstellung der Gesamtbetreuung unterstützen.

Aufgabe der professionellen AkteurInnen, also auch der Pflegepersonen, ist es, eine geordnete, umfassende Gesamtbetreuung für die einzelnen KundInnen auf die Beine zu stellen. Dazu zählen umfangreiches Wissen über das Gesundheitssystem, Kenntnis der anderen Einrichtungen in ihrer unmittelbaren Nachbarschaft, ihrer Stadt oder Region sowie Kenntnis ihres Leistungsprofils. Zu den Aufgaben von Pflegenden gehört es, KundInnen dabei zu unterstützen, aus den verstreut liegenden Puzzleteilen ein bedürfnisgerechtes und stabiles Betreuungsnetz zu knüpfen.

Die Gestaltung eines Betreuungsnetzes beschränkt sich nicht auf die logische Aneinanderreihung von Diensten. Wesentlich ist es, zu erfassen, wie und ob die KundInnen die 24 Stunden eines Tages bewältigen. Es gilt, genau zu klären, wie sie in jenen Stunden mit der Bewältigung des Alltags zurechtkommen, in denen keine Pflege- und Betreuungspersonen oder Angehörige zur Verfügung stehen. In der ambulanten Pflege- und Betreuungsplanung spricht man dann von der „24-Stunden-Planung“.

Sehr häufig werden Pflegepersonen in der Hauskrankenpflege erst dann hinzugezogen, wenn sich die Betreuungsbedürftigkeit der KundInnen zur Pflegebedürftigkeit hin entwickelt hat. In diesen Situationen sind bereits andere soziale Dienste oder Angehörige vor Ort tätig. Die Pflegenden sind in diesem Fall gefordert, sich in einen bereits bestehenden Betreuungsprozess

Oft müssen sich Pflegepersonen in ein bestehendes Betreuungsnetz integrieren.

zu integrieren. Sie müssen mit den MitarbeiterInnen der anderen Organisationen zusammenarbeiten und ihre Tätigkeiten aufeinander abstimmen.

Diese Kooperation und Koordination ist die Voraussetzung für eine dauerhafte und bedürfnisorientierte Pflege und Betreuung zum Wohl der KundInnen. Kooperation darf daher nicht als zusätzliche Belastung oder pflegefremde Tätigkeit verstanden werden, sondern als eigenständige, integrative Leistung, die eine kundenorientierte Pflege sicherstellt.

In der Praxis wird die Kooperation meist systematisch und wirkungsvoll praktiziert, solange es sich um Dienste und Berufsgruppen innerhalb einer Organisation handelt. Probleme treten dann auf, wenn eine trägerübergreifende Zusammenarbeit erforderlich ist – was besonders bei der Betreuung schwerstkranker oder sterbender KundInnen häufig der Fall ist.

Die Gründe, warum eine Kooperation nicht immer funktioniert, sind vielfältig. Unterschiedliches Pflegeverständnis oder Qualitätsniveau, voneinander abweichende Organisationskulturen oder Organisationsabläufe und Konkurrenzängste können Schwierigkeiten bei der Zusammenarbeit verursachen.

Kooperationen zwischen Organisationen und Berufsgruppen entstehen nicht zufällig. Sie müssen von allen Beteiligten gewollt und aktiv gestaltet werden. Dazu gehört, dass sich die kooperierenden Organisationen als gleichwertige Partner verstehen. Dazu zählen aber auch formale Vereinbarungen über Art und Ausmaß der Kooperation sowie die Einführung einschlägiger Instrumentarien, wie Dokumentationssysteme oder Team- und Fallbesprechungen der MitarbeiterInnen der kooperierenden Organisationen.

3.1.2 Integrierte Gesundheits- und Sozialsprengel (IGSS)

Das ÖBIG erarbeitete Grundlagen für den flächendeckenden Aufbau von integrierten Gesundheits- und Sozialsprengeln.

Die Forderung nach einer organisatorischen Vernetzung und Koordination der Leistungen im Gesundheits- und Sozialwesen geht bereits in die 1970er-Jahre zurück. In der Regierungserklärung 1990 wurde die Absicht geäußert, ein österreichweites Netz von Gesundheits- und Sozialsprengeln einzurichten. Daraufhin hat das Österreichische Bundesinstitut für Gesundheitswesen (ÖBIG) 1992 im Auftrag des ressortverantwortlichen Bundesministeriums Grundlagen und Empfehlungen für einen flächendeckenden Aufbau von „Integrierten Gesundheits- und Sozialsprengeln“ (IGSS) erarbeitet.

Die Bundesländer orientierten sich an diesem Konzept.

Dieses Organisationsmodell wurde zwar in keinem der Bundesländer in seiner vorgesehenen Form umgesetzt, aber mehrere Länder haben sich an diesem Konzept orientiert. Dem Modell am nächsten kommt die Organisationsform der Tiroler Gesundheits- und Sozialsprengel. Das Konzept der IGSS wurde im Ausland viel diskutiert und fand im deutschsprachigen Raum durchwegs Anerkennung. Die Organisation der Koordinierungsstellen und der IAV (Informations-, Anlauf- und Vermittlungsstellen), wie sie in Deutschland erfolgreich etabliert wurden, lehnt sich erkennbar daran an.

Ziel ist die organisatorische Vernetzung auf regionaler Ebene.

Beim Modell der IGSS handelt es sich um ein Programm, das die extramuralen, teilstationären und stationären Leistungsanbieter im Gesundheits- und Sozialwesen auf der regionalen Ebene (Bezirke, Gemeinden) organisatorisch vernetzt. Ziel der IGSS ist, ein koordiniertes, dauerhaftes, flächendeckendes und qualitativ hochwertiges Angebot von sozialen, pflegerischen und medizinischen Leistungen sicherzustellen und Gesundheitsvorsorge und -förderung auszubauen.

Um dieses Ziel erreichen zu können, müssen in den IGSS folgende Aufgaben erfüllt werden:

- laufende Feststellung und Evaluierung der regionalen Versorgungssituation (Welche Angebote gibt es? Welche Leistungen werden in welchem Ausmaß von der Bevölkerung gebraucht? Wie zufrieden sind die KundInnen mit dem Angebot?)
- Planung und Förderung der aufgrund der Bedarfserhebung erforderlichen extramuralen Dienste
- Koordination der Anbieter und ihrer Leistungen durch Informationsaustausch, Schaffen eines gemeinsamen Arbeitsverständnisses, Entwickeln einheitlicher Qualitätsstandards etc.
- Information und Hilfestellung für die KundInnen bei der Inanspruchnahme von Leistungen
- Initiieren und Durchführen gemeinwesenorientierter Maßnahmen zur Gesundheitsvorsorge und -förderung sowie Unterstützung von Selbsthilfegruppen

Der Träger der IGSS ist jeweils ein Verein, dem VertreterInnen der Gemeinden, der niedergelassenen ÄrztInnen sowie der Organisationen und Einrichtungen angehören. Die bestehenden Anbieter sollen in die IGSS eingebunden werden und ihre Leistungen im Rahmen des jeweiligen IGSS erbringen.

Für die Durchführung der erforderlichen Aufgaben und Maßnahmen wird ein/-e GeschäftsführerIn eingesetzt. Als Arbeitsplatz für die GeschäftsführerInnen und als Informations- und Beratungsstelle für die Bevölkerung ist ein „Sprengelzentrum" vorgesehen. Zentrale Lage, kundenfreundliche Öffnungszeiten sowie überparteiliches und überkonfessionelles Auftreten sollen sicherstellen, dass es von der Bevölkerung angenommen und in Anspruch genommen wird. Das Sprengelzentrum soll auch über geeignete Räumlichkeiten für die Treffen von Arbeits- und Selbsthilfegruppen oder für Beratungen der Vereinsgremien und Anbieterorganisationen verfügen.

Die IGSS sollen ständig mit der öffentlichen Verwaltung zusammenarbeiten und durch die öffentliche Hand finanziell gefördert und kontrolliert werden. Die Länder tragen die Verantwortung für die Entwicklung und Kontrolle der Einhaltung von Förderrichtlinien. Zur Erfüllung dieser Aufgaben sowie zur Information und Beratung für die IGSS sind bei den Landesregierungen Anlaufstellen vorgesehen.

Alle Einrichtungen und Instanzen sind in ein Verbundsystem integriert.

Bemerkenswert am Konzept der IGSS ist, dass alle Einrichtungen und Instanzen in ein Verbundsystem integriert sind – sowohl die AkteurInnen vor Ort als auch die Organisationen, das Land und die Gemeinden. Zur Umsetzung der IGSS soll gemeinsam mit den bestehenden Organisationen eine Form der Zusammenarbeit entwickelt werden, die Konkurrenz- und Konfliktsituationen zwischen verschiedenen Anbietern reduziert – z. B. Ängste vor einem Verlust von Marktanteilen an die ebenfalls mitarbeitende Konkurrenz.

Das Modell der IGSS bedeutet, dass der Impuls bzw. die Initiative zur Vernetzung und Koordination von Gesundheits- und Sozialleistungen „von oben" (Bund, Länder, Gemeinden) kommt, die Gestaltung der Angebotspalette aber durch die Anbieterorganisationen entsprechend der regionalen Bedürfnislage erfolgt.

3.1.3 Gesundheits- und Sozialzentren

Auch die Stadt Wien ist den Weg der Kooperation und Vernetzung der Angebote der öffentlichen Hand und jener der privaten Anbieter gegangen, und zwar in Form von Gesundheits- und Sozialzentren. Nach dem Beschluss des Wiener Gemeinderates 1993 zum Aufbau von insgesamt 20 Gesundheits- und Sozialzentren konnte das erste bereits 1994 und jedes Folgejahr ein weiteres eröffnet werden. Der Einzugsbereich eines Gesundheits- und Sozialzentrums umfasst etwa 100.000 EinwohnerInnen. Im Zuge einer Restrukturierung wurden diese Gesundheits- und Sozialzentren rund um 2009/2010 in „Beratungszentren für Pflege und Betreuung zu Hause" umbenannt und regionale acht Standorte für die Wiener Bevölkerung verankert.

In den Beratungszentren werden öffentliche und private Angebote zusammengeführt. Sie bieten Information, Beratung, Dienste und die Vermittlung von Diensten.

Die Leistungen der Beratungszentren umfassen Case Management, Sozialarbeit und Seniorenberatung, mobile Ergotherapie und Kontinenzberatung (vgl. http://pflege.fsw.at, Jänner 2010; vgl. Abschnitt 1.4.1). Damit haben die BürgerInnen in der Nähe ihres Wohnortes eine zentrale Anlaufstelle für alle gesundheitlichen Belange, die nicht nur Information und Beratung bietet, sondern die Möglichkeit gibt, direkt verschiedene Angebote zu konsumieren. Leistungen, die nicht das Beratungszentrum, sondern andere Organisationen erbringen, können vermittelt werden.

3.1.4 Koordinierungsstellen für ambulante Rehabilitation älterer Menschen

Das Land Berlin antwortete auf die mangelhafte Vernetzung und Abstimmung der Dienste in der „ambulanten Altenhilfe" mit dem Modell der „Koordinierungsstellen für ambulante Rehabilitation älterer Menschen". Die Erfahrungen in Berlin hatten gezeigt, dass es keine ausreichenden Vorkehrungen für KundInnen in gesundheitlichen und sozialen Akutsituationen gab, die sie vor einer endgültigen Aufnahme in eine stationäre Einrichtung bewahrten. Dieses Problem war sogar auch dort offenkundig, wo ein qualitativ und quantitativ gut gestaltetes Angebot an extramuralen und teilstationären Diensten zur Verfügung stand.

Die Anbieter extramuraler Dienste sind theoretisch gefordert, Hauskrankenpflege, Anleitung pflegender Angehöriger, soziale Dienste, aber auch präventive, rehabilitative und gesundheitsfördernde Angebote zu erbringen. Dies ist in der Praxis kaum möglich, denn die mit der Rehabilitation von älteren Menschen verbundenen fachlichen, planerischen und organisatorischen Aufgaben überfordern Organisationen und MitarbeiterInnen.

Präventive, rehabilitative und gesundheitsfördernde Maßnahmen überfordern Organisationen häufig.

Die Berliner Koordinierungsstellen für die ambulante (extramurale) Rehabilitation älterer Menschen sollen hier Abhilfe schaffen, indem sie die Leistungsfähigkeit der extramuralen Dienste ergänzen und damit die Pflegequalität für die KundInnen verbessern.

SozialarbeiterInnen übernehmen dabei die Funktion des Managements der Leistungen im gesamten Unterstützungsprozess für die KundInnen, ähnlich dem Konzept des Case Managements.

3.1.5 Organisation der Hauskrankenpflege

Die vielfältigen Organisationsformen der Hauskrankenpflege zu beschreiben, würde nicht nur den Rahmen dieses Buches sprengen. Die Organisationsformen werden laufend weiterentwickelt und neue kommen hinzu, sodass ein vollständiger Überblick derzeit gar nicht möglich ist. Hier sollen nun einige grundsätzliche Informationen für Pflegepersonen, die sich dafür entscheiden, in der Hauskrankenpflege tätig zu werden, geboten werden.

Angebot

Hauskrankenpflege ist nicht gleich Hauskrankenpflege: Das Leistungsspektrum der verschiedenen Organisationen ist sehr unterschiedlich. Pflegende sind daher gut beraten, sich zu informieren, welche Aufgaben die als „Hauskrankenpflege“ deklarierte Dienstleistung des jeweiligen Anbieters inkludiert. Eine Organisation sollte über eine klare Leistungsbeschreibung verfügen, auf deren Basis Pflegepersonen die Grenzen und Möglichkeiten ihres beruflichen Handelns sicher einschätzen können.

Unter „Hauskrankenpflege“ werden in den verschiedenen Organisationen verschiedene Leistungen verstanden. Auch die Rollen der Pflegenden können sehr vielfältig sein.

Die Rolle der Pflegenden

Wichtig zu klären ist auch die Rolle, die die Pflegenden in der Organisation einnehmen, sowie die damit verbundenen Anforderungen und Aufgaben. Diese können sehr vielfältig sein, wie z. B. die fachliche Leitung eines Teams oder die Koordination der Einsätze (Hausbesuche). Pflegende übernehmen auch häufig die fachliche Unterstützung von anderen Berufsgruppen, wie HeimhelferInnen oder PflegehelferInnen.

Sie beraten, begleiten und leiten pflegende Angehörige an. Sie übernehmen spezifische Aufgaben, wie Inkontinenzberatung, Pflege sterbender KundInnen, an Aids erkrankter Menschen, an Morbus Alzheimer oder multipler Sklerose leidender Personen. Durchaus üblich ist es auch, dass Pflegepersonen in der Organisation einen Auftrag im Rahmen der Weiterbildung und Qualifizierung für KollegInnen oder PraktikantInnen erhalten.

Das Repertoire der Hauskrankenpflege ist nahezu unbegrenzt. Deshalb ist es für die Pflegenden wichtig, zu wissen, welche konkreten Aufgaben von ihnen erwartet werden, damit sie sich fachlich entsprechend vorbereiten können.

Personalstruktur
Pflegende müssen die Personalstrukturen ihrer Organisation kennen: Wer sind die Vorgesetzten? Aus welchen Berufsgruppen setzen sich die Pflege- und Betreuungsteams zusammen?

Arbeitsbedingungen
Erhebliche Unterschiede zwischen den Organisationen gibt es auch hinsichtlich der Arbeitszeiten, der Entlohnung, der Urlaubsregelungen und der Grundausstattung sowie der Fort- und Weiterbildungsmöglichkeiten.

Dokumentation
In den Organisationen finden sich verschiedene Dokumentationssysteme, individuelles Verständnis zu Fall-, Dienst- und Teambesprechungen sowie unterschiedliche Verfügbarkeit von Pflegehilfsmitteln, Rufbereitschaft oder Bereitschaftsdiensten.

Weiterentwicklung
Organisationen, die Hauskrankenpflege anbieten, sind immer in einer Entwicklungsphase, was Aufbau, Reorganisation und Spezialisierung betrifft. Pflegende müssen mit Turbulenzen rechnen, aber sie haben dadurch auch die Chance, die Pflege und Betreuungsqualität aktiv mitzugestalten.

3.2 Das Konzept des Case Managements

Hauskrankenpflege ist eine von vielen Dienstleistungen im extramuralen Bereich. Ohne die Mitwirkung anderer medizinischer, sozialer und therapeutischer Angebote ist sie im Regelfall für die KundInnen nicht wirkungsvoll (siehe Kapitel 1).

Hauskrankenpflege ist abhängig von der gelungenen Zusammenarbeit mit den KundInnen, deren Angehörigen und den verschiedenen Diensten. Dies setzt die Vernetzung und optimale Abstimmung (Koordination) aller Beteiligten voraus. Das Konzept des Case Managements kann diese Vernetzung und Abstimmung gewährleisten.

Der Begriff „Case Management" ist vor über 30 Jahren entstanden und hat sich in den USA ebenso wie in Europa durchgesetzt. Wer das Case Management im konkreten Einzelfall übernimmt, hängt von der jeweiligen Situation vor Ort ab. Das können Pflegende sein, Angehörige anderer Dienste, ÄrztInnen oder auch spezialisierte Case ManagerInnen. Der Begriff Case ManagerIn ist eine Funktion, die an definierte Aufgaben gebunden ist. Die Funktion setzt entsprechende Kompetenzen voraus, ist aber grundsätzlich an keine bestimmte Berufsgruppe gebunden.

3.2.1 Entwicklung und Ziele

In den USA, aber auch in europäischen Ländern wurden seit Mitte der 1970er-Jahre Anstrengungen unternommen, um den stationären Aufenthalt für psychisch kranke, geistig behinderte und pflegebedürftige Menschen zu verkürzen. Im Rahmen dieser Neuorientierung wurde deutlich, dass die Vernetzung und Planung der verschiedenen Dienste zur Betreuung eine eigenständige Aufgabe ist: Der Begriff des Case Managements wurde geboren.

Aus Sicht der Bürgerrechte erschien es nicht mehr vertretbar, alle pflegebedürftigen Menschen auf Dauer in Institutionen wie Pflegeheimen oder psychiatrischen Anstalten unterzubringen, denn die Versorgung der Menschen in diesen Einrichtungen macht sie unselbstständig und unmündig. Außerdem sind solche Einrichtungen äußerst kostenintensiv.

Im Zuge der Psychiatriereform erfolgte ein Abbau der Spitalsbetten in Österreich.

Auch in Österreich ist diese Entwicklung zu beobachten. Besondere Anstrengungen zum Abbau der Spitalsbetten und zur Verkürzung von Krankenhausaufenthalten wurden im Zuge der Psychiatriereform unternommen. In Österreich fiel die Bettenzahl in den Sonderkrankenanstalten für Psychiatrie von 11.851 im Jahr 1972 auf 6.061 im Jahr 1990 (vgl. Forster 1994). Bereits in den 1970er- und 1980er-Jahren wurden erste österreichweite Krankenanstaltenpläne entwickelt, die u.a. einen kontinuierlichen Abbau von Akutbetten in den Spitälern bewirkten. 1997 wurde im Zuge der Gesundheitsreform der österreichische Krankenanstalten- und Großgeräteplan als verbindliche Grundlage für Planungen und Maßnahmen in den rund 150 öffentlich finanzierten Spitälern vom Bund und den Ländern einvernehmlich beschlossen und seither mehrfach aktualisiert und inhaltlich erweitert.

Die Umorientierung von stationären zu ambulanten Hilfen führte zum Ausbau von sozialen, pflegerischen und medizinischen Diensten im extramuralen Bereich. Die unterschiedlichen Hilfen bestanden zunächst unkoordiniert nebeneinander. Es entstand der dringende Bedarf, die KundInnen bei der Inanspruchnahme und Koordination der Dienste zu unterstützen.

Die einfachste Variante der Unterstützung ist auch heute noch die Vermittlung der benötigten Dienste an die KundInnen. Fachkräfte – die Case ManagerInnen – sorgen dafür, dass KundInnen und Dienstleistungen zueinander finden („broker model“).

Zunehmend entstanden spezialisierte Modelle von Case Management, die sich z. B. auf den speziellen Bedarf an Dienstleistungen von körperlich eingeschränkten Menschen („rehabilitation model“) oder auf chronisch psychisch kranke Menschen („strength model“) konzentrierten.

Im England der 1980er-Jahre wurde Case Management in den Sozialämtern der Gemeinden eingesetzt, um eine wirtschaftlich effizientere Arbeitsweise im Gesundheitswesen zu erreichen. SozialarbeiterInnen erhielten zur Betreuung pflegebedürftiger Menschen ein Budget in Höhe von zwei Dritteln der Kosten für ein Pflegeheim. In diesem finanziellen Rahmen organisierten sie für ihre KundInnen extramurale oder teilstationäre Betreuung. Das Ergebnis bestätigte die Kostenwirksamkeit des Case Managements. Viele KundInnen konnten trotz ihrer Pflegebedürftigkeit weiter zu Hause leben und eine Übersiedlung in ein Heim vermeiden. Für diesen Aufgabenbereich wurde 1991 in Großbritannien anstelle von „Case Management" die amtliche Bezeichnung „Care Management" festgesetzt.

Die Begriffe „Case Management" und „Care Management" sind mehrdeutig.

In Großbritannien wie in den USA werden die Begriffe Case und Care Management mehrdeutig und oft austauschbar verwendet. Sie lassen sich nicht klar voneinander trennen. Bei manchen AutorInnen kann man allerdings eine unterschiedliche Gewichtung feststellen. Als Orientierung zur Unterscheidung von Case und Care Management können folgende Ansätze von Michael Ewers (1995) sowie Gary Albrecht und Karen Peters (1995) hilfreich sein:

Case Management ist eine spezifische Arbeitsweise, mit deren Hilfe psychosoziale und medizinisch-pflegerische Dienste für bestimmte Personen oder Zielgruppen koordiniert werden. Die Unterstützung für die KundInnen liegt in der Hilfestellung bei der Auswahl und Inanspruchnahme der vielfältigen Angebote. Das heißt, im Case Management erhält die einzelne Person mit ihren individuellen Bedürfnissen die unmittelbare organisatorische Unterstützung.

Care Management kümmert sich um die bedürfnis- und bedarfsorientierte Versorgung in einer bestimmten Region, z. B. in einer Gemeinde oder einem Bezirk, für eine spezifische Bevölkerungsgruppe, beispielsweise pflegebedürftige alte Menschen.

Beispiel

Kunde M. wird nach einer Oberschenkelhalsfraktur aus dem Krankenhaus entlassen. Der Kunde lebt allein und bezieht eine Mindestrente. Er ist nicht schmerzfrei und in seiner Mobilität teilweise eingeschränkt. Die Erfassung des Leistungsbedarfs ergibt, dass der Kunde auch nach dem Krankenhausaufenthalt medizinische Behandlung zur Schmerzbekämpfung, Physiotherapie zur Förderung der Mobilität und Heimhilfe zur Unterstützung im Haushalt benötigt.

Die Case Managerin des Krankenhauses informiert den Hausarzt über die bevorstehende Entlassung des Kunden und vermittelt ihm eine Organisation, die Physiotherapie wie auch Heimhilfe anbietet. Die Finanzierung der medizinischen Behandlung und der Physiotherapie übernimmt die Sozialversicherung, die Kosten der Heimhilfe müssen wegen des niedrigen Einkommens des Kunden zum Teil vom Sozialhilfebudget der Gemeinde getragen werden. Die Case Managerin stellt dafür einen entsprechenden Antrag.

Die Case Managerin trifft alle Maßnahmen für eine wirkungsvolle Weiterbetreuung des Kunden, sie sorgt für einen erfolgreichen Start nach der Entlassung.

Die Case Managerin der betreuenden Organisation übernimmt dann das konkrete Management. Sie informiert den Hausarzt über die Übernahme der Betreuung des Kunden, vereinbart mit dem Kunden einen Betreuungsplan und stimmt die Hausbesuche der Physiotherapeutin sowie der Heimhelferin auf den Tagesablauf des Kunden ab.

Erst die koordinierten therapeutischen und unterstützenden Maßnahmen von Hausarzt, Therapeutin und Heimhelferin verändern die Gesundheitssituation von Herrn M.

Die Begriffe „Case Management" und „Care Management" werden in der Fachliteratur sehr unterschiedlich definiert und gleichwertig mit Begriffen wie z. B. „Managed Care", „Pflegemanagement" oder „Unterstützungsmanagement" verwendet. Um in der Vermittlung des Grundlagenwissens zu diesem Thema Missverständnisse und Verwirrungen auszuschließen, wird in der Folge nur noch der Begriff „Case Management" verwendet.

In Österreich sind es u. a. die Beratungszentren für Pflege und Betreuung zu Hause des Fonds Soziales Wien sowie die Tiroler Gesundheits- und Sozialsprengel, die Case Management als Service für die KundInnen in ihrem Leistungsportfolio zentral verankert haben.

3.2.2 Case Management in der Pflege

Case Management wird in den letzten Jahren in vielen Bereichen des Gesundheits- und Sozialwesens eingesetzt, z. B. in der Pflege, der Rehabilitation, der Psychiatrie, der Behindertenhilfe, der Familienhilfe, der Kinder- und Jugendhilfe, der Bewährungshilfe und der Medizin sowie in Krankenversicherungen. Die nachfolgenden Ausführungen beschränken sich ohne Anspruch auf Vollständigkeit auf das Case Management in der Pflege.

Überleitungspflege
Viele KundInnen werden nach einem Krankenhausaufenthalt kurz- oder langfristig pflegebedürftig.

Mit dem Case Management lassen sich an der Schnittstelle zwischen stationärer und extramuraler Versorgung all jene Vorbereitungen treffen, die eine sichere Weiterbetreuung garantieren.

Häufig können dadurch gerade für ältere und chronisch kranke Menschen Verlegungen in Pflegeheime oder Wiederaufnahmen ins Krankenhaus vermieden werden.

Spitäler haben aufgrund der leistungsorientierten Krankenhausfinanzierung (siehe Kapitel 1), die eine frühzeitige Entlassung der KundInnen vorsieht, großes Interesse an funktionierendem Case Management.

Case Management verhindert gesundheitsschädliche Lücken in der Betreuung.

Case Management verhindert einen Einbruch in der Fortsetzung der Pflege und Betreuung nach einer stationären Behandlung. Eine zeitliche Lücke in der Versorgung kann einen Rückfall in die Akuterkrankung oder einen zusätzlichen gesundheitlichen Schaden zur Konsequenz haben und eine neuerliche Spitalsaufnahme notwendig machen („Drehtüreffekt").

Case Management kümmert sich auch um die Wohnung, um informelle Hilfe und Finanzierung.

Um dies zu verhindern, muss das Case Management eine wirkungsvolle Weiterführung professioneller Pflege- und Betreuungsleistungen sowie medizinischer und therapeutischer Behandlungen regeln. Zu klären sind auch Fragen nach einer Umgestaltung der Wohnung, der Unterstützungsmöglichkeiten durch informelle Hilfen und der Finanzierung.

Beispiel

Mangelhaftes Case Management im Sinne der Überleitungspflege könnte für Herrn M. folgende Situation ergeben:

Die Betreuung zu Hause beginnt für Herrn M. erst drei Tage nach seiner Rückkehr aus dem Krankenhaus. Da er sich unzureichend ernährt und zu wenig trinkt, wird sein Kreislauf instabil. Wegen seiner Schmerzen nimmt er Schonhaltungen ein, die Muskelverspannungen und Kontrakturen verursachen. Die mangelnde Bewegung und die damit einhergehende reduzierte Atmung führen schließlich zu einer Lungenentzündung: Herr M. muss umgehend zurück ins Spital.

Hauskrankenpflege

Hauskrankenpflege-KundInnen mit physischen, psychischen oder sozialen Einschränkungen sind im Regelfall nicht in der Lage, ihren Alltag ausreichend zu bewältigen. Sie benötigen neben der Hauskrankenpflege weitere Dienste wie Essen auf Rädern, Heimhilfe, Therapie und/oder Nachbarschaftshilfe. Case Management bedeutet die Organisation und Abstimmung der Dienste – mit dem Ziel, den KundInnen die gewohnte Lebensweise und Tagesstruktur zu sichern und sie in die Selbstständigkeit zurückzuführen.

Case ManagerInnen müssen sich immer die Frage stellen, welche Hilfen wann, durch wen, wo und wie erbracht werden müssen.

Am Beispiel von Herrn M. kann dies u. a. bedeuten:

Beispiel

Herr M. braucht aufgrund der Schmerzen und seiner Bewegungseinschränkung Unterstützung bei der Körperpflege, beim An- und Ausziehen, bei der Aufrechterhaltung des Haushaltes, bei der Besorgung der Lebensmittel und beim Kochen.

Zwei Faktoren sind für die Case Managerin der Organisation die Grundlage ihres Handelns, nämlich der Lebensrhythmus von Herrn M. und seine Schmerzsituation. Vor seinem Krankenhausaufenthalt war es Herr M. gewohnt, abends zu duschen, bis spät in die Nacht fernzusehen oder zu lesen. Morgens genießt er es, lange im Bett zu bleiben. Der Tagesablauf im Krankenhaus und seine Schmerzen haben diesen Rhythmus irritiert. Diese Irritation ist als zusätzliche Belastung für Herrn M. zu verstehen.

Erst wenn Herr M. durch die medizinische Behandlung schmerzfrei ist, wird er wieder in seinen früheren, gewohnten Tagesrhythmus zurückkehren können. Bis dahin werden Pflege-, Betreuungs- und Therapiemaßnahmen so geplant, dass sie zeitlich dann durchgeführt werden können, wenn sich Herr M. weitgehend schmerzfrei fühlt.

Deshalb kommt die Pflegeperson abends und unterstützt Herrn M. bei der Körperpflege und bei der Vorbereitung für die Nacht. Die Heimhelferin wird sich erst am späten Vormittag um den Einkauf, den Haushalt und die Zubereitung der Mahlzeiten kümmern. Herr M. weiß selbst am besten, zu welcher Tageszeit er über die meisten Energien zum Üben mit der Physiotherapeutin verfügt. Wird er in einem physikalischen Institut therapiert, dann müssen Termine vereinbart und eine Fahrgelegenheit organisiert werden.

In der Folge kann Herr M. informelle Hilfe in Anspruch nehmen: Angehörige oder FreundInnen, die in der Lage sind, Betreuungsleistungen wie die Versorgung der Wäsche, den Einkauf oder die Reinigung der Wohnung zu übernehmen. Eine genaue Aufgabenteilung zwischen der Heimhelferin und den Personen des informellen Hilfesystems muss vereinbart werden.

Dieses relativ einfache Beispiel zeigt, dass KundInnen nur dann eine reale Chance haben, in die Selbstständigkeit zurückzukehren und ein unabhängiges Leben zu führen, wenn formelle und informelle Hilfssysteme erfolgreich vernetzt werden. Ein positives Verständnis von Pflege ist nur dann gegeben, wenn eine möglichst vollständige Rehabilitation angestrebt wird.

3.2.3 Kernfunktionen des Case Managements

Der Nutzen des Case Managements wird auch in Österreich zunehmend erkannt. Die Pflegepersonen im stationären wie auch im ambulanten Bereich fühlen sich immer häufiger für die Organisation und den Ablauf des Pflegeprozesses verantwortlich.

Es genügt nicht, die Pflegeplanung auf die Bewältigung der physischen Defizite der KundInnen zu reduzieren, wie dies manche Pflegepersonen – vor allem im stationären Bereich – gewohnt sind.

Über die Kernfunktionen des Case Managements besteht in der Fachliteratur weitgehend Einigkeit. In der Folge werden die Regelkreise von David Moxley (1989) und Marie Weil (1991) dem Pflegeprozess (GuKG 1997) exemplarisch gegenübergestellt:

David Moxley (Funktionen)	Marie Weil (Schlüsselkomponenten)	GuKG (Pflegeprozess)
	1. Ausfindigmachen und Auswahl von KundInnen	
1. Assessment: Einschätzung, Abklärung	2. Individuelle Einschätzung und Diagnose	1. Pflegeanamnese
2. Planning: Planung von Ressourcen	3. Planung der Dienstleistung und Bestimmen von Ressourcen	
3. Intervention generell: Durchführung	4. Heranführen der KundInnen an von ihnen benötigte Dienste	2. Pflegemaßnahmen
	5. Implementation und Koordination der Dienstleistungen	
4. Monitoring: Kontrolle, Überwachung	6. Kontrolle der Erbringung von Dienstleistungen	
	7. Anwaltliches Handeln	
5. Evaluation: Bewertung, Auswertung	8. Evaluation	3. Pflegeevaluation

Damit Zusammenhänge zum Pflegeprozess leichter hergestellt werden können, werden die Kernfunktionen von Case Management kurz erklärt:

1. Ausfindigmachen und Auswahl von KundInnen

Der Zugang zum jeweiligen Case Management kann auf unterschiedliche Weise erfolgen. KundInnen können anderen Einrichtungen zu- oder in andere Einrichtungen überwiesen werden. Ein Gesundheits- und Sozialzentrum kann KundInnen vom Krankenhaus zugewiesen bekommen, diese können aber das Zentrum auch direkt telefonisch oder persönlich kontaktieren.

2. Pflegeanamnese und Pflegediagnose: individuelle Einschätzung (Assessment)

Die umfassende Einschätzung der Situation (Assessment) ist die Basis des Case Managements.

Case Management basiert auf einer möglichst vollständigen Erfassung und Einschätzung der Situation einer Person oder Familie in deren Lebenswelt (siehe Abschnitt 4.2.2). „Assessment" ist ein ausführlicher, systematischer Prozess – mit dem Ziel, umfassende Informationen zu erhalten und eine tragfähige Beziehung zu den KundInnen aufzubauen. Auf dieser Basis wird der individuelle Versorgungsbedarf festgestellt. Dabei wird unterschieden, welche Leistungen von den KundInnen selbst oder von ihren Angehörigen erbracht werden können und welche von professionellen Diensten übernommen werden müssen.

Eine erfolgreiche individuelle Einschätzung kann nur auf der Grundlage einer positiven Zusammenarbeit mit den KundInnen erfolgen.

Als Unterstützung dienen je nach Aufgabenbereich unterschiedliche Erhebungsinstrumente. Für die Pflegeanamnese bieten sich dazu die bewährten Modelle zur Erfassung von physischen, psychischen und sozialen Bedürfnissen an, z. B. „Activities of Daily Living“ (ADL) von Katz et al. (1963), „Instrumental Activities of Daily Living“ von Lawton und Brody (1969) oder „Aktivitäten und existenzielle Erfahrungen des Lebens“ (AEDL) von Krohwinkel (1992).

Ein Teilergebnis des „Assessments“ sind die (Pflege-)Diagnosen. Diagnosen sind Klassifikationen möglicher physischer, psychischer und sozialer Störungen und reduzieren sich im Regelfall auf die Beschreibung von Defiziten.

Normierte Pflegediagnosen sind für das Case Management in der Hauskrankenpflege nur begrenzt anwendbar. Sie berücksichtigen zwar teilweise die Selbstpflegekompetenz der KundInnen, können aber keinen Bezug zu deren komplexem sozialen Umfeld herstellen. Deshalb sollte frei formulierten Diagnosen der Vorzug gegeben werden.

Das Case Management in der Hauskrankenpflege hat den Anspruch, angemessene Pflegequalität zu wirtschaftlichen Bedingungen anzubieten. Das heißt, die Pflegequalität muss in einem vertretbaren Vergleich zu den Pflegekosten stehen. Um dies zu erreichen, wird besonderes Augenmerk auf die zur Verfügung stehenden und noch auszuschöpfenden personellen und finanziellen Mittel gelegt. Diese Informationen liefert ein professionell erarbeitetes „Assessment“.

Einer der wichtigsten Merksätze im Case Management ist: Pflegeplanung wird immer auf der gemeinsamen Grundlage von „Anamnese“ und „Diagnose“ vorgenommen.

3. Pflegeplanung: Planung von Dienstleistungen und Bestimmen von Ressourcen

Für die Erstellung des Pflegeplans werden alle Beteiligten einbezogen.

Im Anschluss an das „Assessment“ wird unter konsequenter Einbindung der KundInnen ein Versorgungsplan (Pflegeplan) erstellt. Der bedeutendste Unterschied zwischen einem Pflegeplan, wie er von Pflegepersonen gewöhnlich gehandhabt wird, und einem Versorgungsplan im Case Management ist der interdisziplinäre Ansatz: Nicht nur die Pflegepersonen selbst, sondern alle am Betreuungsprozess Beteiligten – Pflegeperson, HeimhelferIn, SozialhelferIn, TherapeutInnen, Arzt/Ärztin, Verwandte und FreundInnen – werden in die Planung einbezogen. Für jede geplante Betreuungsmaßnahme werden konkrete Ziele festgelegt, an denen später der Erfolg gemessen werden kann.

4. Pflegemaßnahmen: Heranführen der KundInnen an die benötigten Dienste, Implementation und Koordination der Dienstleistungen

Das Case Management leistet einzelne Dienste oder Behandlungen nicht selbst. Es führt die Dienste bzw. die an der Versorgung beteiligten Personen zusammen und stimmt die zu erbringenden Maßnahmen auf die Bedürfnisse der KundInnen ab (Implementation).

Case ManagerInnen überwachen den Verlauf und informieren sich über die Fortschritte, Probleme und Beschwerden der KundInnen. Außerdem bemühen sie sich um erfolgreiche Zusammenarbeit von formellen und informellen Betreuungspersonen zum Wohle der KundInnen. Sie erkennen und beseitigen Qualitätsmängel. Auch die Kontrolle der Einhaltung des festgelegten Finanzrahmens ist ein wichtiger Faktor für die Beurteilung der Dienstleistungsqualität (Monitoring).

Beispiel 1

Bei Herrn M. wird es darauf ankommen, dass die Case Managerin die Pflegeperson, die Therapeutin und die Heimhelferin motiviert, ihre Maßnahmen perfekt aufeinander abzustimmen. Die Therapeutin kann die Pflegeperson und die Heimhelferin anleiten, während ihrer Arbeit einige Bewegungsübungen mit Herrn M. durchzuführen – bei der Körperpflege, beim Aufstehen etc.

Die Art der Durchführung der Pflege- und Betreuungsmaßnahmen ändert sich mit dem Fortschritt der therapeutischen Behandlung.

Beispiel 2

Ist Herr M. schmerzfrei und so weit beweglich, dass er sich in der Wohnung sicher mit einer Gehhilfe bewegen kann, wird es z.B. nicht mehr notwendig sein, ihn bei der Körperpflege zu unterstützen.

Dieses zielorientierte Zusammenwirken ist deshalb besonders wichtig, weil die Sozialversicherung die Leistungen der Therapeutin nur für eine bestimmte Anzahl von Behandlungen finanziert und die Zuschüsse der öffentlichen Hand für die Pflegeperson und die Heimhelferin ebenfalls nur für eine vorgegebene Anzahl von Leistungsstunden genehmigt sind.

5. Pflegeevaluation

Am Ende des jeweiligen Programms steht die Auswertung. In zielorientierter Zusammenarbeit wird überprüft und bewertet, was erreicht wurde. Bewertet werden Ergebnisse, also die Folgen der durchgeführten Leistungen. Das Ausmaß des Erfolges ist an veränderten körperlichen und psychischen Zuständen bzw. am Verhalten der KundInnen feststellbar. Das konkrete Ausmaß der Verbesserung wird an der Annäherung an die Zielsetzung aus dem Versorgungsplan gemessen.

In vielen Pflegediensten neigt man dazu, die erreichte Qualität der Arbeit selbst zu bewerten. Im Case Management wird aber stets nach dem Prinzip der Nutzerorientierung (siehe Abschnitt 3.2.4) vorgegangen. Das bedeutet: Ein zentrales Kriterium der Evaluation ist die Kundenzufriedenheit. Wie bei jeder Dienstleistung ist auch bei der Hauskrankenpflege die Bewertung der angebotenen Leistung durch die KundInnen sehr wichtig (siehe Kapitel 2.1). Deshalb ist die Mitwirkung der KundInnen ein wichtiger Bestandteil der Evaluation.

Anders als in der herkömmlichen Pflegeplanung verlangt die Evaluation im Case Management auch die Bewertung der Qualität in der Zusammenarbeit zwischen den Diensten und den einzelnen ProfessionistInnen.

3.2.4 Prinzipien des Case Managements

Die Gestaltung von Dienstleistungen im Gesundheits- und Sozialwesen lässt sich nach bestimmten Prinzipien betrachten.

Prinzipien sollen die Case ManagerInnen dabei unterstützen, die richtigen Dinge zu tun (strategisch), und zu wissen, wie man die Dinge richtig tut (operativ).

Die wichtigsten Prinzipien (vgl. Wendt 1997) sind:

- Nutzerorientierung
- Handeln nach Vereinbarung
- prozedurale Fairness
- Produktorientierung
- Qualitätsmanagement
- Versorgungsmanagement
- Koordination und Kooperation
- Rationalisierung und Rationierung

Nutzerorientierung
Nutzerorientierung bedeutet – im Gegensatz zur Angebotsorientierung – Orientierung am Dienstleistungsbedarf der KundInnen.

Bei der Klärung des Dienstleistungsbedarfs stehen die Ziele der KundInnen im Vordergrund.

In der Regel sind Menschen bestrebt, ihr Leben selbstständig und unabhängig zu führen. Aus diesem Grund muss die Unterstützung in der Förderung der Selbstpflegekompetenz, d.h. in der Hilfe zur Selbsthilfe liegen.

Beispiel

Gemeinsam mit seiner Case Managerin im Spital hat Herr M. überlegt, Heimhilfe und Hauskrankenpflege von einer bestimmten Organisation in Anspruch zu nehmen. Der angebotene Heimhilfedienst schließt die Versorgung des Haushalts und der Wäsche ein, nicht jedoch den Einkauf und die Zubereitung der Mahlzeiten. Dafür bietet die Organisation Herrn M. den Dienst „Essen auf Rädern" an.

Herr M. hat jedoch die Möglichkeit, die Versorgung der Wäsche von seinen Angehörigen übernehmen zu lassen und die Heimhilfe zu bitten, kleine Mahlzeiten zuzubereiten und den Einkauf zu übernehmen.

Da sich der erste Anbieter in diesen Fragen wenig flexibel zeigt, beschließen Herr M., seine Case Managerin und seine Angehörigen, sich einer anderen Organisation zuzuwenden. Mit dieser wird ein detaillierter Plan ausgearbeitet. Der Heimhilfedienst orientiert sich an den vorhandenen Fähigkeiten und Ressourcen von Herrn M. Die Heimhelferin übernimmt den Einkauf, und Herr M. kann sich das Frühstück selbst zubereiten. Eine kleine Abendmahlzeit kocht die Heimhelferin von Montag bis Freitag vor, Herr M. kann sie sich selbst wärmen. Essen auf Rädern wird nur für die Mittagsmahlzeiten von Montag bis Mittwoch bestellt, Donnerstag und Freitag ist eine Nachbarin gegen einen Kostenbeitrag bereit, für Herrn M. mittags mitzukochen. Am Wochenende versorgen die Angehörigen Herrn M. mit Hausmannskost. Sie übernehmen auch die Wäschepflege.

Während die erste Organisation sich rein angebotsorientiert verhalten hat und nicht bereit war, dem Kunden entgegenzukommen, zeigt sich der zweite Anbieter nutzerorientiert. Herr M. hat jetzt die Möglichkeit, zu wählen, welche Leistungen er in welchem Ausmaß von wem erhält. Er entscheidet bei der Gestaltung der Leistungen aktiv mit und bleibt somit während des gesamten Prozesses mitgestaltender Partner – nicht Objekt der Pflege, sondern Subjekt. Die Unterstützungsleistungen berücksichtigen die Bedürfnisse von Herrn M. in seiner aktuellen Lebenswelt und in seinem sozialen Umfeld.

Handeln nach Vereinbarung

Damit KundInnen ihre Rechte wahrnehmen und im Pflege- und Betreuungsprozess mündig mitwirken, sind transparente, d. h. für alle einsichtige Vereinbarungen zu treffen.

Information und Beratung müssen vorausgehen, um zu einer Verständigung über Ziele, Mittel und Wege zu kommen. Die Vereinbarungen werden in Form von Verträgen bindend festgehalten.

Beispiel

Herr M. schließt einen Vertrag mit der von ihm gewählten Organisation über die Inanspruchnahme der Leistungen „Heimhilfe“ und „Hauskrankenpflege“ ab.

Der Inhalt dieser Vereinbarungen beschreibt,

- welche konkreten Leistungen die HeimhelferInnen und die Gesundheits- und Krankenpflegepersonen erbringen,
- zu welchem Zeitpunkt (Uhrzeit) und in welchem Zeitausmaß (Stunden) die Hausbesuche erfolgen,
- den Beginn und das voraussichtliche Ende der Pflege und Betreuung,
- den Nutzen (Ziel/Erfolg/Ergebnis/Outcome) der Pflege und Betreuung für die KundInnen,
- die Kosten sowie die Zahlungsmodalitäten.

Über die konkrete Vorgehensweise bei der Betreuung hinaus können Vereinbarungen

- datenschutzrechtliche Bestimmungen beinhalten,
- Auskunft über Ansprechpersonen geben,
- Beschwerdewege und Qualitätskriterien der Dienstleistungen oder auch
- Handlungsverfahren auf der Basis von Pflege- und Betreuungsmodellen beschreiben.

Als zusätzliche Vereinbarungen in den extramuralen Diensten können die Pflege- und Betreuungsdokumentationen gelten, die in enger Zusammenarbeit mit den KundInnen geführt werden.

Prozedurale Fairness

Einen Prozess fair zu managen, bedeutet, auf die Selbst- und Mitbestimmung aller Beteiligten zu achten.

Gleichbehandlung, Wahrung der Privatsphäre, umfassende Information und Einhaltung der Rechtsvorschriften sind ebenso Prinzipien des Handelns wie Bedürfnisorientierung und Klärung der Verantwortlichkeiten.

Den KundInnen, die Rat, Hilfe oder Betreuung suchen, muss unvoreingenommen und wertfrei begegnet werden. KundInnen müssen darauf vertrauen können, dass sie unabhängig von ihrer Herkunft, ihrer Religion oder ihrer wirtschaftlichen und sozialen Situation behandelt werden und ihre individuelle Situation im Pflege- und Betreuungsprozess berücksichtigt wird. „Jemandem helfen heißt nicht, seine Lebensführung akzeptieren. Heißt aber auch nicht, eine bestimmte (gesunde, sozial angepasste) Lebensweise als Voraussetzung für humanen Beistand verlangen“ (Wendt 1997, S. 71).

KundInnen sind KoproduzentInnen des Pflegeerfolges. Die freie, selbstbestimmte Entscheidung verlangt verständliche Information.

Pflege und Betreuung finden in der persönlichen und intimen Sphäre von Menschen statt, und dies ist, außer im Notfall, nur nach Vereinbarung vertretbar. Die KundInnen müssen, um sich frei und selbstbestimmt für Dienstleistungen entscheiden zu können, umfassende und vor allem für sie verständliche Informationen erhalten.

Produktorientierung

Wenn sie eine pflegerische oder soziale Dienstleistung erbringen (Produktion), sind die Fachkräfte auf die aktive Mitarbeit ihrer KundInnen (oder ihrer Angehörigen) angewiesen. Die Mitwirkung der KundInnen ist daher ein Teil des Pflege- und Betreuungserfolges. Sie sind durch ihren Beitrag KoproduzentInnen des Pflege- und Betreuungsergebnisses.

Das Produkt ist eine komplexe Dienstleistung, mit der einer Nachfrage und einem Auftrag entsprochen wird. Das Produkt kommt also einem bestimmten Bedarf nach, den nicht der Anbieter/die Organisation definiert.

Beispiel

Herr M. beauftragt eine Organisation mit den Dienstleistungen „Heimhilfe" und „Hauskrankenpflege" (Produkt), um trotz seiner Selbstpflegedefizite (Bedürfnisse) zu Hause leben zu können. Nicht die Organisation entscheidet, welche Leistungen und Maßnahmen (Bedarf) zur Deckung der Selbstpflegedefizite erbracht und gesetzt werden, sondern Herr M. selbst.

Die Produktion einer Dienstleistung erfordert den Einsatz von personellen und finanziellen Mitteln sowie Sachgütern. Die Kosten für das Personal, administrative und organisatorische Erfordernisse sowie Pflegehilfsmittel müssen von den KundInnen selbst, von der Sozialversicherung und vielfach aus dem Budget der Sozialhilfe getragen werden.

Case Management unterliegt aus diesem Grund einer hohen wirtschaftlichen Verantwortung.

Gesundheits- und Sozialberufe sind daher gefordert, den Aufwand ihres Handelns laufend zu überprüfen. Fachkräfte erbringen ihre Leistungen mit den finanziellen Mitteln der KundInnen sowie anderer Institutionen und sind daher verpflichtet, den Nutzen ihres Aufwandes nachzuweisen.

Qualitätsmanagement

Qualität ist personen- und situationsbezogen und orientiert sich am Einzelfall.

Das Case Management gewährleistet die Qualität der Pflege und Betreuung personen- und situationsbezogen. Die Bestimmung der Qualität orientiert sich immer am Einzelfall:

Qualität ergibt sich aus der Übereinstimmung zwischen den Erwartungen der KundInnen und den tatsächlich erbrachten Leistungen.

Beispiel 1

Herr M. erhofft sich von der Case Managerin im Spital, dass sie ihm eine Organisation vermittelt, die in der Lage ist, die von ihm benötigten Dienstleistungen seinen Vorstellungen entsprechend anzubieten. Herr M. erwartet, dass er die Pflege- und Betreuungsleistungen unmittelbar nach seiner Rückkehr aus dem Krankenhaus erhält.

Er geht davon aus, dass ihn nicht mehr als drei oder vier Personen betreuen, die pünktlich und freundlich sind. Er möchte seine Gewohnheiten bei der Körperpflege und bei der Ernährung berücksichtigt wissen und in allen Behandlungen, die eine physische und psychische Nähe bedingen, Sorgfalt, Geduld und Sensibilität spüren.

Er will sicher sein können, dass alle Maßnahmen, wie z. B. die Mobilisation, ohne Gefahr (Sturz) und fachlich korrekt durchgeführt werden. Schließlich ist es Herrn M. wichtig, zu wissen, dass die Dienste der Organisation für ihn auch finanziell leistbar sind.

Pflege- und Betreuungspersonen können allerdings nur dann pünktlich, freundlich und geduldig sein und sich auf die individuelle Situation der KundInnen einlassen, wenn sie zwischen den einzelnen Einsätzen nicht unter Zeitdruck stehen und für schwierige Betreuungssituationen in der Organisation eine angemessene Unterstützung (z. B. Supervision) erhalten. Das heißt, die Rahmenbedingungen (Strukturqualität) einer Organisation sind eine Voraussetzung zur Produktion von Qualität.

Die Voraussetzung für Qualität sind die Rahmenbedingungen, wie z. B. Aus- bzw. Weiterbildung und das Besprechen der Planungen. Die Ergebnisqualität zeigt das Erreichen der Ziele an.

Strukturqualität wird u. a. bestimmt durch ausreichende Personalkapazitäten, kunden- und mitarbeiterorientierte Dienst- und Einsatzpläne und funktionale Ausstattung, wie Dienstkleidung, Kommunikationsmittel (Pager, Handy) und genügend Pflegehilfsmittel.

Fachpersonal kann dann kompetent Maßnahmen setzen, wenn es über entsprechende Aus-, Fort- und Weiterbildung verfügt und in der Organisation Möglichkeiten zur Bearbeitung der Pflege- und Betreuungsplanungen gegeben sind, wie z. B. Fall- oder Teambesprechungen.

Beispiel 2

Herr M. möchte wenige Betreuungspersonen und naturgemäß eine baldige Verbesserung seiner Situation erkennen können. Dies kann nur dann gelingen, wenn die Organisation die Einsätze der Hausbesuche effizient abstimmt. Genauso bedeutsam ist die Schaffung positiver, zufriedenstellender Beziehungen in der Zusammenarbeit mit Herrn M., den beteiligten Fachkräften sowie den Personen aus seinem sozialen Umfeld.

Für die Schaffung positiver, zufriedenstellender Beziehungen in extramuralen Diensten – die **Prozessqualität** – müssen die MitarbeiterInnen sorgen. Sie erzeugen Qualität und kontrollieren diese vorzugsweise in Abstimmung mit den KundInnen selbst.

Die **Ergebnisqualität** definiert, in welchem Maße die mit den KundInnen vereinbarten Ziele erreicht wurden (siehe Abschnitt 3.2.3).

Versorgungsmanagement

In der Pflege und Betreuung kommt es darauf an, die Versorgung von KundInnen von vornherein so zu gestalten, dass optimale Ergebnisse erreicht werden. Es muss organisiert, geplant, gestaltet und kontrolliert werden, und zwar unter Berücksichtigung von

- Kenntnissen und Fähigkeiten von Menschen,
- vorhandenen Ressourcen,
- Rahmenbedingungen und
- speziellen Situationen.

Pflege- und Betreuungsprozesse unter diesen Vorgaben in Gang zu bringen und zu steuern, kann mit dem Begriff „Management" zusammengefasst werden.

Management steht stellvertretend (synonym) für den Begriff der Betriebsführung.

In der Pflege und Betreuung muss sichergestellt sein, dass die KundInnen im Rahmen der vorhandenen Ressourcen jene Dienste und Leistungen erhalten, die sie brauchen. Dienstleistungen und Ressourcen stehen in unmittelbarem Zusammenhang und sind voneinander abhängig.

Beispiel 1

Herr M. ist aufgrund seines niedrigen Einkommens (Mindestpension) auf die finanzielle Unterstützung aus dem Budget der Sozialhilfe angewiesen. Da seine Gemeinde nur ein geringes Sozialhilfebudget für pflegebedürftige Menschen zur Verfügung hat, kann sich Herr M. die benötigten Dienste nicht oder nur teilweise leisten. Zum Glück erhält Herr M. von seinen Angehörigen finanzielle Unterstützung. Gemeinsam mit Herrn M. setzt die Case Managerin Prioritäten und entscheidet, welche und wie viele der Leistungen für die vorhandenen finanziellen Mittel eingekauft werden können.

Ein häufiger Managementfehler ist, dass die Organisation die Leistungen trotz angemessener Ressourcen unangemessen plant und durchführt.

Beispiel 2

Zum Beispiel könnte es zum Schaden von Herrn M. sein, wenn die Betreuung zu spät beginnt, unausgebildetes Personal fachliche Fehler begeht oder eventuell am Wochenende infolge Personalmangel Betreuungslücken entstehen.

In diesem Fall werden die Ressourcen nicht optimal genützt. Versorgungsmanagement bedeutet vor allem, dass vorhandene Einrichtungen und deren Dienstleistungsangebote wirtschaftlich (effizient) und wirkungsvoll (effektiv) genützt werden.

Kooperation und Koordination

Case Management soll dem losen Nebeneinander von Diensten entgegenwirken. Kommunikation schafft die Voraussetzung für Kooperation, Koordination und Vernetzung.

> Kooperation bedeutet Zusammenarbeit, Koordination bedeutet Abstimmung mehrerer Dienste oder Maßnahmen untereinander. Ziel von kooperativem und koordiniertem Vorgehen im extramuralen Bereich ist die Optimierung der Dienstleistung zugunsten der KundInnen.

Im direkten Prozess von Pflege, Therapie und Betreuung genügt es nicht, wenn die einzelnen handelnden Fachkräfte nur mit den KundInnen kooperieren. Sie müssen, um selbst erfolgreich zu sein, ihr Handeln mit allen Beteiligten abstimmen. Das heißt, durch andauernde Kooperation und Koordination wird faktisch eine Vernetzung von Diensten und Einrichtungen erreicht.

Die Fachkräfte müssen mit allen Beteiligten kooperieren.

Beispiel

Im Fall von Herrn M. muss eine Brücke geschlagen werden zwischen dem Krankenhaus, den extramuralen Diensten, dem Hausarzt und der Physiotherapeutin. Die im Krankenhaus begonnene Behandlung muss für Herrn M. zu Hause übergangslos fortgesetzt werden. Die Grundbedürfnisse wie Ernährung oder Körperpflege wurden im Krankenhaus durch Versorgungs- bzw. Hotelleistungen befriedigt. Sie müssen zu Hause von einer Organisation übernommen werden.

Die Aufgabe der Case Managerin ist es, bereits im Spital mit Herrn M. zu klären, ob er schon einen Arzt/eine Ärztin seines Vertrauens (Hausarzt/Hausärztin) hat oder ob diese/-r in seinem Wohnbezirk erst gefunden werden muss. Dies gilt ebenso für die weiterführende Therapie. Im Wohnbezirk (lokal) von Herrn M. bieten acht Organisationen extramurale Pflege und Betreuung an. Die Case Managerin kennt alle Organisationen und die Qualität ihrer Leistungsangebote. Sie gibt Herrn M. umfassende Information und unterstützt ihn bei der Wahl der Organisation und des physiotherapeutischen Instituts. Die Case Managerin arbeitet mit Herrn M. zusammen – sie kooperiert.

Nach Absprache mit Herrn M. kontaktiert die Case Managerin die gewählte Organisation, das physiotherapeutische Institut und den Hausarzt. Sie übermittelt die wichtigsten Informationen und stellt die Verbindung zwischen dem behandelnden Arzt im Krankenhaus und dem Hausarzt, der behandelnden Therapeutin sowie jener des physikalischen Instituts her. Ferner organisiert sie einen Termin mit der zuständigen Fachkraft der Organisation und Herrn M. Die Case Managerin führt Dienste und handelnde Personen mit Herrn M. zusammen – sie koordiniert.

Der/die Case ManagerIn erschließt für den Kunden/die Kundin Dienste, organisiert sie und knüpft Kontakte zu den dienstleistenden Einrichtungen bzw. Personen. Die Aufgabe des Heranführens von Diensten an die KundInnen ist oft recht umfangreich und setzt voraus, dass sich Case ManagerInnen gut im System der Dienste und mit Leistungsberechtigungen auskennen.

Case ManagerInnen müssen Netze zu Diensten und Fachkräften schon vorher aufbauen und sich auch um informelle Netze kümmern.

Case ManagerInnen bauen, schon bevor sie für einzelne KundInnen tätig werden, möglichst weitreichende und dichte Netze von Beziehungen zu Einrichtungen und Fachkräften – **formelle Netze** – auf. Sie stellen damit sicher, dass sie bei Bedarf die richtigen AnsprechpartnerInnen haben und wissen, wo Hilfen zur Verfügung stehen.

Von den formellen sind die **informellen Netze** zu unterscheiden: Familie, Nachbarschaft, Freundeskreis oder berufliche Kontakte geben dem einzelnen Menschen soziale Unterstützung und Sicherheit. Wenn Menschen informell nicht zurechtkommen, sind sie auf formelle Unterstützung angewiesen. Eine Aufgabe von Case ManagerInnen ist es, Mängel an informeller Unterstützung auszugleichen.

Orientierungen der Zusammenarbeit	
Kooperation mit den KlientInnen	Koordination der Dienste
Koordination für die KlientInnen	Kooperation der Fachkräfte

(nach Wendt 1997, S. 86)

Rationalisierung und Rationierung

> *„Zeit und Mittel sind sowohl im persönlichen Leben von Menschen als auch in der sozialen Arbeit, in der Pflege und in der Medizin prinzipiell begrenzt." (Wendt 1997, S. 90)*

In den extramuralen Diensten wie auch im gesamten Gesundheits- und Sozialwesen müssen Leistungen wirtschaftlich erbracht werden. Deshalb sind die vorhandenen Mittel (Geld, Personal, Sachmittel) so einzusetzen, dass sich der Aufwand mit den erreichten Erfolgen in der Pflege und Betreuung rechtfertigen lässt. Begrenzte Zeit und Mittel möglichst zweckmäßig zu verwenden (Rationalisierung), bedeutet, sich auf Wesentliches zu beschränken und Prioritäten zu setzen.

Ausgehend von den vorhandenen Mitteln entscheiden Case ManagerInnen mit den KundInnen über die Inanspruchnahme von Leistungen. Gleichzeitig entscheiden sie auch, welche Leistungen nicht in Anspruch genommen werden, und prüfen, welche Folgen dies haben könnte. Rationalisieren heißt, dass alle Aktivitäten im Pflege- und Betreuungsprozess auf ihre Zweckmäßigkeit überprüft werden.

Teil der Rationalisierung ist die Rationierung: die planmäßige und sparsame Zuteilung eines Guts bzw. einer Dienstleistung. So rationiert z. B. das Pflegegeldgesetz die finanziellen Ausgaben durch die Unterscheidung von sieben Pflegegeldstufen.

Beispiel

Herr M. erhielt aufgrund seiner Bewegungseinschränkungen und der damit verbundenen Hilfsbedürftigkeit vom begutachtenden Arzt der Pensionsversicherung Pflegestufe 3 zugesprochen. Diese Geldleistung und der minimale Beitrag aus seinem Einkommen reichen nicht aus, um ein Leistungspaket zu schnüren, das ihm eine sichere Pflege und Betreuung zu Hause garantiert. Deshalb erhält er einen Beitrag aus dem Sozialhilfebudget der Gemeinde. Die Höhe des Kostenbeitrages ist rationiert und orientiert sich an den Pflegegeldstufen. Herrn M. wird eine festgesetzte Anzahl an Leistungsstunden für die Pflege und Betreuung zu Hause zuerkannt.

Das Wesentliche für Herrn M. ist, möglichst bald schmerzfrei zu sein und mit einer wirkungsvollen Physiotherapie zu beginnen. Die medizinische Behandlung übernimmt seine Krankenversicherung, die ihm auch eine festgesetzte Zahl an therapeutischen Behandlungen bewilligt hat. Bis Herr M. sich wieder selbst versorgen kann, müssen angemessene Pflege und Betreuung gegeben sein. Die vorhandenen Mittel aus dem Pflegegeld, seinem Einkommen und der Sozialhilfe erlauben den Einsatz der Heimhilfe zur Grundversorgung des Haushaltes und den Einsatz der Hauskrankenpflege für die Körperpflege und Mobilisation.

Mit dem Einsatz von Heimhilfe und Hauskrankenpflege wurden Prioritäten gesetzt. Eine andere Alternative wäre gewesen, statt der Heimhilfe täglich Essen auf Rädern zu konsumieren und zwei Tage der Woche in einem Tageszentrum zu verbringen. Herr M. und die Case Managerin hätten sich auch für den Einsatz eines täglichen Besuchsdienstes und täglich Essen auf Rädern sowie zweimal wöchentlich Hauskrankenpflege entscheiden können.

Das Leben in der eigenen Wohnung nach den persönlichen Gewohnheiten und das damit verbundene Wohlbefinden von Herrn M. tragen wesentlich zum Erfolg der therapeutischen und medizinischen Behandlung bei. Die Pflege sozialer Kontakte, die im Tageszentrum oder durch den Besuchsdienst im Vordergrund gestanden hätte, muss demgegenüber hintangestellt werden. Diese Leistungen können aufgrund der begrenzten Mittel nicht in Anspruch genommen werden.

Die Entscheidung, zugunsten der Heimhilfe und der Hauskrankenpflege darauf zu verzichten, ist richtig, denn es sind keine unmittelbaren negativen Folgen für Herrn M. zu erwarten. Herr M. wird, nachdem er schmerzfrei und mobil ist, nicht nur für sein körperliches Wohlbefinden selbst sorgen, sondern auch seine sozialen Beziehungen wieder pflegen können.

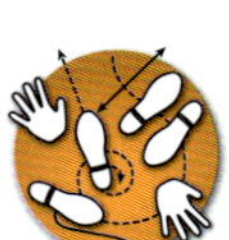

1. Welche Vorteile hat das Prinzip „Alles aus einer Hand“?
2. Welche Auswirkungen haben fehlende Kooperation und Koordination für KundInnen in der Hauskrankenpflege?
3. Was versteht man unter „Case Management“?
4. Welche Kernfunktionen übernimmt das Case Management?
5. Wozu dienen die Prinzipien des Case Managements nach W. R. Wendt?
6. Wie lauten diese Prinzipien?

4 Pflege und Betreuung zu Hause – Grundlagen der Handlungskompetenz

Hauskrankenpflege ist eine Fachdisziplin, die umfassendes Pflegewissen voraussetzt. Die Pflegepersonen arbeiten mit Menschen aus verschiedenen Altersgruppen und verschiedenen sozialen Schichten. Bei der Pflege zu Hause begegnen sie Menschen mit somatischen und psychischen Erkrankungen sowie körperlichen und geistigen Behinderungen. Sie pflegen akut kranke, langzeit- und chronisch kranke Menschen, die zu Hause leben, ganz privat, in ihrer Lebenswelt.

Die Pflegepersonen in der Hauskrankenpflege zeichnen sich dadurch aus, dass sie die Lebensbedingungen in der Umwelt der KundInnen so zu gestalten verstehen, dass die Voraussetzungen für eine menschenwürdige Existenz gegeben sind.

Verständnis für persönliche Lebensweisen, Stärken und Schwächen sind Herausforderungen der Hauskrankenpflege.

Eine Herausforderung für Pflegepersonen ist der Versuch, die Menschen in ihrer persönlichen Lebensart zu verstehen, indem sie sich für die Lebensräume der KundInnen interessieren und deren Ressourcen und Defizite in ihr Handeln einbeziehen. Sie konzentrieren sich auf die physischen, psychischen und sozialen Probleme der KundInnen und suchen Mittel und Wege, um diese zu lösen.

Die Arbeit für und mit diesen Menschen fordert und fördert die fachliche Vielseitigkeit der Pflegepersonen – und sie macht erfinderisch in Bezug auf Informations- und Wissensquellen. Voraussetzung ist solides Pflegewissen, das auf die unterschiedlichsten Pflegesituationen übertragen werden kann. Pflegesituationen in der Hauskrankenpflege finden in Küchen, Wohnzimmern, Schlafzimmern, Badezimmern und Toiletten der KundInnen statt.

4.1 Pflegeverständnis ist Dienstleistungsverständnis

Dieses Kapitel unterstützt und begleitet die LeserInnen bei der Auseinandersetzung mit den spezifischen Anforderungen an das Pflegeverständnis in der Hauskrankenpflege und zeigt die Parallelen zum Dienstleistungsverständnis.

Das Pflegeverständnis ist die Grundlage des pflegerischen Handelns in der Hauskrankenpflege und muss von den Pflegepersonen im Denken und im Nachdenken (Reflektieren) über ihr Tun entwickelt werden. Ein Pflegeprinzip wie „warm, satt, sauber" setzt ein anderes Denken und Handeln voraus als etwa das Pflegeprinzip „Hilfe zur Selbsthilfe".

Das Pflegeverständnis von einzelnen Pflegepersonen oder -gruppen muss laufend am Verständnis für die Lebenswelt der KundInnen, am persönlichen Selbstverständnis und am Pflegeprozess selbst überprüft und weiterentwickelt werden. Pflegeverständnis ist keine persönliche Sichtweise von Pflege und kann deshalb nicht beliebig gelebt werden, sondern orientiert sich an Pflegetheorien und -modellen und besonders an den Erwartungen der KundInnen.

In der Hauskrankenpflege ziehen die Anbieterorganisationen vermehrt die vorhandenen Pflegemodelle als Orientierung heran, um Pflegeleitbilder zu erarbeiten. Diese dokumentieren die angestrebte Qualität der Dienstleistung sowie die Sichtweise und die Werte der Anbieterorganisation. Ein Pflegeleitbild gibt Auskunft auf die Frage: Welche Art von Pflege wollen und können wir den KundInnen anbieten?

Pflegeverständnis ist die Art des Denkens und das damit verbundene fachliche und persönliche Handeln der Pflegepersonen. Ein grundsätzlich übereinstimmendes Pflegeverständnis der Pflegepersonen in einer Organisation sichert die Umsetzung von Pflegeleitbildern. Das Pflegeverständnis für die Hauskrankenpflege zeigt die folgenden charakteristischen Merkmale:

- Die Pflegepersonen nehmen die KundInnen grundsätzlich in ihrem örtlichen und sozialen Umfeld wahr und beschränken ihre Beobachtungen nicht nur auf deren physische und psychische Defizite. Sie kennen und verstehen die Bedeutung der äußeren Einflüsse auf die Gesundung und das Wohlergehen der KundInnen.
- Das jahrzehntelange Leben in einem sozialen Umfeld mit all seinen bereichernden und Sicherheit gebenden Beziehungsnetzen, die Beziehung mit einem Lebenspartner/einer Lebenspartnerin sind fester Bestandteil im Leben eines Kunden/einer Kundin, der im Pflegeprozess stets berücksichtigt werden muss.
- Art und Umfang der kostenintensiven Hauskrankenpflegeleistungen werden von der finanziellen Situation der KundInnen bestimmt. Ausschlaggebend ist auch, welchen Wert diese Leistungen für die KundInnen darstellen. Die Pflegeperson muss sich im Klaren darüber sein, dass alle Mittel und Gegenstände, die sie verwendet, das Privateigentum der KundInnen sind.
- Alle Handlungen, die gesetzt werden, müssen für die KundInnen verständlich sein und einen Nutzen erkennen lassen. Handlungen und Tätigkeiten werden zeitsparend und fachlich korrekt durchgeführt, denn alle Unzulänglichkeiten steigern die Kosten und belasten die wirtschaftliche Lage der KundInnen.
- Pflegepersonen sind in der Lage, abzuschätzen, welcher Lebensstandard mit dem vorhandenen Haushaltsbudget der KundInnen finanziert werden kann und wie viel Geld für die Pflege zur Verfügung steht bzw. welche Leistungen damit erbracht werden können.

- Das Pflegeverständnis in der Hauskrankenpflege ist geprägt vom Kundenverständnis der Pflegepersonen und ihrer partnerschaftlichen Verantwortung. Dem häufigen Wunsch, fürsorglich zu sein und gleichzeitig persönliche Überlegenheit und Stärke auszuspielen, kann und darf in der Hauskrankenpflege kein Raum gegeben werden.
- Pflegepersonen nützen die biografischen Informationen zur Abstimmung der Pflegeinterventionen und zur Prognostizierung der Pflegeerfolge. Biografisches Wissen kann zur Erklärung von Verhaltensmustern der KundInnen wesentlich beitragen. Dies erleichtert den Pflegepersonen die Kommunikation und ihr eigenes Verhalten bei der Arbeit mit den KundInnen.
- Pflegepersonen verstehen, dass manche KundInnen kein Interesse daran haben, ihre Gesundheitssituation zu verbessern. Dies kommt dann vor, wenn sich KundInnen durch Krankheit oder chronische Abhängigkeit einen Vorteil versprechen.

Beispiel

Ein Kunde mit einem Ulcus cruris wird während der Behandlung und Pflege regelmäßig von seiner Tochter besucht, die für ihn Einkäufe übernimmt und die Wäsche versorgt. Der Kunde genießt die Besuche der Tochter und weiß, dass sie nach Abheilen seines Ulcus, wie bereits vor seiner Krankheit, nur selten kommen wird.

Sein Bedürfnis nach sozialen Kontakten, nach Kommunikation und Wertschätzung deckt er, indem er versucht, den Heilungsprozess des Ulcus zu verzögern oder sogar zu verhindern. Sein Bedürfnis nach Unabhängigkeit in der Bewegung und anderen Lebensaktivitäten hat weniger Priorität als jenes der sozialen Anerkennung durch seine Tochter.

4.2 Verständnis für die Lebenswelt der KundInnen

Dieser Abschnitt gibt einen Einblick in die Lebenswelten, Lebenssituationen und das Verhalten von KundInnen – mit dem Ziel, den Einstieg in ein Praktikum oder in eine berufliche Praxis zu erleichtern.

Pflegepersonen müssen fremde oder unverständliche Lebenswelten akzeptieren sowie Werte und das Erleben von KundInnen rasch erfassen können.

Die Arbeit in der Hauskrankenpflege findet in Lebenswelten statt, die für Pflegepersonen häufig fremd und aufgrund ihrer eigenen Lebensvorstellungen oft nicht verständlich oder nachvollziehbar sind. Für einen erfolgreichen Pflegeprozess kommt es darauf an, dass die Pflegepersonen die Lebenswelt der KundInnen akzeptieren und sie als Feld mit wertvollen Ressourcen verstehen.

In allen Pflegeprozessen ist es unumgänglich, einzelne Lebenssituationen zu beurteilen, um Schlussfolgerungen für den Pflegeverlauf ziehen zu können. Die Einschätzung einer Lebenssituation darf nicht verwechselt werden mit dem Urteilen über Menschen in ihren Lebenswelten.

Der Zugang zu den KundInnen fordert von den Pflegepersonen ein rasches Erfassen der Normen und Werte der KundInnen, die je nach Generation, Geschlecht, Kulturkreis und Biografie sehr unterschiedlich sein können. Sie bewegen sich in der Lebenswelt, genauer in der Wirklichkeit der KundInnen, und erkennen, wie diese ihre Krankheit und ihr Alter erleben und wie sie sich in diesen Lebenssituationen verhalten.

4.2.1 Normen und Werte in den Beziehungen von Menschen

Normen sind Erwartungen an Verhaltensweisen, die in einem bestimmten Rahmen das menschliche Zusammenleben von Menschen verbindlich regeln. Der Mensch wird sozial handlungsfähig durch die Übernahme von bestimmten Normen und Werten. Viele Bereiche des öffentlichen Lebens sind dadurch geregelt, dass die Menschen eine Vorstellung davon haben, welche Erwartungen andere in ihr Verhalten setzen, und eine Vorstellung davon, wie andere sich verhalten sollen.

Diese sozialen Normen sind nicht unbedingt schriftlich festgelegt. Trotzdem weiß jeder relativ sicher, welche Verhaltensweisen unerwünscht oder erwünscht sind. Von einer Pflegeperson erwartet man, dass sie den KundInnen höflich begegnet, denn es sind Freundlichkeit und Umsicht der Pflegepersonen, die für KundInnen höchste Priorität haben. Die Pflegeperson hat beim Betreten der Wohnung zu grüßen, verschmutzte Schuhe auszuziehen usw.

Andererseits können soziale Normen in Form von Rechtsvorschriften, Dienstanweisungen, Hausordnungen u. Ä. geregelt sein.

Beispiel 1

Eine Pflegeperson in der Hauskrankenpflege nutzt die Situation einer alten verwirrten Frau aus und entwendet Geldbeträge. Neben den strafrechtlichen Konsequenzen muss die Pflegeperson mit fristloser Kündigung und Verlust ihrer staatlichen Berufsanerkennung rechnen.

Um einen Pflegeerfolg zu sichern, gilt es, möglichst rasch die Werte und Normen der KundInnen zu erkennen und die Pflegehandlungen darauf abzustimmen. KundInnen und Pflegepersonen können naturgemäß unterschiedliche Wertauffassungen zu speziellen Lebensbereichen wie Religion oder Gesellschaft haben. Es geht nicht darum, dass die Pflegepersonen die Werte der KundInnen in ihr Weltbild übernehmen, sondern vielmehr um den Auftrag, sie beim Leben ihrer Werte zu unterstützen.

Beispiel 2

Eine atheistische Pflegeperson betreut einen praktizierenden Katholiken und wird ihn in Anerkennung seiner religiösen Werte bei verschiedenen Gewohnheiten unterstützen. Dies kann die Organisation einer Fahrgelegenheit zur Kirche, der Anruf beim Seelsorger oder das Bereitlegen des Rosenkranzes sein.

Werte, Normen und Rituale geben den Menschen Halt und Sicherheit. Ihre Unterstützung wird den Pflegeprozess positiv beeinflussen.

Beispiel 3

Eine katholische Pflegeperson, die einem jüdischen Kunden koscheres Essen anbietet, hat trotz anderer religiöser Werte einen positiven Beitrag für eine ausgewogene Pflegebeziehung geleistet und Kundenorientierung bewiesen.

Gesellschaftliche Werte, insbesondere bezüglich der Vorstellungen über die Geschlechterrollen, haben ebenfalls wesentlichen Einfluss auf die Pflegebeziehung.

Beispiel 4

Ein Pfleger, der eine Kundin betreuen soll, die sich einen Mann als Pfleger nicht vorstellen kann, wird einem ablehnenden und befangenen Verhalten gegenüberstehen. Die Auswirkungen dieser Situation auf die Pflegebeziehung hängen von der Interpretation des Verhaltens durch den Pfleger und dessen Reaktion ab.

Pflegepersonen müssen bemüht sein, Werte und Normen der KundInnen aus ihrem Verhalten abzuleiten, denn Menschen haben Werte verinnerlicht, sie sind ein Teil von ihnen und für sie selbstverständlich. Man kann nicht erwarten, dass KundInnen über ihre Haltungen, Einstellungen und Vorstellungen ohne besonderen Anlass sprechen. Direkt danach zu fragen, kann für die Zusammenarbeit eher hinderlich als förderlich sein, da es sich um einen sehr persönlichen und intimen Bereich des Menschen handelt.

4.2.2 Die Lebenswelt des Menschen

Eine der Voraussetzungen für erfolgreiche Pflege zu Hause ist das Verständnis und die Anerkennung der Lebenswelt der KundInnen. Für die Pflegepersonen bedeutet verständnisvolles und wertschätzendes Handeln eine besondere Herausforderung, weil davon der Pflegeerfolg abhängt. Die Nähe in den verschiedenartigsten Lebenssituationen muss von den Pflegepersonen mitgelebt werden. Nicht immer finden sich wohlgeordnete und angenehme Wohn- und Familienverhältnisse. Es ist auch nicht möglich, unaufgeräumte, schmutzige Räume, gestresste Angehörige oder alkoholisierte PartnerInnen zu ignorieren.

Pflegepersonen sind sich bewusst, dass sie sich bei jedem Hausbesuch in die private und intime Welt eines Menschen begeben. Ein umfassendes Bild über diese Lebenswelt entsteht nicht sofort, es wird erst im Laufe der Zeit mit zusätzlichen Informationen oder Erlebnissen konkreter und muss immer wieder angepasst werden.

Wertschätzung und Anerkennung der Lebenswelt sind für den Pflegeerfolg wesentlich. Nicht immer ist diese Lebenswelt angenehm.

Neben der Wohnsituation und den konkreten sozialen Beziehungen prägen noch andere Charakteristika die Lebenswelt der KundInnen: Leben in der Stadt oder am Land, Leben mit der Kirche, Leben in einer bestimmten sozialen Schicht, Hobbys und Interessen, finanzielle Mittel, die Biografie, Erfolge und Misserfolge im Leben, Partnerschaft und Sexualität, das Leben in einer stabilen oder instabilen Welt, Grundstimmung und Atmosphäre.

All diese Faktoren prägen die Lebenswelt der KundInnen und wirken sich auf die Arbeit in der Hauskrankenpflege aus. Pflegepersonen, die im ländlichen Bereich in der Hauskrankenpflege arbeiten, werden andere Aufgabenschwerpunkte haben und andere Herausforderungen erleben als solche, die in einer Klein- oder Großstadt arbeiten.

Hauskrankenpflege im ländlichen Bereich ist beispielsweise geprägt von sozialer Kontrolle, von der praktischen Mitarbeit und der finanziellen Unterstützung der Angehörigen. Hauskrankenpflege im städtischen Bereich ist mehr mit Einsamkeit und Anonymität konfrontiert.

4.2.3 Krankheitserleben

Das Krankheitserleben ist je nach Umfeld sehr unterschiedlich. Im Krankenhaus ist es eher passiv, zu Hause suchen Menschen eher nach Möglichkeiten der Bewältigung.

KundInnen erleben ihre Krankheit unterschiedlich, je nachdem, in welchem Umfeld sie sich gerade befinden. Im Krankenhaus finden KundInnen meistens keine Anreize und kaum Möglichkeiten, Strategien zu entwickeln, mit denen sie ihre krankheits- und altersbedingten Defizite selbst bewältigen können. Sie ziehen sich gerne zurück und vertrauen auf die Beseitigung von Schmerzen und anderen Symptomen durch die ÄrztInnen und das Pflegepersonal. Einfache Wünsche, wie z. B. nach Fußpflege oder FriseurIn, werden erst gar nicht geäußert, sondern auf die Zeit nach dem Krankenhausaufenthalt verschoben.

Chronisch kranke Menschen, die zu Hause leben, beklagen häufig dieselben Krankheitssymptome und Defizite des Alters wie im Spital. Sie stehen diesen Einschränkungen aber nicht unbedingt resigniert gegenüber, sondern suchen selbst nach Möglichkeiten, um das tägliche Leben zu bewältigen und erträglich zu machen.

Beispiel

Ein aus dem Krankenhaus entlassener Kunde sagt z. B.: „Ich habe zwar immer noch Schmerzen und kann immer noch nicht ohne Unterstützung gehen, aber ich bin wieder mein eigener Herr."

Mit dieser Aussage erklärt er, dass ihm seine physischen Defizite bewusst sind, dass er aber den Eindruck hat, durch die Rückkehr in seine Wohnung wieder selbstbestimmt leben zu können. Das Leben in den eigenen vier Wänden gibt ihm Lebensmotivation, und diese wird ein wichtiger Beitrag für einen erfolgreichen Pflegeprozess sein.

Krankheit als Ungerechtigkeit

In der Hauskrankenpflege begegnet man auch vielen Menschen, die ihre Krankheit als Ungerechtigkeit und Bestrafung erleben:

Beispiel

„Ich habe mein ganzes Leben hart gearbeitet und alles für meine Familie getan, und jetzt bin ich an den Rollstuhl gefesselt, das habe ich nicht verdient."

Solche KundInnen beklagen ihre Krankheit in der Familie, bei FreundInnen und Bekannten, für die sie dadurch zunehmend zur Belastung werden. Die Konsequenz sind Rückzugstendenzen der Mitmenschen und die Gefahr der sozialen Isolation für die KundInnen. Eine Reduktion solcher informellen Netze bedeutet für die Pflegepersonen den Verlust von Ressourcen in der Hauskrankenpflege. Angehörige und FreundInnen werden ihre Unterstützung vermindern, weshalb vermehrt auf professionelle Dienste zurückgegriffen werden muss, was letztlich zu einer zusätzlichen finanziellen Belastung für die KundInnen führt.

Die Grundstimmung eines unverdienten Schicksals kann im Pflegeprozess selten verändert werden, sondern verlangt von den Pflegepersonen sensible und gut überlegte Kommunikationsformen den KundInnen und den Personen des sozialen Netzes gegenüber. Es gilt, genau einzuschätzen und abzuwägen, wann passive und wann reaktivierende Pflegeinterventionen gesetzt werden müssen.

Krankheit als Prüfung

Andere KundInnen erleben Krankheit und Alter als Prüfung und sehen – häufig aus religiösen Gründen – einen tiefen Sinn darin, das tägliche Leben zu bewältigen und den Mitmenschen möglichst wenig zur Last zu fallen. Sie verfügen über eine hohe Toleranzschwelle gegenüber ihren Bedürfnissen.

Beispiel

Bei zufriedenen KundInnen neigt man zu Unaufmerksamkeit. Sie ist die Quelle von Pflegefehlern.

Eine Pflegeperson sagt über einen Kunden: „Er hat immer Schmerzen und ist trotzdem so geduldig, zufrieden und dankbar."

In diesem Fall ist Vorsicht geboten. Gerade bei KundInnen, die in ihrer Krankheit Lebenssinn suchen und finden und deshalb dankbar und zufrieden scheinen, neigen Pflegepersonen dazu, ihre Wahrnehmung und ihre Beobachtung zurückzunehmen. Reduzierte Aufmerksamkeit ist der Beginn von Pflegefehlern.

Diese Gefahr ist in der Hauskrankenpflege besonders groß, weil sich der Beobachtungszeitraum auf die Hausbesuche reduziert und gerade solche KundInnen mit hoher Wahrscheinlichkeit im Ernstfall zu spät Hilfe anfordern werden.

Krankheit als Mittel zum Zweck

Nicht selten kommt es vor, dass KundInnen ihre Krankheit pflegen und kein Interesse an einer Verbesserung ihres Gesundheitszustandes haben. Dies ist dann der Fall, wenn die Krankheit einen Vorteil oder Nutzen bringt, der für die KundInnen höheren Wert hat als die Verbesserung der Gesundheit. Sie verwenden die Krankheit als Mittel zum Zweck, beispielsweise für erhöhte Aufmerksamkeit, vermehrte menschliche Zuwendung und soziale Kontakte. Sie haben das Gefühl, nur durch ihre Leiden im Mittelpunkt der Familie und des Bekanntenkreises zu stehen. Die Ursache für dieses Verhalten kann z. B. mangelndes Selbstwertgefühl sein. Manchen KundInnen fehlt der Mut, sich über ihre Persönlichkeit zu definieren, und deshalb tun sie dies über ihre Krankheit.

Krankheit kann verwendet werden, um Aufmerksamkeit und Zuwendung zu erfahren. Solche KundInnen müssen in ihrem Selbstwertgefühl bestärkt werden.

Die Pflege von KundInnen, die ihre Krankheit als Mittel zum Zweck einsetzen, ist für die Pflegepersonen eine der größten Herausforderungen. Es gilt, den Beweis anzutreten, dass die gewünschten persönlichen Ziele auch durch den Einsatz von Gesundheit und Selbstständigkeit erreicht werden können. Die Pflegepersonen unterstützen die KundInnen bei der Entwicklung ihres Selbstwertgefühls.

Pflegebedürftige Kinder

Die kleinste Zielgruppe in der Hauskrankenpflege ist jene der kranken Kinder. Je nach Art und Schwere der Erkrankung erleben Kinder einen häufigen Wechsel zwischen Spital und Zu Hause und sind durch Eltern, ÄrztInnen, Pflegepersonen u. a. fremdbestimmt. Oft müssen sie seelische, soziale und körperliche Schmerzen und Nöte durchleben, ohne sie verständlich kommunizieren zu können. Mit ihnen leiden die Eltern, Großeltern, FreundInnen und SchulkollegInnen und fühlen sich „aus der Bahn geworfen".

Pflegebedürftige Kinder wissen um das normale Leben und vermissen es. In der Regel wollen sie rasch gesund werden und haben zugleich Angst vor den notwendigen, unangenehmen medizinischen und therapeutischen Maßnahmen, von denen sie keine klare Vorstellung haben und die für sie umso bedrohlicher wirken.

Kinder verlangen nach emotionaler Sicherheit und körperlicher Unversehrtheit. Weder im Krankenhaus noch in der Hauskrankenpflege lassen sich diese beiden Bedürfnisse zu ihrer Zufriedenheit decken. Auch die Hoffnung auf Gesundung hilft ihnen kaum weiter, da sie noch wenig Verständnis für zeitliche Abläufe haben. Kranke Kinder erwarten Sicherheit primär von den Eltern und anderen nahen Bezugspersonen. Deshalb ist in der Hauskrankenpflege darauf zu achten, dass das Naheverhältnis zwischen dem Kind und den Eltern nicht von der Pflegeperson gestört oder

Kinder erwarten Sicherheit von nahen Bezugspersonen. Pflegepersonen müssen die Eltern zur Pflege ermuntern, sich aber auch um Freiräume für sie bemühen.

unterbrochen wird, da Kinder dies als Verrat erleben. Die Pflegepersonen müssen alles daransetzen, dass die Pflege des Kindes so umfassend wie möglich von den Eltern selbst erbracht wird. Zur Verhinderung von physischen und psychischen Überforderungen müssen sie allerdings Lösungen finden, die den Eltern Pausen und Freiräume sichern.

Viele Eltern sind durch die intensive Pflege ihres Kindes selbst zu PflegeexpertInnen geworden, und Pflegepersonen können von ihnen zum Wohle des Kindes profitieren. Niemand kennt die Eigenheiten, Verhaltensmuster, Ängste und Wünsche so gut wie die Eltern. Jede Familie muss ihren eigenen Weg finden, um mit der Erkrankung oder Behinderung ihres Kindes umzugehen. Pflegepersonen können sie dabei ein Stück begleiten und unterstützen. Die pflegerischen Aufgaben konzentrieren sich vor allem auf Information, Beratung und Anleitung der Eltern und in nur geringem Ausmaß auf die Durchführung medizinisch-technischer Tätigkeiten.

Ertl, R./Kratzer, U. (2010): Kinderhauskrankenpflege. Design einer Dienstleistung und Profil der ExpertInnen. Wien: Facultas.

Die Pflege kranker Kinder zu Hause und die Unterstützung der Eltern setzt selbstverständlich Fachwissen aus der Kinder- und Jugendlichenpflege voraus. Die Pflege kranker und behinderter Kinder und Jugendlicher in der Familie und ihrem sozialen Umfeld hat sich als eigene Fachdisziplin entwickelt.

Psychisch kranke Menschen

Zur Pflege psychisch kranker Menschen ist das spezifische Wissen aus der psychiatrischen Gesundheits- und Krankenpflege unumgänglich.

Beispiel

Für Menschen, die z. B. an einer Psychose leiden, kann die Wohnung ihren schützenden Charakter verlieren. Der psychotische Mensch erlebt sich dann preisgegeben an einen oder mehrere Räume ohne Grenzen. Die Wohnung ist ihm nicht mehr vertraut und macht ihm Angst. Er spürt das Eindringen schädigender Strahlen, hört die Gespräche feindlicher NachbarInnen, vermutet Abhöranlagen u. Ä.

Solche KundInnen versuchen, in der Wohnung Grenzen zu ziehen, indem sie sich verbarrikadieren, Fenster abdichten, Steckdosen verkleben und Zusatzschlösser und Riegel montieren. Pflegepersonen werden bei ihren Hausbesuchen die Wohnungen immer wieder in veränderten, aber auch typischen Variationen erleben.

Nicht immer wird die Pflegeperson dabei als FeindIn oder unerwünschter Eindringling erlebt. Es kann auch sein, dass die KundInnen die Wohnungstüren öffnen, ohne zu zögern, und die Pflegepersonen als FreundInnen empfangen.

Weil den KundInnen die Trennung von Nähe und Ferne, Fremdheit und Vertrautheit, innen und außen durcheinandergeraten ist, richten sie oft ein Chaos an. Es ist die Aufgabe der Pflegepersonen, die KundInnen wieder behutsam in eine Wohnordnung zurückzuführen.

Behinderte Menschen
Die Probleme, die von behinderten Menschen am häufigsten genannt werden, sind die Angst vor Inkontinenz, schroffe Reaktionen von PassantInnen und VerkäuferInnen und unerwartete Begegnungen mit Bekannten, die sie schon lange nicht mehr gesehen haben. Aber auch Konfrontationen mit sich selbst (z. B. sich unvorbereitet im Spiegel zu sehen), bauliche Barrieren und ständige Abhängigkeit von anderen Personen können Angst auslösen.

Sprachbehinderte Menschen sind oft frustriert, weil sie wegen ihres mangelnden Ausdrucksvermögens unterschätzt und wie Kinder behandelt werden.

Hauskrankenpflege im Rahmen der Behindertenbetreuung ist eine Leistung, die in der Regel nur bei akuten oder chronischen Erkrankungen nachgefragt wird, und sie beschränkt sich auf medizinisch-pflegerische Tätigkeiten. Pflegepersonen können in ihrer Ausbildung nicht ausreichend auf die speziellen Bedürfnisse, Wünsche und Verhaltensweisen der behinderten Menschen vorbereitet werden. Deshalb sind sie auf die enge Kooperation mit ExpertInnen in der Behindertenarbeit angewiesen, z. B. den BehindertenbetreuerInnen. Die ExpertInnen schaffen mit ihrem Spezialwissen und der Beziehung zu den KundInnen für die Pflegepersonen die Voraussetzungen für die individuelle und situationsgerechte Durchführung von pflegerischen Maßnahmen.

4.2.4 Pflege durch Angehörige

Ein Großteil der Angehörigen entscheidet sich, pflegebedürftige Familienmitglieder allein oder mit Unterstützung durch ambulante Dienste zu Hause zu pflegen. Es gibt viele Söhne und vor allem Töchter, die es als selbstverständliche und moralische Verpflichtung ansehen, ihre pflegebedürftigen Angehörigen daheim zu versorgen. Andere tun dies aus einem Gefühl der Schuld heraus oder weil sie nicht möchten, dass fremde Personen in den Haushalt kommen.

Familiäre Beziehungen
Die Motivation Angehöriger, rund um die Uhr, jahrein, jahraus oft bis an die Grenzen der eigenen Leistungsfähigkeit zu pflegen, kann sehr unterschiedlich sein. Positive emotionale Bindungen, der Druck des sozialen Umfeldes oder ein Gefühl der Stärke, Überlegenheit und Macht gegenüber dem/der Pflegebedürftigen können Anreize für die Familienpflege sein. Finanzielle Vorteile oder die Anerkennung der Menschen aus der Umgebung für die Selbstlosigkeit und die Opfer, die Familienpflege fordert, können ebenfalls Anlass für die Übernahme von Pflegeleistungen sein.

Liebe, sozialer Druck, Machtgefühle, Anerkennung oder finanzielle Vorteile können Motive für Familienpflege sein.

Nicht immer wird der Umstand, dass den pflegebedürftigen Angehörigen durch die Pflege in der Familie ein Pflegeheim erspart wird, von jenen gutgeheißen. Die Abhängigkeit von Mitgliedern der eigenen Familie ist oft schwerer zu ertragen, als in einem Pflegeheim zu wohnen und Leistungen zu erhalten, auf die ein Rechtsanspruch besteht.

Auch der Rollenwechsel, der von den Pflegenden und den Pflegebedürftigen in der Angehörigenpflege verarbeitet werden muss, bereitet oft Schwierigkeiten. LebenspartnerInnen werden zu „geschlechtslosen Pflegepersonen", dominante und Sicherheit gebende Ehemänner verwandeln sich in hilflose Geschöpfe, verständnisvolle und ausgleichende Töchter werden aggressiv und manchmal sogar gewalttätig.

Viele PartnerInnen sind Pflegende wider Willen, denn sie haben sich ihren Ruhestand erfreulicher vorgestellt. Sie sind enttäuscht und unzufrieden, weil sie ihre Pläne und Wünsche, die sie sich für die Zeit nach dem Beruf und der Verantwortung für Kinder gesetzt haben, nicht umsetzen können. Geplante Reisen können nicht unternommen werden, und sogar kleine Wünsche, wie bestimmte Sendungen im Fernsehen anzusehen, sind im Pflegealltag oft nicht möglich.

Seelische und körperliche Belastungen

Alter und Krankheit lösen bei Angehörigen Ängste aus, vor allem bei der Sterbebegleitung. Oft pflegen Angehörige ihre Kranken allein und fordern erst Hilfe an, wenn sie überfordert sind.

Die gesundheitliche Verschlechterung und der altersbedingte Verlust von körperlichen und geistigen Fähigkeiten der Pflegebedürftigen löst bei den Angehörigen verständlicherweise Ängste aus und erinnert sie an ihr eigenes Älterwerden und an ihre Zukunft. Angst und Einsamkeit wachsen besonders in den Phasen der Sterbebegleitung.

Menschen, die ihre Angehörigen pflegen, tun dies in vielen Fällen ohne Hilfe. Nicht selten steht der Gedanke im Vordergrund, dass die Inanspruchnahme von professioneller Hilfe dem Eingeständnis gleichkommt, versagt zu haben. Wenn dann Hilfe angefordert wird, sind die Pflegenden oft selbst bereits mit ihren Kräften am Ende. Sie fühlen sich physisch und psychisch überfordert und sozial benachteiligt.

Die körperlichen Anstrengungen besonders bei der Pflege von Menschen, die das Bett kaum mehr verlassen können, verursachen schmerzhafte Symptome und Erkrankungen wie Wirbelsäulen- und Gelenkschäden, Kopfschmerzen oder Muskelverspannungen. Rund-um-die-Uhr-Pflege daheim lastet meistens auf einer oder höchstens zwei Personen und führt auf Dauer zu erheblichem Schlafmangel mit der Folge von nervlicher Anspannung und Stresssymptomen bis hin zum Burn-out.

Die Bewunderung und Anerkennung aus dem Kreis der Bekannten, FreundInnen und NachbarInnen über den selbstlosen menschlichen Einsatz währt nur begrenzte Zeit. Bald verliert die Neuigkeit ihre Aktualität und die Rolle der pflegenden Angehörigen wird ein Teil des Alltags.

Die Pflege Angehöriger verlangt für lange Zeit große persönliche Opfer. Sie führt oft zu Überlastung und Rückzug.

Angehörige zu pflegen, erfordert eine überlegte Tagesplanung und oft ein enormes Maß an persönlicher Verfügbarkeit für den Pflegebedürftigen. Pflegende Angehörige begreifen am Anfang des Pflegeprozesses selten, dass dies ein Umstand ist, der sich über sehr lange Zeit nicht ändern und sich sehr wahrscheinlich noch verschlechtern wird. Werden ambulante Dienste nicht rechtzeitig zur Unterstützung angefordert, kommt es durch Überlastung oft zum Rückzug der Pflegenden aus dem gesellschaftlichen und sozialen Leben. Müdigkeit, Schmerzen und emotionale Anspannungen führen dazu, dass Einladungen abgelehnt und Ruhemöglichkeiten und ungestörte Momente gesucht werden, manchmal, um einfach nur unbeobachtet weinen zu können. Die Folgen sind Isolation, Einsamkeit und das Gefühl, vergessen, unverstanden und ungeliebt zu sein.

Die Überforderung pflegender Angehöriger führt darüber hinaus zu Schuldgefühlen gegenüber dem/der Pflegebedürftigen und der eigenen Familie. Sie fragen sich, ob sie allen Erwartungen gerecht werden können, und finden keinen Ausweg aus dem Spannungsverhältnis zwischen Verantwortungs- und Schuldgefühl einerseits und den eigenen Bedürfnissen andererseits. Gerade Frauen neigen dazu, sich Lebensregeln aufzustellen, die sie nicht zur Ruhe kommen lassen: „Sei perfekt! Gib dir Mühe! Sei stark! Beeil dich!“

Angehörige als ErbInnen und Menschen aus fremden Kulturen

Nicht alle Angehörigen nehmen die Rolle aufopfernder Pflegepersonen ein. Viele verstehen sich nur als KontrollorInnen und ErbInnen. Sie kümmern sich wenig um ihre Angehörigen, fühlen sich aber bemüßigt, hin und wieder nach dem Rechten zu sehen. Sie stellen Ansprüche, wollen aber weder, dass die KundInnen für ambulante Dienste mehr Geld ausgeben als unbedingt notwendig (denn das würde die Hinterlassenschaft schmälern), noch wollen sie selbst einen finanziellen oder persönlichen Beitrag für die Pflege leisten.

Die Art, wie Krankheit und Alter von den KundInnen erlebt werden, hängt vor allem von ihrem Kulturkreis und ihrer Biografie ab. Menschen aus anderen Ländern, mit anderen Muttersprachen und meist sehr außergewöhnlichen Lebensgeschichten haben das Bedürfnis nach ethnischer Identifizierung und sozialer Integration. Die Pflegepersonen in der Hauskrankenpflege müssen sie dabei unterstützen. Dazu brauchen sie ethnokulturelle Kenntnisse und Kenntnisse der Biografie. Eine weitere Herausforderung für die Pflege dieser Menschen, vorzugsweise im Familienverband, können die Sprachbarrieren sein. Gerade die alten pflegebedürftigen Menschen anderer Kulturen beherrschen die ihnen fremde deutsche Sprache oft nicht ausreichend, um sich verständlich zu machen.

Angehörige und die Perspektive der Pflegepersonen

„Angehörige sind überfordert, nehmen keine Hilfe an und haben ein schlechtes Gewissen!“ Dies ist eine weitverbreitete Meinung in der Hauskrankenpflege. In allgemeinen Gesprächen, Teamsitzungen oder Problemlösungsdiskussionen wird diese Meinung sehr oft zur Diagnose und letztlich zum sozialen Urteil stilisiert. Solche Urteile werden von den Pflegepersonen häufig auch als Rechtfertigung für nicht zufriedenstellende Pflege- und Betreuungssituationen herangezogen. Diese verkürzte Sicht verhindert in der Regel konstruktive Problemlösungen, verhärtet die Beziehungsfronten zwischen den Angehörigen und den professionell Pflegenden und drängt die pflegebedürftigen Menschen in zusätzliche emotionale Belastungssituationen.

Das Diagnostizieren von sozialen Beziehungen bedeutet nicht automatisch, dass die Pflegesituation unveränderlich ist und die Pflegenden dies

Born, G. (2010): Balanceakt: Pflegende Angehörige zwischen Liebe, Pflichtgefühl und Selbstschutz. Frankfurt am Main: Books on Demand.

Büker, Ch. (2015): Pflegende Angehörige stärken: Information, Schulung und Beratung als Aufgabe der professionellen Pflege. 2., überarbeitete Auflage. Stuttgart: Kohlhammer.

Hehenberger, A. (2014): Die Effekte der Pflege auf die pflegenden Angehörigen: Auswirkungen, subjektive Belastung, Befinden und die körperliche Aktivität. Reihe Realwissenschaften. Akademikerverlag.

Salomon, J. (2009): Häusliche Pflege zwischen Zuwendung und Abgrenzung – Wie lösen pflegende Angehörige ihr Problem? Eine Studie zur Angehörigenberatung mit Leitfaden. Kuratorium Deutsche Altershilfe. Frankfurt am Main: Books on Demand.

als gegeben hinnehmen sollen. Sie sollen vielmehr die Ursachen ihrer Anschuldigungen hinterfragen und Möglichkeiten der Entlastung für Angehörige überlegen. Eine Entlastung muss nicht primär in einer zusätzlichen körperlichen Pflege- oder Betreuungstätigkeit oder vermehrtem Zeitaufwand liegen. Es geht vielmehr darum, dass Pflegepersonen Verständnis für die Situation der Angehörigen zeigen, ihnen ihre Wertschätzung entgegenbringen und vor allem mit ihnen über die Belastungen sprechen. Eine bewährte Übung zum Perspektivenwechsel besteht darin, den oben angegebenen „Stehsatz" als Reflexionsgrundlage zu nutzen. Es hilft, zu hinterfragen, worin genau die Überforderung von Angehörigen besteht, warum es so schwerfällt, keine Hilfe anzunehmen, und was genau das schlechte Gewissen auslöst.

Die Ergebnisse dieser Reflexionen sind für Pflegepersonen mitunter sehr ernüchternd. Die Überwindung und Entscheidung, nicht mehr Hilfe anzunehmen, kann finanzielle Ursachen haben, aber es kann auch sein, dass zwischen Angehörigen und Pflegepersonen keine Vertrauensbasis aufgebaut werden konnte. Angehörige erzählen auch, dass die „fremde Hilfe" mehr Belastung als Entlastung ist. Sie fühlen sich kontrolliert, sind in der Geiselhaft fixer Einsatzzeiten und fühlen sich verpflichtet, alle Vorbereitungen für die Arbeit der Pflegepersonen zu treffen. *„Da arbeite ich lieber selbst bis zum Umfallen, aber dafür muss ich nicht auch noch die Krankenschwester mitdenken und schauen, dass alles da ist und ich nichts vergessen habe …", sagte z. B. eine Angehörige.*

Viele Angehörige betreuen ihre demenzkranken Eltern oder Großeltern. Das sind besonders schwierige, herausfordernde Lebenssituationen. Eine andere Aussage einer Angehörigen: *„Da weiß ich von einer Minute auf die andere nicht, was meine Mutter grad wieder anstellt, und dann kommt die Schwester mit den guten Ratschlägen. Da ist mir die 24-Stunden-Betreuerin, die kein Deutsch kann, eine größere Hilfe … aber die wird dann noch von einer Krankenschwester kontrolliert. Und die Schwester hat keine Ahnung, was es heißt, jeden Tag halbwegs hinter sich zu bringen."*

Bei genauer Betrachtung ist eine vermeintliche Hilfe in jedem Fall auch eine Belastung für die Angehörigen – fehlendes Vertrauen, finanzielle Belastung, das Gefühl, in der Abhängigkeit zusätzlich kontrolliert zu werden u. v. m. Man darf also nicht annehmen, dass die Pflege- und Betreuungsmaßnahmen für den pflegebedürftigen Menschen gleichbedeutend mit einer Entlastung für die Angehörigen sind.

Pflege im Familienverband fordert von den Pflegepersonen einen gezielten Perspektivenwechsel weg vom *Ich* hin zum Angehörigen mit seinen Sorgen, Wünschen und Freuden. Dieser Forderung kann man entgegenhalten, dass es vorrangig um den pflegebedürftigen Menschen geht, dessen Wohl im Zentrum des pflegerischen Handelns stehen muss – schließlich ist er es, der als Kunde der Dienstleistung zu verstehen ist. Das eine schließt das andere jedoch nicht aus, sondern beide bedingen einander. Die pflegenden Angehörigen mit ihren Sorgen alleine zu lassen, wird auf Dauer die Wirkung der professionellen Pflege- und Betreuungsleistungen schmälern und deren Wert mindern, wie die Zitate oben veranschaulichen. Das heißt, ohne den Blick auf die Angehörigen und ohne Unterstützung für sie können Pflege- und Betreuungsleistungen keine nachhaltige, qualitativ hochwertige Wirkung erzielen.

Perspektivenwechsel bedeutet, dass der Stehsatz „Angehörige sind überfordert, nehmen keine Hilfe an und haben ein schlechtes Gewissen!" nicht mehr als Diagnose oder soziales Urteil existieren darf, sondern von den Pflegenden als Arbeitsauftrag zu verstehen ist. Wissend, dass Überforderung, Hilfeverweigerung und Gewissenskonflikte in unmittelbarem Zusammenhang stehen, ist es nicht nur hilfreich, sondern unverzichtbar, sich kontinuierlich folgende Fragen zu stellen: Wie kann es gelingen, Überforderungen zu reduzieren oder zu verhindern? Wie kann es gelingen, mehr gezielte Hilfe zu geben? Wie kann es gelingen, ein schlechtes Gewissen zu beruhigen?

4.2.5 Alterserleben

Aus medizinisch-biologischer Sicht ist Altern ein unaufhaltsamer Veränderungsprozess, der Körperfunktionen beeinträchtigt und den Organismus in seinen Fähigkeiten reduziert. In der Hauskrankenpflege geht es neben der Feststellung des chronologischen und medizinischen Alters vor allem um das Erkennen des subjektiven Alterserlebens der KundInnen. Im Alter geraten Menschen oft in persönliche Krisen. Sie begreifen die Endlichkeit des eigenen Lebens und ziehen Bilanz. Die Ergebnisse dieser Bilanz haben wesentlichen Einfluss auf die Gestaltung des Pflegeprozesses.

Verunsicherung im Alter

In der Auseinandersetzung mit sich und ihrem Leben empfinden KundInnen sehr unterschiedliche Gefühle – bei manchen sind dies Resignation, Verzweiflung und Depression, bei anderen wiederum Ruhe und Zufriedenheit. Viele erleben das Alter als Verlust von Jugend, Schönheit, Kraft, Image und Prestige. Sie fürchten um ihre wirtschaftliche Sicherheit und haben Angst vor finanzieller und sozialer Armut und vor dem Verlust ihrer Autonomie und Unabhängigkeit. Sie denken an ihren schwindenden Einfluss auf ihre Umwelt. Sie haben Angst vor dem Tod und davor, allein und unbeweint zu sterben.

Eine Verschlechterung der Gesundheitssituation ist begleitet von Ängsten vor einer Einweisung in ein Krankenhaus oder Pflegeheim und vor dem Verlust der eigenen Wohnung. Oft kommt dann ein gewisser Verfolgungswahn auf: Angehörige werden als geldgierig oder als ErbschleicherInnen wahrgenommen, Pflege- und Betreuungspersonen als SaboteurInnen lieb gewordener Gewohnheiten oder gar als DiebInnen.

Alter als Chance

Andere KundInnen erleben das Alter als Chance. Viele alte Menschen genießen die Möglichkeit zum gesellschaftlichen Rückzug. Vielen Verpflichtungen in ihrem Leben sind sie nicht aus persönlicher Überzeugung nachgekommen, sondern nur, um berufliche Karriere zu machen oder soziale Nachteile zu verhindern. Sie nutzen das Alter und den Ausstieg aus dem Berufsleben sehr bewusst zum Ausruhen – „zum Faulsein“– und erleben das Alter auch im Falle von Einschränkungen als Befreiung von den Lasten und Strapazen des Alltags.

Sie genießen den Rückzug ins eigene Ich. Sie schätzen es, zu denken, zu handeln, den Tag zu gestalten, wie es ihnen gefällt, ohne Rücksicht auf anderer Leute Meinungen und Urteile. Die Frage „Was werden die Leute sagen?“ verliert an Bedeutung. Vielmehr leisten sich solche KundInnen so manche „Verrücktheit“.

Alter wird auch als Argument oder Notlüge genützt, um sich von verschiedenen Verpflichtungen zu lösen, z. B. von Reisen zu unliebsamen Verwandten oder von Einladungen, die schon längst ausgesprochen werden sollten, oder vor dem Zahnarztbesuch, der ja in diesem Alter ohnehin nicht weiter wichtig sei.

Alter verstehen

Für eine bedarfsgerechte Pflege muss man das Alterserleben kennen, denn das Verhalten hängt davon ab. Krankheiten führen oft zu Stresssymptomen und bestimmten Verhaltensweisen.

Um die Pflegeplanung bedarfs- und bedürfnisorientiert zu entwickeln und um Form und Umfeld der Pflegeinterventionen festzulegen, müssen die Pflegenden in der Hauskrankenpflege wahrnehmen, wie die KundInnen Krankheit und Altern erleben. Der klare Blick für das Erleben der KundInnen erklärt meistens auch deren Verhalten in speziellen Situationen oder im täglichen Leben. Alles, was die KundInnen erzählen, ist wichtig und kann für die Pflegebeziehung und das pflegerische Handeln sinnvoll verwertet werden.

4.2.6 Verhalten von kranken und alten Menschen

Das Verhalten der KundInnen im Pflegeprozess wird davon abhängen, wie sie die Einschränkungen und Belastungen ihrer Krankheit sowie das Altsein und Altwerden erleben.

Krankheiten und das damit verbundene Einsetzen von Krisensituationen führen häufig zu stressähnlichen Symptomen. Ausgelöst durch das Krankheits- und Alterserleben, können sich verschiedene Verhaltensmuster entwickeln, die sich physisch, psychisch und sozial zeigen und beobachten lassen, wie z. B.

- Demut
- Aggression
- Sprachlosigkeit
- Redefluss
- notorisches Lügen aus dem Bedürfnis nach Anerkennung und Wertschätzung
- sich „in Szene setzen“
- Bewegungsverweigerung

- Vereinnahmung oder Ablehnung
- Hyperaktivität
- Zerstörungstendenzen
- Waschzwang
- Putzfimmel
- Wandertrieb
- Umkehr des Tag-Nacht-Rhythmus
- Auslösen von Intrigen
- übertriebene Kooperation
- Widerstand
- Ängstlichkeit u. v. m.

Zur Betreuung benötigen die Pflegepersonen gute Kenntnisse über die verschiedenen Formen der Auseinandersetzung mit Krankheiten und Krisen. Viele AkteurInnen können diese Auseinandersetzung positiv oder negativ beeinflussen. Deshalb ist es wichtig, die Beziehungsnetze der KundInnen und deren Qualität konsequent und exakt zu erfassen.

Verhaltenswahrnehmung

Für die Pflegepersonen ist es nicht immer leicht, die Einflussfaktoren zu erkennen und entsprechend zu reagieren, denn sie sind nur einen kleinen Teil des 24-Stunden-Tages mit den KundInnen zusammen. Nur in dieser Zeit besteht die Chance, aus den Verhaltensmustern der KundInnen und anderer anwesender Personen zu erkennen, wie die Situation der Pflegebedürftigkeit bewältigt wird und welcher Unterstützungsbedarf konkret besteht (Coping).

Während der kurzen Anwesenheit der Pflegeperson muss aus dem Verhalten die nötige Unterstützung erkannt werden.

Aus dem stationären Bereich sind Pauschalbewertungen bekannt, wie: Eine zu pflegende Person „kommt mit ihrer Behinderung gut zurecht", „kann ihre Erkrankung annehmen" oder „hat sich mit ihrem Handicap abgefunden". Diese allgemeinen und reduzierten Aussagen mögen für die Spitalssituation ausreichend und richtig sein, wo die KundInnen rund um die Uhr in stationärer Obhut und die Angehörigen und FreundInnen nur zu Besuchszeiten anwesend sind.

Erfahrungsgemäß verhalten sich Menschen bei einem Besuch im Krankenhaus anders als bei einem Besuch zu Hause.

Beispiel

Eine bei ihren Besuchen im Spital besorgte, hilfsbereite und verständnisvoll wirkende Tochter kann sich zu Hause durch ein Helfersyndrom oder durch Nervosität und Gereiztheit zu einer emotionalen Belastung für die pflegebedürftige Mutter wie auch für das Pflegepersonal entwickeln.

Die Beschreibungen von Verhaltensmustern der KundInnen müssen in der Hauskrankenpflege immer mit der Beschreibung der Situation verbunden sein:

- Es muss klar werden, zu welcher Zeit (vormittags, nachts) und in welcher Situation (beim Essen, beim Haarewaschen) und persönlichen Verfassung die KundInnen z. B. ein akzeptierendes oder ein resignatives, abwehrendes Verhalten zeigen;
- es muss festgestellt werden, welche Einflüsse (Personen, Wetter, Atmosphäre, Schmerzen) das Verhalten beeinflussen.

Ohne diese Wahrnehmungen ist es nicht möglich, die KundInnen angemessen und hilfreich zu unterstützen. Die Schilderungen der KundInnen, der Angehörigen und FreundInnen sowie der Pflegenden werden wie in einem Puzzle zusammengesetzt und können erst dann ein ganzes Bild ergeben. Die Evaluation des Copingprozesses ist eine Bildbeschreibung und keinesfalls mit ein oder zwei Sätzen abgetan. Eine verallgemeinernde, pauschale Aussage macht Pflegepersonen nicht handlungsfähig und den Pflegeprozess nicht erfolgreich.

Erst Wahrnehmungen der verschiedenen Beteiligten ergeben ein Gesamtbild. Pauschalaussagen machen nicht handlungsfähig.

Schmerz

Schmerz ist eine körperliche, psychische und soziale Belastung. Menschen reagieren unterschiedlich darauf. Pflegepersonen sollen die Erfahrungen der KundInnen bei der Schmerzbekämpfung einbeziehen.

Schmerz wird von den KundInnen als körperliche, psychische und soziale Belastung empfunden. Jedes Schmerzgeschehen drückt sich im ganzen Körper und besonders in Gestik und Mimik der KundInnen aus. Menschen reagieren auf akute oder chronische Schmerzen unterschiedlich und wissen im Regelfall, wie sie ihre Schmerzsituation erträglich gestalten können.

Die meisten Menschen haben Schmerzerfahrungen und somit bereits gelernt, welche Maßnahmen ihnen – über die Einnahme von schmerzstillenden Medikamenten hinaus – guttun. Pflegepersonen bieten den KundInnen natürlich ihre Überlegungen zur Schmerzbekämpfung an, aber ebenso stützen sie sich auch auf die Erfahrungen der KundInnen und unterstützen sie in der Durchführung persönlicher Maßnahmen.

In der Hauskrankenpflege benötigen die KundInnen neben der Unterstützung durch eine medikamentöse Schmerzbehandlung ganz besonders gut durchdachte und geplante Hilfestellungen bei der Adaptierung der Wohnung und der Gestaltung des Tagesablaufs:

- technische Hilfen
- Steuerung von Licht und Dunkelheit
- Auswahl und Verwendung richtiger Textilien für Kleidung, Bettwäsche, Vorhänge
- bedürfnisorientierte Zeitplanung für Besuche und Therapien

Dies sind nur einige Beispiele, die den KundInnen Schmerzen erträglich machen.

Einmal mehr ist die Fähigkeit zur Kommunikation, zur Beobachtung und zur sensiblen Wahrnehmung des Verhaltens und der Reaktionen der KundInnen Grundvoraussetzung, um sie in ihren Leiden unterstützen zu können. Dabei ist immer zu bedenken, dass in der Hauskrankenpflege nur eine sehr begrenzte Zeit zur Kommunikation und Beobachtung zur Verfügung steht.

Ekel gegenüber den Pflegepersonen

Für viele Pflegepersonen unerwartet sind Reaktionen des Ekels der KundInnen gegenüber den Pflegepersonen. Ekelreaktionen der KundInnen kommen im Spital nur sehr selten, in der Hauskrankenpflege hingegen immer häufiger vor. KundInnen, denen vor den Pflegepersonen ekelt, meinen oft: „Ich weiß ja nicht, wo die Schwester gerade herkommt." Das Problem des Ekels haben meistens KundInnen, die selbst einen sehr hohen Hygienestandard pflegen, oder jene, die sich aus psychologischen Gründen vor fremden Personen und deren Interventionen schützen wollen.

Manche KundInnen empfinden Ekel gegenüber den Pflegepersonen. Mit viel Geschick kann die Pflegeperson bei der Überwindung des Ekels helfen. Ansonsten muss die Pflege beendet bzw. Ersatz gefunden werden.

Mit viel Geschick muss die Pflegeperson die Ursachen des Ekels eruieren, um ihr Verhalten entsprechend anzupassen oder für die KundInnen Argumente zu finden, die es ihnen ermöglichen, ihre Empfindungen zu überwinden. Wenn zwischen den KundInnen und den Pflegepersonen keine Strategie zur Zusammenarbeit gefunden wird und die KundInnen ihre Ekelgefühle nicht ablegen können, kann die Pflege nicht fortgesetzt werden. In diesem Fall wird die Pflegeperson versuchen, die KundInnen so weit wie möglich in die Selbstpflege zu begleiten und Angehörige oder andere von den KundInnen akzeptierte Personen in die Pflege einzuführen.

4.3 Das Selbstverständnis der Pflegepersonen

Dieses Kapitel vermittelt eine Vorstellung darüber, welches Verhalten und Rollenverständnis von den Pflegenden erwartet wird.

Die Beschreibung von Besonderheiten und Belastungen soll die Entscheidung für oder gegen eine Tätigkeit in der Hauskrankenpflege erleichtern und vor negativen Überraschungen im Praktikum schützen.

Die Pflegepersonen in der Hauskrankenpflege haben das Bedürfnis, mündig zu sein, und streben nach Eigenverantwortung und Selbstständigkeit. Beides empfinden sie als sinnvoll und wohltuend und nicht als Belastung. Verantwortungsvolles Umgehen mit einem unerwarteten Freiraum im Arbeiten ist für sie selbstverständlich, und sie geraten nicht in Gefahr, diesen Freiraum unredlich und zum Schaden Dritter zu nutzen.

Pflegepersonen in der Hauskrankenpflege streben nach Selbstständigkeit und gehen verantwortungsvoll mit Freiräumen um.

Pflegepersonen sind bereit, durch ihre Arbeit in die verschiedenen Lebenswelten der KundInnen einzutauchen und den gesellschaftspolitischen Kontext herzustellen. Sie verstehen es als berufsethischen Auftrag, gemeinsam mit den KundInnen für deren Lebensqualität ein Netz der Sicherheit aufzubauen und sich nicht selbst von (formellen oder informellen) Netzen und Systemen (Berufsgruppen, Gesundheits- und Sozialsystem) abhängig zu machen.

Das pflegerische Selbstverständnis vergegenwärtigt sich laufend die Grenzen und Möglichkeiten des Berufes und des beruflichen Handelns und ist geprägt von den Prinzipien des Case Managements (siehe Kapitel 3.2).

Das Handeln wird als unmittelbare Dienstleistung für die KundInnen verstanden und nicht als Assistenzleistung für andere medizinische oder therapeutische Berufe. Die Pflegepersonen sind aufgrund ihrer berufsethischen Haltung und fachlichen Kompetenz bereit, eigene Verantwortung zu übernehmen.

Erfolgreiche und mit ihrem Beruf zufriedene Pflegepersonen in der Hauskrankenpflege sind erfahrungsgemäß stabile, ausgeglichene Persönlichkeiten. Sie verfügen über eine liberale, tolerante und aufnahmebereite persönliche Haltung, die sie im privaten wie auch im beruflichen Leben einnehmen.

Die persönliche Psychohygiene ist ihnen ein wichtiges Anliegen, denn sie wissen, dass das eigene Wohlbefinden der Schlüssel zum beruflichen Erfolg ist. Die Währung für ihren Erfolg ist ein geglückter Pflegeprozess, der die KundInnen zufriedenstellt und ihnen eine Verbesserung der Lebenssituation bringt.

4.3.1 Motive der Pflegepersonen

Das wichtigste Motiv von Pflegepersonen, sich für die Arbeit in der Hauskrankenpflege zu entscheiden, ist das Interesse an Menschen und ihrem Leben in der realen Welt. Die Lebenswirklichkeit der KundInnen ist die Realität, in der sie arbeiten. Das Krankenhaus ist im Vergleich dazu eine künstliche Welt.

Ein weiteres Motiv ist der Wunsch nach Vielfalt und Abwechslung. Die Arbeit mit KundInnen unterschiedlichen Alters und Geschlechts, deren verschiedensten Krankheits- und Lebensgeschichten sowie ihren vielfältigen und bunten Lebensräumen lässt keine eintönige Routine aufkommen.

Die Pflegepersonen möchten die Bedürfnisse der Menschen kennen, und sie verstehen ihre Arbeit als Auftrag, Menschen auf ihrem Weg zu Mündigkeit, Autonomie und Unabhängigkeit zu unterstützen und ihnen zu einem selbstbestimmten Leben zu verhelfen. In außergewöhnlichen Lebenssituationen suchen und finden sie mit den KundInnen Alternativen zur Bewältigung ihrer Probleme, und sie verfallen nicht in die eitle Annahme, selbst am besten zu wissen, was gut für die KundInnen ist.

4.3.2 Wertschätzung des Berufes

Fragen nach der Wertschätzung des Berufes sind wichtig, weil sie Orientierung geben und Weiterentwicklung ermöglichen.

Die Frage nach dem Wert ihres Tuns ist eine der am häufigsten gestellten und auch eine der wichtigsten Fragen, die sich Pflegepersonen immer wieder stellen. Sie möchten wissen, welchen Wert die KundInnen, die KollegInnen und die Gesellschaft ihren Leistungen zuschreiben. Sie möchten wissen, welches Image und welches Prestige ihr Beruf bzw. ihr berufliches Handeln in der Bevölkerung genießen. Die Antworten auf diese Frage sind von großer Bedeutung, denn sie geben Sicherheit und Orientierung für die Arbeit und sie ermöglichen eine befriedigende berufliche und persönliche Weiterentwicklung.

KundInnen und Angehörige

Anerkennung und Kritik erfahren die Pflegepersonen vor allem direkt von den KundInnen und deren Angehörigen. Die KollegInnen, Vorgesetzten und andere in die Betreuung involvierte Berufsgruppen sind im Regelfall nicht gleichzeitig am Ort des Pflegegeschehens, ein Zusammentreffen mit ihnen ist wesentlich seltener. Die Pflegepersonen sind in der Regel mit den KundInnen und Angehörigen allein, wenn gepflegt und kommuniziert wird, und dies bedeutet, dass Lob und Anerkennung, zumindest für den Moment, konkurrenzlos entgegengenommen werden können und nicht mit anderen geteilt werden müssen.

Einige beispielhafte Aussagen von KundInnen, die Auskunft über ihre Erwartungen zum Verhalten und Handeln der Pflegepersonen – also der Prozessqualität – geben, sind folgende:

Beispiele

- „Bei Ihnen spüre ich die Spritze überhaupt nicht. Sie machen das ganz ausgezeichnet!"
- „Na, eine Schwester Stefanie wie in der Fernsehserie sind Sie ja gerade nicht!"
- „Sie müssen sich nicht immer entschuldigen, ich plane Ihre Verspätung ohnehin immer ein."
- „Ich bitte Sie, seien Sie zu meiner Tochter freundlich, denn sonst ist sie ungehalten. Bitte bedenken Sie, dass ich sie 24 Stunden ertragen muss und dabei auch noch für ihre Hilfe dankbar sein soll."

KollegInnen und Vorgesetzte

Während sich die Bewertung der Pflegeleistung durch die KundInnen und die Angehörigen überwiegend auf die Prozessqualität bezieht, geben die Bewertungen der KollegInnen und Vorgesetzten Auskunft über die Ergebnisqualität.

In einer alle zwei Wochen stattfindenden Dienstbesprechung mit KollegInnen und der Pflegedienstleitung fallen zur Ergebnisqualität beispielsweise folgende Äußerungen:

Beispiele

- „Herr M. hat die Ernährungsberatung offensichtlich gut verstanden und umsetzen können. In seinem Kühlschrank finden sich die richtigen Lebensmittel und seine Blutzuckerwerte sind stabil. Gut gemacht, Schwester Gabi."
- „Frau G. konnte nach wie vor nicht überzeugt werden, dass ihr ein kurzer Spaziergang im Garten guttun würde."
- „Bei der Pflegevisite musste ich feststellen, dass der Wundheilungsprozess bei Frau S. stagniert."

Anerkennung und Kritik haben in der Hauskrankenpflege sehr hohe Relevanz und nehmen in der Beurteilung einer Organisation und ihrer MitarbeiterInnen einen wichtigen Stellenwert ein. Man geht davon aus, dass KundInnen, die zu Hause gepflegt werden, aufgrund der vertrauten Umgebung im Allgemeinen offen und angstfrei kommunizieren; umso wichtiger ist der professionelle Umgang mit Kritik und Beschwerden.

Vorsorge für den Erfolg

Pflegende in der Hauskrankenpflege werden aufgrund der intensiven Beziehung zu den KundInnen sehr geschätzt.

Die Pflegepersonen der Hauskrankenpflege agieren in ihrer Arbeit nicht nur selbstständig und eigenverantwortlich, sondern auch besonders vorsorglich. Wenn sie die KundInnen nach einem Hausbesuch verlassen, ist ihnen bewusst, dass die Verantwortung nicht automatisch an eine andere diensthabende Schwester übertragen wird, die, falls nötig, korrigierend eingreifen kann.

Sie haben im Pflegeplan alle potenziellen Probleme berücksichtigt und die entsprechenden Vorkehrungen getroffen. Die KundInnen sind über viele Stunden und meistens die ganze Nacht allein. Wenn sie sich trotzdem wohl und sicher fühlen, wissen die Pflegepersonen um den Nutzen ihrer Arbeit und ihren beruflichen Wert und schätzen ihn berechtigterweise auch entsprechend hoch ein.

Dauerhafte Wertschätzung

Der äußerst hohe Stellenwert, den Pflegepersonen in der Hauskrankenpflege bei KundInnen, Angehörigen und anderen Berufsgruppen einnehmen, hat mehrere Ursachen.

Er resultiert einerseits aus der sehr intensiven Beziehung zu den KundInnen. Diese Beziehung kommt durch den Wochen, Monate oder Jahre andauernden Pflegeprozess und durch die Integration der Pflegepersonen in die Lebenswelt der KundInnen zustande.

Lange Pflegebeziehungen schaffen eine Vertrauensgrundlage zwischen den KundInnen und den Pflegepersonen. Daher ist auch ein Wechsel der Pflegeperson bei den KundInnen meist nicht erwünscht und führt oft zu emotionalen Schwierigkeiten. Vertrauen zwischen KundInnen und Pflegepersonen ist ein Kapital für die Pflegebeziehung, das erarbeitet werden muss und sich nur langsam entwickelt. Einmal erreicht und gut gepflegt, ist das Vertrauen ein weiterer Grund für die hohe Wertschätzung der Arbeit in der Hauskrankenpflege.

Andererseits wird der Nutzen der Pflegearbeit von den KooperationspartnerInnen, wie ÄrztInnen, TherapeutInnen und Angehörigen, höher eingeschätzt als die Spitalspflege. Das lässt sich dadurch erklären, dass die Pflegenden als EinzelarbeiterInnen mit einer fundierten Beziehung zu den KundInnen angesehen werden und nicht als MitarbeiterInnen eines Teams einer Station.

Auch der Erfolg der Pflege bleibt in der Hauskrankenpflege letztlich den Pflegepersonen vorbehalten, während im Krankenhaus der Pflegeerfolg nur als Unterstützung für den medizinischen Erfolg gilt.

4.3.3 Berufliches Situationsverständnis – das Arbeitsumfeld

Die Hauskrankenpflege wird als sehr abwechslungsreich, vielfältig, kreativ und anspruchsvoll erlebt. Der Grund dafür ist der weite Spannungsbogen der Aufgaben, wie Management, Organisation, Information und Beratung, Durchführung medizinisch-technischer Tätigkeiten bis hin zu Validation, Biografiearbeit u. v. m.

Was ist das Besondere an Hauskrankenpflege?

Wie im vorigen Abschnitt (siehe Abschnitt 4.3.2) beschrieben, ist die vertrauensvolle Pflegebeziehung ein Teil des Kapitals für einen zufriedenstellenden Pflegeprozess. Ein weiterer, ebenso wichtiger Teil ist die Umsetzung der individuellen Pflege auf Basis der Kundenorientierung. Dafür ist ein Maximum an fachlichem Wissen und Können der Pflegepersonen Voraussetzung.

In der Hauskrankenpflege kann aufgrund der unterschiedlichen Lebensstandards, Gewohnheiten und Wohnbedingungen der KundInnen nur sehr eingeschränkt mit allgemeingültigen Standards gearbeitet werden, wie sie aus dem stationären Bereich bekannt sind. Die Pflegenden müssen sich gleichzeitig an den persönlichen Standards der KundInnen und an ihren eigenen berufsethischen Standards orientieren. Das bedeutet, dass gemeinsam mit den KundInnen ein für beide PartnerInnen verträgliches und förderndes Pflegemilieu geschaffen werden muss.

Aus berufsethischen Standards und aus den Standards der KundInnen muss ein verträgliches Pflegemilieu geschaffen werden.

Die ganzheitliche Orientierung der Pflege kann nur in der Gemeinsamkeit mit den KundInnen gelingen und bedeutet für die Pflegepersonen, sich vom „Flickwerk" der Pflege zu verabschieden. Die Pflegenden müssen die Gesamtheit der Pflegesituation im Blick haben und dürfen ihre Beobachtungen und ihre Verantwortung nicht auf eine einzelne Aufgabe reduzieren.

Das Bedenken und Überblicken der gesamten Pflege- und Betreuungssituation der KundInnen ist für viele Pflegepersonen zunächst ungewohnt und muss in der Praxis erlernt werden, bis es selbstverständlich geworden ist – besonders unmittelbar nach einem Wechsel aus dem stationären in den ambulanten Bereich.

Beispiel

Eine Pflegeperson, die bei einem aidskranken Kunden Medikamente injiziert und Verbände wechselt, muss darüber hinaus wissen, welche anderen Dienste bei diesem Kunden eingesetzt sind und welche Aufgaben von ihnen übernommen werden.

Unzureichende hygienische Maßnahmen, einseitige Ernährung oder körperliche Überanstrengung können die Wirkung von Medikamenten negativ beeinflussen oder aufheben.

Verschiedene Einflüsse können die Wirkung von Medikamenten aufheben. Alle Interventionen müssen aufeinander abgestimmt sein. Dafür ist interdisziplinäre Zusammenarbeit notwendig.

Physische, psychische und soziale Interventionen müssen im Sinne einer ganzheitlichen Orientierung aufeinander abgestimmt werden. Diese Maßnahmen werden aber meistens von verschiedenen Personen oder Berufsgruppen durchgeführt und deshalb ist die interdisziplinäre Kommunikation und Dokumentation der Pflege, Betreuung und Therapie eine essenzielle Voraussetzung für die Verbesserung oder Stabilisierung der Gesundheitssituation der KundInnen.

Wo entsteht Hauskrankenpflege?

Hauskrankenpflege umfasst eine Vielfalt an Aufgaben, und um diese zu erfüllen, sind die Pflegepersonen an vielen verschiedenen Orten. Hauskrankenpflege findet in den Häusern und Wohnungen der KundInnen, in der Straßenbahn, in Ordinationen, im Sanitätsfachhandel, in Sozialstationen, in Autos, im Supermarkt, in Apotheken, bei Gericht, bei der Sachwalter- und Patientenanwaltschaft, bei Ämtern und Behörden, bei Sozialversicherungen, in Krankenhäusern, im Park, in der Seelsorge etc. statt.

Beispiele

- Wohnungen werden an die Bedürfnisse der KundInnen angepasst – Pflegemilieus werden geschaffen ...
- In den Straßenbahnen wird die Pflegesituation des letzten Kunden/der letzten Kundin reflektiert und über jene des nächsten Kunden/der nächsten Kundin nachgedacht, manchmal werden Notizen gemacht und manchmal wird einfach nur durchgeatmet ...
- In den Ordinationen werden mit den ÄrztInnen Vereinbarungen zur Zusammenarbeit getroffen, die nächsten pflegerischen und medizinischen Schritte überlegt, Rezepte/Verordnungen/Anordnungen eingeholt und Informationen ausgetauscht ...
- Im Sanitätsfachhandel wird informiert und beraten, Hilfsmittel werden besorgt ...
- In Sozialstationen werden KundInnen und Angehörige beraten und informiert, Hausbesuche organisiert, Pflegeprozesse geplant und reflektiert ...
- In Autos werden die Strecken zwischen den KundInnen bewältigt, Heil- und Pflegemittel werden transportiert, es wird gefunkt, dokumentiert und manchmal wird eine Pause eingelegt und ein kleiner Imbiss eingenommen ...
- Im Supermarkt und im Reformhaus werden Lebensmittel für Diätmenüs gesucht und gekauft ...
- In Apotheken werden Medikamente besorgt, Dosiervorbereitungen in Auftrag gegeben ...

- Bei Gericht werden fachpflegerische Stellungnahmen oder Zeugenaussagen gemacht ...
- Mit SachwalterInnen werden finanzielle und organisatorische Vereinbarungen getroffen ...
- In Ämtern und Behörden werden Formalitäten und bürokratische Verpflichtungen erledigt ...
- Bei Sozialversicherungen werden Bestätigungen, Bewilligungen und Informationen eingeholt ...
- In Krankenhäusern werden Informationen ausgetauscht, Entlassungen vorbereitet, Nachbetreuungen für zu Hause geplant ...
- Im Park wird über die Vergangenheit, die Gegenwart und die Zukunft gesprochen ...
- Mit der Seelsorge werden die psychischen Bedürfnisse und seelischen Unterstützungsmöglichkeiten überlegt ...

Welche Eigenschaften hat Hauskrankenpflege?

Innovativ und kreativ

Hauskrankenpflege ist innovativ und kreativ, wenn es darum geht, mit den KundInnen Wohnungen auf ihre Bedürfnisse hin zu adaptieren oder zu helfen, ihre Gewohnheiten zur Verbesserung ihrer Gesundheitssituation zu verändern. Innovation und Kreativität sind auch gefragt, wenn Menschen in ein Leben mit alten und neuen sozialen Kontakten zurückgeführt werden wollen oder wenn das soziale Umfeld stabilisiert werden muss.

Spontan und geplant

Spontaneität und geplantes Vorgehen gleichermaßen sind dann notwendig, wenn eine bestehende Pflegesituation in sehr kurzer Zeit verändert werden muss. Dies kann z. B. durch das Ausfallen von pflegenden Angehörigen, das Eintreten einer zusätzlichen Erkrankung, plötzlich defekte Haushaltsgeräte, den Verlust von finanziellen Mitteln oder den Tod eines geliebten Menschen der Fall sein.

Beispiel

Eine pflegende Tochter, die plötzlich in ein Spital eingewiesen wird und anschließend einen mehrwöchigen Rehabilitationsaufenthalt benötigt, kann eine Pflegesituation nicht nur im Hinblick auf die Durchführung von Pflegehandlungen beeinflussen, sondern auch die KundInnen aus dem – oft schwer erkämpften – Gleichgewicht bringen.

Aber auch eine kaputte Waschmaschine kann bei inkontinenten KundInnen mit wenig Wäschereserven katastrophale Auswirkungen haben.

Bürokratischer und unbürokratischer Einsatz ist erforderlich, wenn die Pflege umgehend beginnen muss.

Bürokratisch und unbürokratisch

Medizinische Hauskrankenpflege erfordert nicht selten bürokratischen und gleichzeitig unbürokratischen Einsatz. Er ist erforderlich, wenn sich die KundInnen noch in einem akuten Krankheitsstadium befinden und die Pflege umgehend einsetzen muss. Die Genehmigung der Medizinischen Hauskrankenpflege durch die zuständige Sozialversicherung nimmt im Regelfall – auch bei rascher Bearbeitung – einige Tage in Anspruch.

Um keine Versorgungslücken entstehen zu lassen, müssen ÄrztInnen und Pflegepersonen Behandlung und Pflege oft ohne die formal erforderlichen schriftlichen Genehmigungen beginnen: ein unbürokratischer Beginn der Hauskrankenpflege, deren bürokratische Anforderungen verspätet erfüllt werden.

Um festzustellen, ob der Pflegeprozess das richtige Tempo hat und ob die Art der Betreuung stimmt, ist Sensibilität vonnöten.

Sensibel

Nur sensible Pflegende können erkennen, ob die KundInnen auf dem gemeinsamen Weg des Pflegeprozesses gut mitgehen können, das Tempo zurückgenommen oder gesteigert oder die Art der Betreuung verändert werden muss. Manchmal möchten KundInnen in ihrer Genesung schneller vorankommen, verfügen aber noch nicht über ausreichende physische Kräfte. Ein anderes Mal könnten zwar aus organischen Gründen alle Reaktivierungspotenziale ausgeschöpft werden, aber die KundInnen sind dazu psychisch noch nicht bereit. Nach langer Abhängigkeit haben sie vielleicht Angst, auf den berühmten „eigenen Beinen“ zu stehen.

Sensibilität ist hier die wichtigste Voraussetzung, um den KundInnen sicher und bestimmt die richtigen Informationen zu geben, sie verständlich zu beraten und klar die Grenzen und Möglichkeiten der Dienstleistung zu erklären.

Vielfältig

Die Pflegenden müssen in der Wahl ihrer Maßnahmen aus einem großen Reservoir schöpfen können, sowohl was die Möglichkeiten als auch was die Art und Weise der Durchführung betrifft.

Beispiel

Angenommen, eine Kundin legt großen Wert auf eine regelmäßige Haarwäsche. Seit ihr allerdings einmal Haarshampoo in die Augen gekommen ist und sie in der Folge an einer schweren, schmerzhaften Entzündung der Bindehaut litt, hat sie Angst vor der Prozedur. Eine Pflegeperson weiß in diesem Fall mehrere alternative Lösungsmöglichkeiten anzubieten, um die Kundin zu beruhigen und ihr die Angst zu nehmen. Die Kundin soll die Haarwäsche in einem ersten Schritt frei von Angst und später als angenehm und wohltuend erleben. Sie soll das Gefühl haben, dass alles ganz einfach war, und sich wundern, dass sie nicht selbst auf diese Lösung gekommen ist.

Rücksichtsvoll

Die KundInnen schließen mit den Organisationen einen formellen Betreuungsvertrag ab. Viele KundInnen wünschen sich aber trotz dieser formellen Vereinbarung ein informelles Auftreten der Pflegepersonen und der Organisation. Sie wollen nicht, dass NachbarInnen oder andere Personen ihres sozialen Umfeldes über die Inanspruchnahme der Hauskrankenpflege Bescheid wissen. Die Gründe dafür sind vielfältig und meistens sehr persönlich. Das bedeutet, dass die MitarbeiterInnen einer Organisation zu den Hausbesuchen unauffällig, also ohne auffällige Dienstautos und Dienstkleidung, erscheinen müssen.

Individuelle Pflege bedeutet, die Gewohnheiten der KundInnen zu berücksichtigen, z. B. beim Essen und Trinken, beim Anziehen, in der Pflege sozialer Kontakte und insbesondere in der Lebensaktivität „als Mann oder Frau leben". Individuelle Pflege stellt die KundInnen mit ihren Bedürfnissen, Wünschen und Erwartungen ins Zentrum des Handelns. Gleichzeitig sind die fachpflegerischen Standards Grundlage des Tuns, um eine verantwortliche Pflege zu gewährleisten.

Beispiele

Eine Pflegeperson wird einem an Diabetes mellitus erkrankten Kunden – auch auf dessen Wunsch hin – keine für die Krankheit schädlichen Lebensmittel besorgen oder Menüvorschläge akzeptieren, die mit Sicherheit eine Verschlechterung der Erkrankung erwarten lassen.

Ein gehbehinderter Mann verabredet sich jeden Mittwochnachmittag mit einer Prostituierten, und selbstverständlich werden zu diesem Zeitpunkt keine Hausbesuche geplant.

Begrenzt

Hauskrankenpflege hat ihre organisatorischen und fachlichen Grenzen, über die die KundInnen bereits am Beginn der Pflege verständlich und umfassend informiert werden müssen. Zum Beispiel sind Organisationen in den seltensten Fällen in der Lage, KundInnen rund um die Uhr zu pflegen. Dazu gibt es kaum ausreichend Personal und auch keine gesicherte Finanzierung. Deshalb stellt die 24-Stunden-Hauskrankenpflege nach wie vor eine Ausnahme für finanzkräftige KundInnen dar.

Hauskrankenpflege ist auf wenige Stunden pro Tag begrenzt. Die KundInnen müssen darüber informiert werden.

Eine weitere Grenze der Hauskrankenpflege sind aufwändige medizinische Behandlungen. Intensivpflege, wie sie aus dem akut-stationären Bereich bekannt ist, kann zu Hause nur im Ausnahmefall umgesetzt werden. Meistens fehlen dazu die räumlichen, technischen, finanziellen und personellen Voraussetzungen (= Strukturqualität).

Wohltuend und distanziert

Hauskrankenpflege kann aber für KundInnen und Angehörige eine unendliche persönliche Erleichterung sein und positive Wirkung auf das tägliche Leben haben. Da gibt es jene KundInnen, die durch diese Dienstleistung ihren Lebensabend zu Hause verbringen können, pflegende Angehörige, die Pause machen und die Verantwortung teilen können, und kranke oder behinderte Kinder, die zu Hause bei ihren Eltern bleiben können.

Obwohl Pflegepersonen den KundInnen sehr nahe stehen, muss respektvolle Distanz gewahrt werden.

Die Pflegepersonen stehen den KundInnen durch die langen Pflegeperioden, das Arbeiten in der Privatheit und die Kenntnis vieler persönlicher und intimer Details sehr nahe. Trotzdem müssen sie jene Distanz wahren, die gegenüber den KundInnen immer Respekt und Wertschätzung erkennen lässt und sie in ihrer Rolle bestätigt. Die KundInnen werden mit ihren Namen angesprochen, pseudovertrauliche Anreden wie „Oma“, „Opa“, „Muatterl“ oder „Vaterl“ sind tabu.

Komplex und einfach

Hauskrankenpflege ist eine sehr komplexe Dienstleistung in einem sehr komplexen System. Für den Laien scheint Hauskrankenpflege aber eine sehr einfache und unkomplizierte Dienstleistung zu sein. Die Pflegepersonen fahren von Haus zu Haus, von Kunde zu Kundin und pflegen. Sie messen Blutdruck, wechseln Verbände, geben den Hilfskräften Anweisungen, und wenn sie unsicher oder ratlos sind, rufen sie den Hausarzt/die Hausärztin an.

Wer sich in der Hauskrankenpflege auskennt, weiß jedoch: Wenn eine Leistung einen so einfachen und unkomplizierten Eindruck macht, ist sie gut und professionell gemacht. Denn das bedeutet, dass die KundInnen den notwendigen Aufwand, den Einsatz und die Energie im Hintergrund, die erforderlich sind, um die Voraussetzungen für die Leistungen vor Ort zu schaffen, nicht wahrnehmen.

„Einfach und unkompliziert“ bedeutet, dass ausgezeichnete Planungen und Vorbereitungen die reibungslose Durchführung der Dienstleistung sichergestellt haben. Die KundInnen sollten die Komplexität des Dienstes nicht und schon gar nicht negativ spüren, denn dies würde sie verunsichern, nervös machen und den Fortschritt ihres Pflegeprozesses behindern.

Informativ und anregend

Pflegepersonen müssen die relevanten Entwicklungen im Gesundheitsbereich verfolgen.

Hauskrankenpflege ist informativ, da der berufsethische Auftrag von den Pflegepersonen fordert, ihr Wissen immer auf den neuesten Stand der wissenschaftlichen und allgemeingültigen Erkenntnisse zu bringen. Die besondere Herausforderung der Fachdisziplin Hauskrankenpflege ist die Vielseitigkeit der Arbeit.

Pflegepersonen können sich nicht mit der Weiterbildung in nur einem „Fach“ – z. B. innere Medizin – begnügen. Sie treffen auf Menschen mit allen möglichen Erkrankungen und Leiden. Allerdings gibt es Pflegeschwerpunkte und primäre Zielgruppen. Die größte Zielgruppe ist die der alten und hochbetagten Menschen mit jenen Abhängigkeiten und Defiziten, die das hohe Alter mit sich bringt.

Pflegende in der Hauskrankenpflege müssen die Entwicklung der gesundheitlichen Probleme der Bevölkerung laufend beobachten und prognostizieren können, welche Pflegeanforderungen auf sie zukommen.

Neben den gesundheits- und krankenpflegerischen Wissensgebieten müssen sich Pflegepersonen auch laufend über die Veränderungen im Gesundheits- und Sozialsystem, die relevanten Gesetze und Finanzierungsmodelle sowie die Konkurrenz und die Erwartungen der KundInnen informieren.

Beispiel

Eine Pflegeperson, die einen Kunden/eine Kundin mit Morbus Crohn betreut, muss diesem/dieser z. B. sagen können, ob diese Erkrankung häufig vorkommt oder nicht, ob es Selbsthilfegruppen zur Unterstützung gibt, und falls ja, wo. Sie könnte es auch als ihre Aufgabe ansehen, eine solche Selbsthilfegruppe zu gründen.

In einem anderen Fall ist es erforderlich, bei der Besorgung von Medikamenten in der Apotheke zu klären, welche Medikamente im Preis billiger als die Rezeptgebühr sind, oder den Kunden/die Kundin bei den Formalitäten für die Befreiung von der Rezeptgebühr zu unterstützen.

Die Erzählungen der KundInnen – besonders im Rahmen der Biografiearbeit – versetzen die Pflegenden oft in eine andere Zeit, und sie erleben durch die Schilderungen eine andere Generation, Menschen mit einer anderen Sozialisation und andere Lebenswelten. Sie werden dadurch an Erfahrungen teilhaben, die das eigene Leben auf wertvolle Weise bereichern können.

Team- und öffentlichkeitsorientiert

Hauskrankenpflege ist Teamarbeit in der Organisation, also im Hintergrund des Pflegeprozesses, z. B. bei Fall- oder Dienstbesprechungen in den Einsatzzentralen (siehe Abschnitt 4.4.5). In der Pflegesituation vor Ort aber sind die Pflegenden allein und leisten im Regelfall als Fachpersonen Einzelarbeit. Sie argumentieren, treffen Entscheidungen und müssen diese auch ungeteilt verantworten, d. h. allein und nicht gemeinsam mit anderen KollegInnen.

Schließlich exponiert sich Hauskrankenpflege in der Öffentlichkeit. Die Pflegenden nehmen vielfach eine offizielle Rolle ein, z. B. beim Tag der offenen Tür, durch das Vorstellen der Leistungen und Angebote ihrer Organisation bei Messen, Kongressen oder Gesundheitsveranstaltungen.

Wann entsteht Hauskrankenpflege?

Hauskrankenpflege entsteht, wenn Menschen die Leistung aufgrund eines definierbaren und messbaren Pflegebedarfes benötigen und sie bei einem Anbieter angefordert wird.

Hauskrankenpflege ist nur möglich, wenn die KundInnen auch in Abwesenheit der Pflegenden sicher sind.

Sie kann nur entstehen, wenn durch eine begrenzte, aber bedarfsorientierte Pflegezeit sichergestellt und verantwortet werden kann, dass die KundInnen auch in der Zeit, die sie allein verbringen, ein sicheres Leben zu Hause führen können. Das Risiko ist kalkulierbar und darf nicht höher sein, als z. B. in einem Krankenhaus an einer Sekundärinfektion zu erkranken oder dort aus dem Bett zu fallen (siehe Kapitel 2.3).

Hauskrankenpflege entsteht durch Kooperationen mit

- KundInnen
- Angehörigen
- ÄrztInnen
- TherapeutInnen
- OrthopädInnen und BandagistInnen
- SozialarbeiterInnen
- Case ManagerInnen
- ApothekerInnen
- JuristInnen
- RichterInnen und AnwältInnen
- PatientenanwältInnen
- SachwalterInnen
- BeamtInnen
- Pflegepersonen
- FreundInnen, NachbarInnen, HausmeisterInnen
- SeelsorgerInnen
- MitarbeiterInnen aller sozialen Dienste, wie Essen auf Rädern, Besuchsdienst, Reinigungsdienst, Wäschepflegedienst
- Kammern und Interessenvertretungen wie Gewerkschaften, Berufsverbänden

Die KundInnen suchen sich die Anbieter mehr und mehr selbst aus. Qualifizierte Pflege ist daher zunehmend gefragt. Die Pflegepersonen sind ständig in der Öffentlichkeit tätig. Mit ihrem Verhalten tragen sie zum Ansehen der Hauskrankenpflege bei.

Pflegepersonen lernen im Laufe ihrer Hauskrankenpflegepraxis, dass für eine erfolgreiche Arbeit die Kommunikation und Zusammenarbeit mit den oben beispielhaft aufgezählten Einrichtungen und Personen unumgänglich ist.

Die KundInnen bewerten Alter und Krankheit zunehmend als gestaltbare Lebensphase und nicht mehr als unveränderliches Schicksal, das Isolation und das Leben in einer Randgruppe der Gesellschaft bedeutet. Dazu gehört, dass sie mündig und selbstsicher Information und Beratung einfordern, um ihre Entscheidungen treffen zu können. Sie wollen die Differenzierung der Leistungen verstehen und die Einrichtungen, bei denen sie die Angebote beziehen, selbst bestimmen. Dadurch wächst der Bedarf an qualifizierter Hauskrankenpflege.

4.3.4 Verhalten der Pflegeperson

Rollen in der Öffentlichkeit

Pflegepersonen in der Hauskrankenpflege werden täglich in der Öffentlichkeit wahrgenommen, in Häusern, in Verkehrsmitteln, in Ämtern usw. Mit ihrem Auftreten nehmen sie mehrere Rollen zugleich wahr. Sie repräsentieren eine Berufsgruppe, agieren anwaltlich für die KundInnen, sind lobbyistisch sowohl für die Gruppe von pflegebedürftigen Menschen als Ganzes wie auch für einzelne KundInnen aktiv. Mit ihrem Verhalten leisten sie einen spezifischen Beitrag zur Pflege des Ansehens ihrer Organisation, der Dienstleistung und insbesondere ihres Berufsstandes.

Für das Ansehen und den Einfluss der Pflegepersonen in der Hauskrankenpflege ist es wichtig, dass die Pflegenden zwischen ihrer Rolle im direkten Pflegeprozess mit den KundInnen und jener in der Öffentlichkeit unterscheiden. Um bei den KundInnen, ihrem beruflichen Umfeld und in der Öffentlichkeit ernst genommen zu werden, müssen Pflegepersonen auf soziale Urteile über ihre KundInnen auch im privaten Kreis verzichten.

Eine offene und doch feste Grundhaltung, Objektivität, Sachlichkeit und Sensibilität in der Analyse von Pflegesituationen und Arbeitsbeziehungen ist die Basis aller Verhaltensregeln.

Die Pflegepersonen in der Hauskrankenpflege agieren nicht ständig im Rahmen eines hierarchischen Systems, eines Pflegeheimes oder Krankenhauses. Sie sind in vielen Situationen vor Ort auf sich allein gestellt und müssen selbstständig agieren.

Die Zusammenarbeit mit ÄrztInnen, SachwalterInnen oder pflegenden Angehörigen, mit Krankenhauspersonal oder MitarbeiterInnen anderer an der Pflege beteiligter Organisationen fordert von den Pflegenden, sich auf ganz verschiedene GesprächspartnerInnen einzustellen und dabei fachlich sicher zu argumentieren, um im Sinne der KundInnen und zu deren Wohl zu arbeiten.

Rollen in der Pflege

Das Repertoire der Rollen, die die Pflegenden einnehmen können, ist in der Hauskrankenpflege aufgrund der vielen verschiedenen Lebenswelten und Familiensysteme besonders vielfältig. Das Verhalten der Pflegenden bewegt sich zwischen vielen Rollen: bestimmende Autorität, Fürsorgende, Vertrauensperson, FörderIn, HelferIn, KompensatorIn, Kind, LückenbüßerIn, BeschützerIn ...

Zur Herstellung einer zufriedenstellenden Pflegebeziehung müssen die Pflegenden erkunden, welches Verhalten, welche Rolle in einer spezifischen Situation angenommen wird und wie sich dies auf die Pflegebeziehung und das Umfeld der KundInnen auswirkt.

Im Pflegeprozess muss grundsätzlich hinterfragt werden, ob der Pflegeperson eine bestimmte Rolle zugewiesen oder aufgezwungen wird und ob sie diese Rolle annimmt oder ob sie selbst den KundInnen und deren Angehörigen ihre selbst gewählte und gelebte Rolle aufdrängt. Während des gesamten Pflegeprozesses muss das persönliche Rollenverhalten immer wieder neu überdacht werden.

Der Pflegeprozess kann auch durch die KundInnen positiv beeinflusst werden.

Dabei ist die Pflegeperson nicht immer nur „Gebende“. Auch die KundInnen tragen einen erheblichen Teil zum Gelingen bei. Sie können durch Anerkennung, Anteilnahme und Verständnis für die berufliche Situation der Pflegenden, ihre Lebenserfahrung, ihren Einfluss in der Familie u. v. m. die Zusammenarbeit im Pflegeprozess sehr positiv beeinflussen.

Dabei müssen sich die Pflegepersonen immer dessen bewusst sein, dass die Leistung Hauskrankenpflege von den KundInnen gekauft und bezahlt oder zumindest mitfinanziert wird. Dieser Umstand stärkt die Position der KundInnen und macht die professionellen HelferInnen zu Gästen, die eine Dienstleistung erbringen.

4.3.5 Besonderheiten und Belastungen in der Pflegesituation

Mobilität

Pflegepersonen in der Hauskrankenpflege sind „Fahrende“, denn sie müssen aufgrund der vielen täglichen Arbeitsstellen und wechselnden Pflegeorte mobil sein: mit öffentlichen Verkehrsmitteln, Dienst- oder Privatautos, mit Mopeds, Fahrrädern oder, vor allem im städtischen Bereich, auch zu Fuß.

Pflegende müssen „wetterfest“ sein, denn sie sind zu jeder Jahreszeit und bei jeder Witterung unterwegs. Außerdem sind sie gute AutofahrerInnen und verfügen über einen ebenso guten Orientierungssinn.

Der zeitliche Abstand zwischen den Pflegeorten wird von den Pflegepersonen manchmal als angenehm empfunden, da er Raum zwischen den Begegnungen mit den einzelnen KundInnen schafft. Diese Zeit gibt ihnen die Möglichkeit, die Pflegesituation, die gerade verlassen wurde, kurz zu reflektieren, sie für den Augenblick abzuschließen und sich gedanklich auf die nächste Situation vorzubereiten.

Ausstattung

Die Pflegenden haben immer eine Grundausstattung für ihre Arbeit im Gepäck. Taschen, Rucksäcke oder sperrige Hilfsmittel wie Hebehilfen müssen zu den Domizilen der KundInnen mitgenommen und getragen werden.

Es ist wichtig, für die jeweiligen Einsätze die richtigen Pflegehilfsmittel, Materialien und administrativen Unterlagen mitzuführen. Bei der Zusammenstellung der Grundausstattung ist darauf zu achten, dass alles Benötigte eingepackt wird und das Gepäck dennoch ein tragbares Gewicht nicht überschreitet, sodass keine körperlichen Beschwerden oder Schäden auftreten.

Für die Zusammensetzung der Grundausstattung gibt es keine standardisierten Vorgaben. Die Auswahl der mitgeführten Materialien ergibt sich aus dem Pflegebedarf der KundInnen und kann sich laufend ändern. Viele Organisationen haben ein Standardpaket zusammengestellt, das den MitarbeiterInnen im Notfall eine pflegerische Intervention ermöglicht. Im Detail können sie selbst über die endgültige Zusammenstellung ihrer Ausstattung entscheiden.

Am Beginn der Hauskrankenpflegepraxis ist es gewöhnungsbedürftig, selbst für die erforderliche Pflegeausstattung verantwortlich zu sein. Die Pflegenden müssen die Materialien aus der Organisation selbst mitbringen oder in Apotheken, im Sanitätsfachhandel, bei OrthopädInnen oder ÄrztInnen u. a. beschaffen. Dazu gehören gute Kenntnisse des Angebots, der Preisgestaltung und der Finanzierungsmöglichkeiten von Pflegehilfsmitteln und Heilbehelfen.

Die Zusammenstellung der Pflegeausstattung verlangt Kenntnisse des Angebots und der Finanzierungsmöglichkeiten.

Anpassungsfähigkeit

Die Pflegepersonen müssen sich mehrmals täglich ohne besondere Vorbereitungszeit auf die unterschiedlichen Lebenswelten der KundInnen einstellen. Die Lebensumstände der pflegebedürftigen Menschen müssen im Pflegeprozess täglich neu wahrgenommen und berücksichtigt werden.

Die Pflegenden müssen sich mehrmals täglich auf verschiedene KundInnen einstellen, auf deren aktuelle Lebenssituation achten und reagieren.

Beispiele

- Ein ungeliebter Sohn kehrt nach vielen Jahren unerwartet aus dem Ausland zurück und setzt alles daran, die Mutter in ein Pflegeheim zu bringen, um Ansprüche auf ihre Wohnung erheben zu können.
- Eine Telefonrechnung wurde nach mehrmaliger Mahnung nicht bezahlt und die Telefongesellschaft sperrt den Anschluss.
- Eine inkontinente Kundin verweigert hygienische Maßnahmen und die Verwendung von Kontinenzhilfen, obwohl sich Angehörige und Freunde wegen der Geruchsbelästigung bereits zurückziehen.

Die Pflegepersonen müssen die aktuellen Lebenssituationen der KundInnen erkennen und klärend darauf reagieren, denn alle Ereignisse haben Auswirkungen auf den Pflegeprozess. Es genügt nicht, die Beobachtungen auf Blutdruckwerte, Laborbefunde, den Wundheilungsprozess oder die Dokumentation von Flüssigkeitsbilanzen zu reduzieren.

Information

Der Anspruch der KundInnen und Angehörigen an Information und Beratung über Pflegeangebote bzw. Pflegealternativen ist hoch und auch berechtigt. Sie wollen nicht nur am Beginn der Pflege wissen, was sie im Pflegeprozess erwartet, sondern möchten laufend über alle Handlungen und deren Zielsetzungen informiert und aufgeklärt sein. In gleichem Maße haben auch andere an der Pflege und Betreuung beteiligte Personen Anspruch auf Information und Erklärung und fordern diese auch ein.

Beispiel

Der Sachwalter möchte wissen, wofür das Geld verwendet wird; der Hausarzt möchte über Mobilitätsfortschritte informiert werden; die Angehörigen möchten, dass preisgünstigere Einmalhandschuhe verwendet werden; die Einsatzleitung versteht nicht, warum die Wegzeit nicht eingehalten werden kann usw.

Die Pflegepersonen stehen unter kontinuierlichem Argumentationsdruck, und immer, wenn sie sich in ihren Handlungen und Entscheidungen fachlich unsicher fühlen, geraten sie leicht in eine defensive Rolle.

Kommunikation
Pflegende kommunizieren fast ständig – auch unterwegs. Informieren, Fragen und gegenseitiger Austausch erfolgen überall dort, wo Hauskrankenpflege stattfindet – bei den KundInnen, in Ordinationen, auf der Straße ... Kommunikation in der Hauskrankenpflege bedeutet vorzugsweise Telekommunikation – per Handy, Fax und E-Mail – sowie eine umfassende Dokumentation.

Das Gespräch mit KooperationspartnerInnen, wie ÄrztInnen, SachwalterInnen, KollegInnen, HeimhelferInnen oder PflegehelferInnen, wird oft schnell gebraucht und gesucht. Dabei ist besonders aus Gründen des Datenschutzes und der beruflichen Verschwiegenheit gut zu überlegen, wo, wie und mit wem kommuniziert wird.

Beispiel

Eine Pflegeperson, die in einem Autobus per Handy mit dem Hausarzt und auch für viele Fahrgäste gut verständlich die diagnostischen und therapeutischen Details einer namentlich genannten Kundin beraten hat, wurde von der Organisation gekündigt und sofort dienstfrei gestellt. Die Reinigungsfrau der Kundin war in der Nähe gesessen und hatte sich bei der Organisation beschwert.

Kooperation
Die Gestaltung der Pflegeinterventionen muss mit den KundInnen und deren Angehörigen „ausgehandelt“ werden. Pflegepersonen sind Gast an den Pflegeorten und brauchen daher für ihr Handeln und für die Verwendung aller für die Pflege notwendigen Sachmittel das Einverständnis der KundInnen – auch bei scheinbar einfachen Verrichtungen.

Beispiel

Die Vereinbarungen reichen beispielsweise bei der Haarwäsche vom geplanten Termin und von der Wahl des Shampoos über die Technik der Kopfmassage und der Wärmeregulation des Föhns bis zur Benützung von Bürste und Kamm.

Das persönliche Wohlbefinden der KundInnen steht im Mittelpunkt. Daher arbeiten Pflegepersonen oft unter der Anleitung der KundInnen.

In vielen Fällen arbeiten die Pflegepersonen unter Anleitung der KundInnen. Denn in der Hauskrankenpflege ist das persönliche Wohlbefinden der KundInnen ein permanentes Anliegen und ein generelles Ziel, das den Pflegeprozess positiv beeinflusst. Da nur die KundInnen selbst über ihr Wohlergehen befinden und entscheiden, können auch nur sie selbst die Pflegenden anleiten.

Eine Ausnahme bildet die Pflege von Kindern, geistig behinderten Menschen und Menschen mit fortgeschrittenen demenziellen Erkrankungen. In diesen Fällen kooperieren die Pflegepersonen mit jenen Personen, die den engsten emotionalen und sozialen Kontakt haben, denn diese kennen die pflegebedürftigen Menschen am besten.

Risiko

Besonders kritisch ist für Pflegepersonen die Einschätzung des Risikos, ob sichere Pflege und Betreuung zu Hause möglich, unter fachlicher Perspektive vertretbar und insgesamt zu verantworten ist („kalkuliertes Risiko"). Mit einer begrenzten Pflegezeit muss die Gesundheits- und Lebenssituation der KundInnen verbessert und stabil gehalten werden. Diese Einschätzung ist besonders heikel, wenn die Dienste sehr spät angefordert werden, bei den KundInnen bereits hohe Abhängigkeit in mehreren Lebensaktivitäten besteht und ihre Ressourcen knapp und unsicher sind (siehe Kapitel 2.3).

Die Einschätzung des Risikos, ob Pflege zu Hause möglich und zu verantworten ist, ist besonders heikel. Da viel Unvorhergesehenes passiert, müssen die Pflegepersonen sehr flexibel sein. Einsatztouren müssen oft kurzfristig umgeplant werden.

Erschwerend für die Arbeitssituation in der Hauskrankenpflege ist auch das hohe Maß an „Unvorhergesehenem". Die Anzahl der Hausbesuche kann sich aufgrund von Krankenhaus- oder Pflegeheimeinweisungen, Todesfällen, Übersiedlungen der KundInnen oder durch KundInnen oder Angehörige stornierte Dienste täglich ändern. Auch Einsatztouren müssen wegen Krankenständen, Autopannen, Verkehrsstaus, Abwesenheiten von MitarbeiterInnen oder wegen anderer nicht planbarer Umstände oft kurzfristig umorganisiert werden. Die wenigsten Organisationen können sich einen Bereitschaftsdienst leisten, der diese unvorhergesehenen Situationen abfedern würde. Von den Pflegepersonen wird deshalb höchste Flexibilität erwartet.

Verantwortung

Die Pflegenden tragen die Verantwortung für ihr Handeln, ihre Entscheidungen und – nicht zu vergessen – für ihr Verhalten in allen Situationen im Regelfall allein. Die Beratungsmöglichkeiten mit Vorgesetzten, KollegInnen, ExpertInnen oder anderen an der Pflege beteiligten Personen sind meist nicht sofort abrufbar, sondern müssen häufig erst geplant werden, wie z. B. ein gemeinsamer Hausbesuch mit dem Arzt/der Ärztin oder eine Fallbesprechung mit dem Team.

Jede Pflegeperson in einer Organisation ist nicht nur für die Zufriedenheit der KundInnen, sondern auch für das Beschwerdemanagement mitverantwortlich. Dabei kommt es nicht darauf an, wer eine Beschwerde einbringt, für die Organisation ist der Inhalt der Beschwerde relevant.

4.4 Der Pflegeprozess (Verständnis von Pflege)

Das folgende Kapitel hebt die Besonderheiten des Pflegeprozesses in der Hauskrankenpflege hervor.

Es weckt Verständnis dafür, dass der Pflegeprozess zu Hause in ein System verschiedenster Einrichtungen und AkteurInnen eingebettet ist und daher eine spezielle Anwendung der bekannten Pflegeinstrumentarien erfordert.

Für die Gestaltung eines zufriedenstellenden Pflegeprozesses ist das positive Zusammenwirken von mehreren Faktoren ausschlaggebend. An erster Stelle steht die Menschen- und Bedürfnisorientierung der Organisation und ihrer MitarbeiterInnen. Die Menschen- und Bedürfnisorientierung ist prinzipiell eine Frage der persönlichen Haltung und Werte sowie der fachlichen Kompetenz der Pflege- und Betreuungspersonen. Pflegepersonen, die aus dem Repertoire an Pflegetheorien und -modellen das Richtige für die Dienstleistung auswählen können und es verstehen, gemeinsam mit den KollegInnen im Team zu arbeiten, werden

- die Pflegehandlungen kompetent durchführen und
- in den Pflegebeziehungen zwischen den KundInnen und den Pflegenden eine hohe Qualität erreichen.

In den folgenden Kapiteln werden die spezifischen Merkmale des Pflegeprozesses in der Hauskrankenpflege thematisiert.

4.4.1 Menschen- und Bedürfnisorientierung

Menschen- und Bedürfnisorientierung kennzeichnen die individuelle Pflege. Die KundInnen werden als Individuen mit ihren Bedürfnissen wahrgenommen. Zur Wahrnehmung von menschlichen Bedürfnissen brauchen Pflegepersonen

- eine ausgeprägte Begabung zur Beobachtung,
- Sensibilität,
- eine wertschätzende Haltung sowie
- ein ausgewogenes Maß an Offenheit und Vertrauen gegenüber den KundInnen.

In der Hauskrankenpflege sind die Bedürfnisse der KundInnen der Ausgangspunkt zur Bemessung des Pflege- und Betreuungsbedarfes. Dies setzt voraus, dass Pflegepersonen den Begriff „Bedürfnis" verstehen, fachlich erklären können und darüber hinaus den Unterschied zu Wünschen herstellen können.

Was ist ein Bedürfnis?

Ein Bedürfnis unterscheidet sich vom Wunsch insofern, als sich Bedürfnisse auf organismische Zustände beziehen (z. B. Durst), Wünsche hingegen auf Situationen, von denen sich der Mensch die Befriedigung der Bedürfnisse verspricht. Die Art der Flüssigkeit, mit der das Bedürfnis befriedigt bzw. der organismische Mangelzustand „Durst" behoben werden kann (z. B. Wasser, Cola oder Bier), entspricht dem Wunsch.

Beispiel

Das Beispiel „Durst" zeigt auch, dass Bedürfnisse über unterschiedliche „Elastizitäten" verfügen. Das bedeutet, dass bei manchen Bedürfnissen Kompensationen oder zeitliche Verschiebungen eher möglich sind als bei anderen. Trinken bzw. die Zufuhr von Flüssigkeit kann nicht kompensiert und kaum aufgeschoben werden, ohne zu einem organischen Schaden zu führen (Dehydration). Ein Spaziergang an der frischen Luft kann allerdings z. B. durch Bewegungsübungen am Balkon kompensiert und auch aufgeschoben werden.

In der Hauskrankenpflege sind Kenntnisse über die Entstehung und Elastizität von Bedürfnissen sowie die Folgen im Falle der Nichtbefriedigung von Bedürfnissen die Grundlage für die Feststellung des Pflege- und Betreuungsbedarfes.

Wissenschaftliche Untersuchungen bestätigen, dass Bedürfnisse, die nicht befriedigt werden, zu mehr oder weniger großen Schäden und Beeinträchtigungen führen. Deshalb ist die fundierte Erfassung der Bedürfnislagen eine äußerst verantwortungsvolle Aufgabe der Pflegepersonen. Sie bedienen sich dazu einschlägiger Instrumentarien, z. B. „Aktivitäten des täglichen Lebens" oder „Lebensaktivitäten", die aus der Gesundheits- und Krankenpflege bekannt sind.

Lebensaktivitäten bedingen einander

Lebensaktivitäten bedingen einander wechselseitig. Das heißt: Bei KundInnen, die in einer Lebensaktivität von Pflege abhängig sind und bei denen diese Abhängigkeit nicht oder nur unzureichend durch Pflegeinterventionen kompensiert wird, folgt eine weitere Abhängigkeit in einer anderen Lebensaktivität (Ertl/Schrems 1997).

Beispiel

Wenn jemand in der Lebensaktivität „Ausscheiden" von der Unterstützung einer Person abhängig ist, aber nicht richtig gepflegt wird, dann wirkt sich dies auch auf die Lebensaktivitäten „Körpertemperatur regeln" und auf „Ruhen und Schlafen" aus. Die Erklärung: Wenn jemand inkontinent ist und am Abend eine unzureichende Intimpflege erhält, dann kann die Folge ein Nässegefühl sein, das körperliches Kältegefühl erzeugt; dieses kann wiederum dazu führen, dass Räume nicht gelüftet werden und durch den entstehenden Sauerstoffmangel und die Geruchsbelästigung der Schlaf beeinträchtigt wird.

Bei einem Kunden/einer Kundin, der/die unter Inkontinenz leidet, kann es zu einem großen Problem werden, wenn er/sie aufgrund seiner/ihrer Mobilitätseinschränkung die Wohnung nicht mehr verlassen will und, um nasse Einlagen zu verhindern, sehr wenig trinkt. Es ist dann nicht einfach, bei täglich höchstens zwei Hausbesuchen eine sichere Pflege für 24 Stunden zu gewährleisten.

Die Pflegepersonen in der Hauskrankenpflege müssen immer bedenken, dass ein ungedeckter Pflegebedarf in einer Lebensaktivität negative Auswirkungen auf die Bedürfnislage in einer bzw. mehreren anderen Lebensaktivitäten hat. Das führt nicht nur zu Beeinträchtigungen für die KundInnen, die zusätzliche Unterstützung benötigen, sondern erhöht auch die Kosten – und für die Konsequenzen kann die Pflegeperson verantwortlich gemacht werden.

4.4.2 Pflegegeschehen und -beziehung

Die Organisation und Durchführung des Pflegegeschehens in der Hauskrankenpflege, d. h. in der Privatsphäre der KundInnen, erfordert besonderes Geschick, Umsicht und Fachkompetenz. Es reicht nicht, eine Injektion technisch korrekt verabreichen zu können. Vielmehr geht es darum, dass Pflegepersonen in der Lage sind, unter den individuellen Umständen in den Wohnungen der KundInnen Pflegehandlungen fachlich angemessen durchzuführen.

Sorgfältige Planung

Der Arbeit in der Hauskrankenpflege wird oft die Notwendigkeit der Improvisation nachgesagt. Das ist falsch! Nur Pflegepersonen, die meinen, die Annehmlichkeiten des Krankenhauses in die Wohnungen der KundInnen transferieren zu müssen, empfinden das Pflegegeschehen in der Hauskrankenpflege als Improvisation.

Hauskrankenpflege hat ein anderes Arbeitsfeld und muss keinem Vergleich mit einem Spital standhalten. Das Pflegegeschehen ist ein integrativer Bestandteil des Wohnens und gewohnten Lebens der KundInnen. Es ist die Aufgabe der Pflegenden, Voraussetzungen zu schaffen, die in diesem speziellen Arbeitsfeld ein korrektes und fachlich vertretbares Handeln ermöglichen.

Pflege muss sich in die Lebenssituation, die Wohnungsausstattung und die Abläufe des täglichen Lebens der KundInnen sanft und reibungslos einfügen. Nicht vorhandene Pflegehilfsmittel oder Heilbehelfe müssen mit den KundInnen ausgewählt und organisiert werden. Die Verwendung von pflegerischen Verbrauchsgütern ist genau zu überlegen. Nicht immer sind alle Mittel notwendig, an deren Gebrauch man sich im Krankenhaus gewöhnt hat.

Die Gefährdungen für die KundInnen sind andere als im akut-stationären Bereich. Dabei stehen nicht wie im Spital die gefürchteten Sekundärinfektionen im Vordergrund. Viel dramatischer können sich soziale Isolation, nicht verarbeitete Trauerphasen oder wirtschaftliche Nöte für die KundInnen auswirken.

Rücksichtnahme
In der Gastrolle eine Dienstleistung zu erbringen, die geprägt ist von körperlicher Nähe, gegenseitiger Abhängigkeit und vom Handeln mit fremdem Eigentum in individuell ausgestatteten Räumen, fordert die Pflegepersonen fachlich und vor allem emotional.

Beispiele

„Darf ich Ihre Toilette benützen?" – „Kann ich mir ein Glas Wasser nehmen?" – „Darf ich bei Ihnen telefonieren?" – „Können Sie uns einen Wohnungsschlüssel überlassen?" – „Wären Sie damit einverstanden, wenn wir Ihr Bett bereits heute frisch beziehen?" – „Möchten Sie, dass Ihre Tochter bei der Körperpflege anwesend ist?"

Diese Fragen zeigen, wie sehr sich die Pflegewelt der Hauskrankenpflege von der im Spital unterscheidet. Vermeintliche Banalitäten, wie der Griff zum Wasserglas an einem heißen Sommertag oder die Benützung des Telefons, da man der Einsatzleitung sofort etwas mitteilen möchte, mehr noch das häufig unterschiedliche Verständnis von Hygiene fordern einen taktvollen Umgang und respektvolle Kommunikation. Beides ist die Basis für die sinnvolle und notwendige Partnerschaft zwischen den Pflegenden und den KundInnen.

Häufig werden KundInnen mit hoher Pflegebedürftigkeit betreut. Sie könnten meist über die Gestaltung des Pflegegeschehens entscheiden. Ihre Vorstellungen und Wünsche werden aber aufgrund ihrer hohen Abhängigkeit allzu leicht übergangen. Sie haben Artikulationsschwierigkeiten und zu wenig physische und psychische Kraft, um sich gegen Pflegehandlungen zu wehren oder zu beschreiben, wie sie diese gerne durchgeführt hätten.

Die Wünsche von stark pflegebedürftigen KundInnen werden leicht übergangen, da diese sich schlecht artikulieren können. Manchmal wollen sie durch ihre Forderungen auch nicht die Harmonie gefährden.

Manchmal sind sie auch zu dankbar dafür, dass sich jemand um sie kümmert und mit ihnen spricht, und wollen diese Harmonie nicht gefährden, indem sie Vorgaben machen, mehr oder anderes fordern. In solchen Fällen werden etwa zu schnell durchgeführte Pflegehandlungen oder dabei auftretende Schmerzen als kleineres Übel in Kauf genommen.

Annäherung an gewohntes Leben
Professionelle Pflege zu Hause bedeutet, dass Pflegende trotz eingeschränkter Kommunikationsmöglichkeiten mit den KundInnen sensitiv nachvollziehen können, welches Leben in der Wohnung früher bzw. vor der Pflegebedürftigkeit stattgefunden hat. Eine Annäherung und Anpas-

sung des Pflegegeschehens an Routinen und Gewohnheiten der KundInnen lohnt in vielerlei Hinsicht. Dies gibt Sicherheit, und die daraus entstehende Motivation ist das Kapital zur Förderung der Selbstpflegekompetenz.

Bei alten und chronisch kranken Menschen ist das vorrangige Ziel der Pflege, die Gesundheitssituation stabil zu halten. Für sie bietet die Gestaltung des Pflegegeschehens auf der Basis ihrer Lebensgewohnheiten einen Zugewinn an Wohlbefinden. Die Beibehaltung eines persönlichen und weitreichend autonomen Lebensraums wie der eigenen Wohnung ist besonders für pflegebedürftige Menschen ein wichtiger Faktor, um ihr Selbstwertgefühl zu bewahren.

Grundlage der Pflege ist die Pflegebeziehung. Sie ist vielen Belastungen ausgesetzt.

Ausgangsbasis und Grundlage des Pflegegeschehens ist die Beziehung zwischen Pflegepersonen und KundInnen – die Pflegebeziehung. Eine Beziehung, deren Entwicklung außergewöhnlich vielen äußeren Einflüssen und Strapazen ausgesetzt ist: dem Verhalten der PartnerInnen, Angehörigen, FreundInnen, der Verschlechterung der Erkrankung, Todesfällen in der Familie oder im Freundeskreis oder Meinungsverschiedenheiten im Pflegeteam, um nur einige zu nennen.

Langfristige Beziehung

Pflegebeziehungen dauern in der Regel Monate oder Jahre. Die Beziehung beginnt schon vor der ersten Begegnung, denn bereits vor dem ersten Besuch bilden sich Vorstellungen und Emotionen.

Hauskrankenpflege ist keine Dienstleistung, die für die KundInnen nur über Stunden, Tage oder ein bis zwei Wochen erbracht wird. Meist beanspruchen die KundInnen die Leistung über Monate oder Jahre. Das Sich-Einlassen auf eine Pflegebeziehung ist also keine kurzfristige Investition oder ein absehbarer Energieaufwand, sondern der Beginn einer langfristigen Zusammenarbeit in einem privaten Arbeitsfeld mit einem Anfang, einer Dauer und einem Ende.

Die Beziehung zwischen den Pflegepersonen und den KundInnen beginnt nicht erst bei der ersten Begegnung oder beim ersten Gespräch, sondern in jenem Moment, in dem die Pflegepersonen die ersten Informationen über die KundInnen durch Dritte erhalten und sich gedanklich mit ihnen beschäftigen.

Für die Pflegenden ist es wichtig, dass ihnen die subjektiven Einflüsse bewusst sind, die Informationen, von wem immer sie kommen mögen, auf ihre Meinung und ihre Haltung gegenüber den KundInnen haben. Ein Arzt/eine Ärztin, eine pflegende Angehörige, ein Nachbar, Kinder oder eine Pflegeperson aus dem Spital werden unterschiedliche Wahrnehmungen der Situation der KundInnen haben, deren Verhalten individuell verschieden empfinden und den Pflegebedarf unterschiedlich einschätzen.

Die Pflegenden haben bereits Vorstellungen und Bilder vor Augen, bevor sie das erste Mal die Wohnung eines Kunden/einer Kundin betreten. Schon vor der ersten Begegnung haben sich Emotionen oder Vorurteile wie Mitleid, Skepsis, Ekel, Aggression gebildet, die es beim ersten Besuch zu kontrollieren gilt.

Sich einzulassen auf den anderen und gleichzeitig sinnvoll Abgrenzungen zu finden, einzugehen auf Situationen der Isolation und Einsamkeit, auf den Umgang mit randständigen, vielleicht aggressiven und abwehrenden Personen, auf die Welt desorientierter Menschen, auf die Alltagstragik alter Menschen oder Paare, auf den Prozess einer chronischen Krankheitssituation mit ihren zahlreichen Krisen, das alles macht die Beziehungsarbeit der Pflegepersonen anspruchsvoll und ermöglicht ihnen gleichzeitig, Erfahrungen zu sammeln, die nicht alltäglich sind.

Kein standardisiertes Umfeld

In einem standardisierten Umfeld wie einer Krankenhausstation bzw. einem Krankenzimmer sind Sympathie und Antipathie die wesentlichen Kriterien für die Bildung von Beziehungen zwischen Pflegepersonen und KundInnen. Das Empfinden, grob oder sensibel, fachlich korrekt oder inkompetent behandelt zu werden, löst Angst oder das Gefühl von Sicherheit aus.

Die Pflegepersonen im Spital können ihr jeweiliges Defizit beeinflussen, wenn sie es erkennen. Sie können sich bemühen, die technisch-pflegerischen Handlungen korrekter, routinierter durchzuführen bzw. freundlicher zu sein und ihre Gesprächskultur positiv und kundenorientiert weiterzuentwickeln.

In der Hauskrankenpflege ist dies auch möglich, allerdings sind die äußeren Einflüsse auf die Beziehung vielfältiger und machen das Beziehungsnetz komplexer. Nicht in jedem Fall sind störende oder behindernde Einflüsse von der Pflegeperson selbst zu beeinflussen.

Beispiele

- Das unabsichtliche Zerbrechen einer Vase, die ein bedeutendes Erinnerungsstück des Kunden/der Kundin war, kann eine Beziehung auf Dauer stören oder so belasten, dass unüberbrückbare Schwierigkeiten entstehen und die Zusammenarbeit abgebrochen werden muss.
- Das Grüßen und Wechseln einiger freundlicher Worte mit der Nachbarin/dem Nachbarn kann fatale emotionale Auswirkungen haben, wenn der Kunde/die Kundin mit jenem/jener seit Jahren im Streit liegt.

Einerseits ist die Stimmigkeit, die in der Pflegebeziehung erreicht wird, der Schlüssel zu Veränderungen in der Gesundheitssituation und zum Wohlbefinden der KundInnen. Andererseits fordert die Pflege der Pflegebeziehung Durchhaltevermögen und jenes Maß an Distanz, das kreative pflegerische Impulse erst ermöglicht.

Pflegemilieu schaffen

In Wohnungen ein Pflegemilieu zu schaffen, in dem die Pflegeperson die Durchführung ihrer Tätigkeiten fachlich rechtfertigen kann und die KundInnen dennoch nicht das Gefühl des Einbruchs in ihr privates Umfeld haben, darin liegt das Können in der Hauskrankenpflege. Jede Veränderung im privaten Umfeld der KundInnen durch eine dritte Person ist ein persönlicher Eingriff und stellt für die KundInnen eine räumliche und

Die Gestaltung des Pflegemilieus ist der wichtigste Aushandlungsprozess zwischen Pflegeperson und Kunde/Kundin.

persönliche Irritation dar. Die Gestaltung des Pflegemilieus ist einer der ersten und der wichtigsten Aushandlungsprozesse zwischen der Pflegeperson und den KundInnen.

Beispiel

Das Deponieren von Pflegeutensilien, Dokumentationsmappen u. Ä., das Umstellen von Einrichtungsgegenständen oder anderen persönlichen Dingen kann und darf nur mit dem Einverständnis der KundInnen erfolgen.

Pflege ist nicht nur durch Handlungen und die Person, die sie durchführt, präsent, sondern Pflege braucht Platz. Es gilt allerdings zu bedenken, dass dies von den KundInnen empfunden wird, als würde ein/-e nicht frei gewählte/-r Mitbewohner/-in einziehen.

Die Pflegenden müssen beobachten, wodurch die Stimmung der KundInnen beeinflusst wird.

Das Pflegemilieu wird auch durch die mitgebrachte Atmosphäre und Ausstrahlung der Pflegepersonen, BesucherInnen und Angehörigen gestaltet und beeinflusst. Um zu erfassen, welche Personen und Situationen das Verhalten und die Stimmung der KundInnen positiv oder negativ verändern, müssen die Pflegenden genau beobachten und gezielt kommunizieren.

Falls KundInnen aufgrund ihrer Krankheitssituation nicht mehr in der Lage sind, Entscheidungen zur Gestaltung des Pflegemilieus zu treffen, bedeutet dies nicht, dass die Pflegeperson die Wohnung uneingeschränkt nach ihren Vorstellungen verändern kann. Sie darf nur mit äußerster Zurückhaltung in die Wohnwelt des Kunden/der Kundin eindringen. Besonders bei alten Menschen mit demenziellen Symptomen gilt es, ihre Raum- und Lebenswelt möglichst unverändert zu belassen. Denn dies ist das Startkapital für gutes Einverständnis und effiziente Arbeit.

Intimsphäre respektieren

Der/die von den KundInnen selten frei gewählte „MitbewohnerIn" hat oft den Auftrag, intimste Handlungen wie die Körperpflege, insbesondere das Waschen des Genitalbereiches, für sie zu übernehmen. Das Ausführen dieser Tätigkeiten bedeutet einen teilweisen Verlust der Autonomie und macht vor allem die körperlichen Defizite bewusst.

Beispiel

Pflegende bewegen sich auch dann in der Intimsphäre der KundInnen, wenn sie etwa ein Telefongespräch mit einem Partner/einer Partnerin mithören oder – auf Wunsch – Liebesbriefe von früher vorlesen.

Die intimen Grenzüberschreitungen im Spital können von den KundInnen oft besser verarbeitet werden, weil klar ist, dass sie sich nur für die begrenzte Zeit eines Krankenhausaufenthaltes unterordnen müssen. Verletzungen der Intimsphäre zu Hause machen hingegen die Wirklichkeit einer möglicherweise langfristigen oder dauernden Abhängigkeit schmerzlich bewusst.

Aus diesem Grund ist ein Höchstmaß an Sensibilität bei allen körperlichen Annäherungen und Berührungen erforderlich. Die Pflegenden müssen mit den KundInnen klären oder durch Beobachtung erforschen, wie, wann und durch wen intime Pflegehandlungen durchgeführt werden sollen.

Alte oder hochbetagte Menschen können im seltensten Fall durch die Pflege in ein unabhängiges Leben zurückgeführt werden. Die Pflegenden können aber durch ihr Pflegeverständnis und fachliches Repertoire den KundInnen die Chance geben, dieses Leben in Abhängigkeit und eingeschränkter Autonomie als erträglich und lebenswert zu empfinden.

Unausgesprochenes erkennen

Nicht immer können die KundInnen ihre Bedürfnisse artikulieren und aussprechen, was ihnen angenehm und wohltuend wäre. Die Pflegenden müssen die KundInnen trotzdem zu verstehen versuchen. Erfahrene Pflegepersonen berichten immer wieder, dass besonders dann, wenn emotionale oder physische Kommunikationsprobleme bestehen, die Wohnung der KundInnen eine Menge an Unterstützungen und Hilfen zur Kommunikation bietet. Blumen, Vögel am Fenster, der alte Lehnsessel, in dem schon der verstorbene Ehemann saß, Fotos, Kleidung oder die Kaffeetasse sprechen eine eigene Sprache. Diese Hilfen müssen wahrgenommen werden, dann können Pflegende auch leichter feinfühlig reagieren.

Wenn KundInnen ihre Bedürfnisse nicht mitteilen können, müssen Pflegende trotzdem versuchen, zu verstehen. Die Wohnung bietet dafür viele Hilfen.

Beispiel

Ein pflegebedürftiger Kunde, der nur noch zweimal täglich das Bett verlässt und dann für ein bis zwei Stunden im Rollstuhl sitzt, weint immer dann, wenn er aus dem Fenster schaut. „Er starrt aus dem Fenster und weint." Es vergeht einige Zeit, bis die Pflegenden den Zusammenhang zwischen der Gemütsbewegung des Kunden und dem Fenster erkennen. Heute sitzt er fast den ganzen Tag im Rollstuhl, füttert im Winter die Vögel am Fenster und hat selbst zwei Wellensittiche.

Eine hochbetagte Frau kann die Wohnung nicht mehr allein und nur mehr im Rollstuhl verlassen. Sie sitzt viele Stunden des Tages teilnahmslos in ihrem Sessel oder liegt auf der Couch. Immer trägt sie das Foto ihres vor Jahren verstorbenen Mannes mit sich herum. Sie ist lustlos, isst und trinkt zu wenig, redet kaum. Nie hätte sie selbst sagen können, dass sie nie die Möglichkeit hatte, sich von ihrem Mann zu verabschieden, denn damals lag sie im Krankenhaus. Nach vielen Wochen, als sie die ersten Symptome von Dehydration und Orientierungslosigkeit zeigt, erkennt eine Pflegende den Zusammenhang zwischen dem Foto und dem Verhalten der Kundin. Heute wird die Kundin bei ihren Besuchen auf dem Friedhof zweimal monatlich von einem Besuchsdienst unterstützt. Sie isst und trinkt wieder, kann hin und wieder das Foto weglegen und beginnt, aus ihrem Leben zu erzählen.

Erscheinungsbild und Auftreten

Das Erscheinungsbild der Pflegeperson ist ein weiterer wesentlicher Erfolgsfaktor für eine komplikationsarme und für alle Beteiligten zufriedenstellende Pflegebeziehung.

Pflegepersonen haben kein normiertes Temperament und kein einheitliches Aussehen. Sie haben unterschiedliche Auffassungen von Selbstpflege und Psychohygiene und verschiedenste Vorlieben bei Kleidung, Schmuck oder Essen. Aber es gibt in den meisten Anbieterorganisationen Richtlinien, Dienstanweisungen oder Vereinbarungen, die das äußere Erscheinungsbild der Pflegepersonen vereinheitlichen oder zumindest normieren sollen – und das mit gutem Grund.

Bei den meisten Organisationen gibt es Normen für das äußere Erscheinungsbild. Die Vorgaben hängen dabei von der Unternehmenskultur ab; die MitarbeiterInnen sollen auch die Unternehmensphilosophie repräsentieren können, da das Personal der wichtigste Werbeträger des Unternehmens ist.

Die Vorgaben der Organisationen für das Auftreten der Pflegepersonen in der Öffentlichkeit und bei den KundInnen können sehr unterschiedlich sein und sind vor allem in der Unternehmenskultur begründet. Bereits bei der Auswahl neuer MitarbeiterInnen spielen deren äußeres Erscheinungsbild und Umgangsformen eine wesentliche Rolle für die Entscheidung über eine Aufnahme in die Organisation.

Für die Anbieter von Hauskrankenpflege ist es ausschlaggebend, dass die MitarbeiterInnen, unabhängig von ihrer fachlichen Kompetenz, auch die Organisation und deren Unternehmensphilosophie repräsentieren können.

Das Personal in der Hauskrankenpflege ist der wichtigste Werbeträger für die Organisationen, und deshalb wird auf Erscheinungsbild und Auftreten der Pflegepersonen besonders geachtet. Ähnlich wie im Krankenhaus werden Arbeitskleidung, Schmuck, Kosmetik und Umgangsformen vereinbart.

Es gibt Pflegende, die in einheitlichen, manchmal uniformähnlichen Dienstkleidungen auftreten. Es gibt andere, die ihre Hausbesuche in Privatkleidung und ganz unauffällig machen. Beide haben ihre KundInnen. Die leicht Erkennbaren werden von jenen bevorzugt, die gerne erzählen, dass zu ihnen eine „Schwester von der Caritas" kommt; die Unauffälligen von jenen, die niemanden wissen lassen möchten, dass sie auf Pflege angewiesen sind. Letztere haben oft gute Gründe: So wollen an Aids erkrankte Menschen manchmal anonym bleiben. Sie möchten sich nicht durch den täglich offiziellen Besuch einer Pflegenden den Fragen von NachbarInnen und anderen Personen aus der Umgebung aussetzen.

Die Erwartungen und Vorstellungen der Organisationen zum äußeren Erscheinungsbild der Pflegenden stimmen aber nicht immer mit jenen der KundInnen überein. Eine schmucklose, uniformierte Pflegeperson mag auf manche KundInnen langweilig oder unpersönlich wirken. Andere fühlen sich gerade bei ihr sicher und verbinden die Uniform mit Fachkompetenz. Es ist also nicht ganz einfach, einen einfühlsamen Mittelweg in der äußeren Erscheinung und im Auftreten zu finden, bei dem sich KundInnen sowie Pflegepersonen wohlfühlen.

Wichtig für die Pflegenden ist, die KundInnen nicht zu belasten. Gerüche wie Zigarettenrauch, starkes Parfum oder Schweiß werden besonders bei bettlägerigen KundInnen als unangenehm empfunden, können zu

Übelkeit und in der Folge zu abweisendem Verhalten führen. Die begehrten langen Nägel aus dem Nagelstudio sind vor allem für alte Menschen ein irritierender Anblick und machen ihnen Angst, verletzt zu werden.

Eine Pflegeperson, die sich und ihre Umgebung beobachtet, spürt, ob ihr Erscheinungsbild und Auftreten einer guten Pflegebeziehung angemessen ist, sie fördert oder stört.

4.4.3 Die Anwendung von Pflegetheorien in der Hauskrankenpflege

In der Gesundheits- und Krankenpflege wird dem Erlernen und Verstehen von Pflegetheorien und der Anwendung von Pflegemodellen große Bedeutung beigemessen. In allen einschlägigen Ausbildungen wird gelehrt, dass Pflege nicht zufällig passiert, sondern einen theoretischen Bezug im Handeln benötigt und zielorientiert, geplant sowie durchdacht durchgeführt werden muss. Theoriegeleitetes Arbeiten ist Ausdruck von Professionalität und des Bedürfnisses, den KundInnen eine definierte, qualitativ hochwertige Pflege zu bieten.

Hauskrankenpflege muss sich in der Wahl ihrer Pflegetheorien an der politischen Position des Landes und der Kultur der eigenen Organisation (Unternehmensphilosophie) orientieren. Die in der Pflege erlernten Theorien müssen auf ihre Vereinbarkeit mit der regionalen Pflegepolitik (siehe Abschnitt 1.3.1) und der Kultur der Anbieterorganisation überprüft werden.

In der Hauskrankenpflege muss die Pflegetheorie zur Regionalpolitik und zur Unternehmenskultur passen.

Auswahl des Pflegemodells

Entscheidet sich eine Organisation, wirtschaftlich schwächere Menschen als ihre Ziel- bzw. Kundengruppe zu wählen, und die politische Haltung des jeweiligen Landes betont die Eigenverantwortung der Menschen, dann muss auch die Pflegegruppe ein Modell suchen, das die Grundversorgung mit geringen finanziellen und personellen Ressourcen gewährleistet. Pflegemodelle, die aufgrund ihres theoretischen Ansatzes aufwändige, personal- und kostenintensive Maßnahmen – wie etwa Gesundheitsförderung oder Validation – vorsehen, kommen in einem solchen Fall nicht in Betracht.

Andere Organisationen bemühen sich mit ihren Dienstleistungen um KundInnen, die aufgrund ihrer Bedürfnisse einen spezifischen Pflege- und Betreuungsbedarf haben. Das können beispielsweise an Aids erkrankte oder psychisch kranke Menschen sein. Sucht eine Organisation eine finanzkräftige Klientel, muss wiederum ein anderes Pflegemodell gewählt werden, das deren Erwartungen gerecht wird.

Verschiedene Pflegemodelle benötigen auch verschiedene zeitliche Rahmenbedingungen. Pflegemodelle, die beispielsweise die Förderung der Selbstpflege der KundInnen oder das Anleiten und Miteinbeziehen der Angehörigen zum Ziel haben, brauchen am Beginn des Pflegeprozesses mehr Zeit und hoch qualifiziertes Personal. Insgesamt verkürzt sich jedoch die durchschnittliche Verweildauer der KundInnen in der Hauskrankenpflege.

Pflegemodell und Medizinische Hauskrankenpflege

Beschränkt eine Organisation ihr Angebot auf die Medizinische Hauskrankenpflege, dann beträgt die Pflegedauer für die KundInnen vier bis acht Wochen. Die Aufgaben für die Pflegepersonen reduzieren sich auf die Durchführung vorwiegend medizinisch-technischer Tätigkeiten, und sie agieren gemäß dem GuKG ausschließlich im mitverantwortlichen Tätigkeitsbereich: Sie arbeiten nur auf Anordnung des Arztes/der Ärztin, und im Vordergrund steht die korrekte Durchführung der angeordneten Handlungen.

Für die Medizinische Hauskrankenpflege ist ein eigenes Pflegemodell im Allgemeinen nicht sinnvoll, denn sie wird als Assistenzleistung für den Arzt/die Ärztin erbracht. Sie hat sich demnach auch an dessen/deren Werten, Normen, fachlichen Vorgaben und ethischem Hintergrund zu orientieren. Die Anwendung eines Pflegemodells würde unvermeidlich zu fachlichen und berufsethischen Konfrontationen zwischen ÄrztInnen und Pflegenden führen.

Anders verhält es sich, wenn die Medizinische Hauskrankenpflege Teil eines ganzheitlich orientierten Leistungspaketes in Zusammenarbeit mit anderen Berufsgruppen ist. In diesem Fall ist die Entscheidung für theoriegeleitetes Arbeiten äußerst hilfreich.

Voraussetzungen für den Erfolg von Pflegemodellen

Pflegemodelle können nur dann funktionieren, wenn die KundInnen und alle an der Pflege, Betreuung und Therapie Beteiligten ein gemeinsames Ziel verfolgen.

Wenn z. B. die Förderung der Selbstpflege ein Kriterium des praktizierten Pflegemodells ist, dann muss dies vom Heimhelfer/von der Heimhelferin genauso berücksichtigt werden wie vom Physiotherapeuten/von der Physiotherapeutin oder von den Pflegepersonen. Pflegepersonen allein können Pflegemodelle in der Hauskrankenpflege nicht sinnvoll und erfolgreich umsetzen.

Beispiel

Eine Ergotherapeutin kann sich tagelang abmühen und mit einem Kunden die selbstständige Zubereitung des Frühstückes trainieren – wenn die Heimhelferin diese Tätigkeit für den Kunden weiterhin übernimmt, wird die Ergotherapeutin erfolglos bleiben.

Um ein Pflegemodell umzusetzen, muss eigenverantwortliches und ganzheitliches Handeln möglich sein.

Damit ein Pflegemodell wirksam angewendet wird, muss in der Organisation die Möglichkeit des eigenverantwortlichen pflegerischen Handelns gegeben sein. Die Organisationskultur muss eine ganzheitliche Orientierung der Pflege und Betreuung zulassen. Konkret bedeutet dies, dass in der Organisation

- die vorhandenen Dienste wie Heimhilfe, Besuchsdienst, Pflege vernetzt,
- Teamstrukturen gegeben und
- eine gemeinsame Dokumentation vorhanden sind.

Pflegetheorien dürfen niemals ungeprüft übernommen werden, denn viele gängige Theorien sind heute bereits teilweise überholt. Sie können zwar durchaus zur Orientierung herangezogen werden, müssen allerdings an die Gegenwart angepasst werden. Zur Verdeutlichung ein Beispiel aus der Theorie von Peplau, die Anfang der 1950er-Jahre entwickelt wurde:

Beispiel

Peplau schreibt den Pflegepersonen u. a. die Rolle eines Lehrers/einer Lehrerin mit erzieherischem Aspekt zu. Dieser Sprachgebrauch wäre für die Hauskrankenpflege unserer Zeit undenkbar, da sie von Kundenorientierung, kooperativem und partnerschaftlichem Arbeiten geprägt ist.

4.4.4 Der Pflegeprozess in der Hauskrankenpflege

Eine Pflegesituation ergibt sich aus drei wesentlichen Elementen:

1. dem Verhalten der KundInnen,
2. der Reaktion der Pflegenden und
3. den pflegerischen Handlungen zum Nutzen der KundInnen.

Das Wechselspiel dieser drei Elemente bildet den Pflegeprozess.

Verhalten der KundInnen
Mit dem Verhalten der KundInnen ist jenes Verhalten gemeint, das die Pflegenden unmittelbar bei den KundInnen beobachten können. Um es zu Pflegezwecken zu nutzen, wird eine Beschreibung des Verhaltens erstellt, die auf den Wahrnehmungen der Pflegenden aufgebaut ist. Zwei Arten der Wahrnehmung werden dabei unterschieden:

1. objektive Beobachtungen, d. h. alles, was die Pflegeperson sieht, was sie berührt, was sie hört, was sie riecht und was sie kostet;
2. subjektive Deutungen zum verbalen und nonverbalen Verhalten der KundInnen.

Das Spezifische der Beobachtung in der Hauskrankenpflege ist die Notwendigkeit, das Verhalten der KundInnen immer in Bezug zu ihrem sozialen Umfeld zu erfassen.

Beispiel

Wie kleidet er sich, wenn die Tochter zu Besuch kommt, wie spricht er mit der Nachbarin, die ihm Einkäufe besorgt, welche Räume seiner Wohnung meidet er und warum?

Das Erstgespräch

Die erste persönliche Begegnung mit den KundInnen – in der Pflege üblicherweise als Erstgespräch oder Aufnahmegespräch bezeichnet – soll als Gespräch und nicht als Interview bzw. als Frage-und-Antwort-Spiel gestaltet sein. Diese Begegnung ist kein Parteienverkehr im Wohnzimmer und die Pflegeperson benimmt sich nicht, als würde sie im Dienstzimmer einer Spitalsstation hinter ihrem Schreibtisch sitzen. Distanziertes und von den KundInnen als überheblich empfundenes Verhalten wäre ein denkbar schlechter Beginn für die Pflegebeziehung.

Beim ersten Gespräch geht es um einen gelebten Austausch zwischen Pflegeperson und KundInnen, nicht um bürokratisches Abarbeiten eines Fragebogens oder Interviewleitfadens. Das Mitschreiben der Aussagen der KundInnen auf einem Laptop hat sich in den meisten Fällen als Barriere und als hinderlich für eine entspannte Gesprächsatmosphäre erwiesen.

Nach der persönlichen Vorstellung bietet es sich an, die KundInnen einfach über ihre gegenwärtige Lebenssituation erzählen zu lassen. Im Verlauf wird die Pflegeperson den Kunden oder die Kundin motivieren, über seine oder ihre Sorgen und Probleme sowie Anliegen und Erwartungen an die Dienstleistung zu sprechen. Daraus können im Regelfall bereits die wichtigsten Informationen für die Vereinbarung eines Pflegevertrages und die Pflegeplanung abgleitet werden.

Im Miteinanderreden kommen sich KundInnen und Pflegende bei dieser ersten persönlichen Begegnung allmählich näher, und die Pflegeperson wird versuchen, erste unmittelbare Pflege- und Betreuungstätigkeiten durchzuführen.

Durch die Qualität – insbesondere die Offenheit – des ersten Zusammentreffens zwischen Pflegeperson, KundInnen und manchmal auch Angehörigen wird der Grundstein für eine erfolgreiche Beziehung und Zusammenarbeit gelegt.

Anders als im Krankenhaus werden die Rahmenbedingungen dieser Begegnung von den KundInnen und Angehörigen mitentschieden und mitgestaltet. Sie müssen dem Zeitpunkt des ersten Hausbesuches zustimmen und geben vor, wer und wie viele Personen dabei sein werden. Die Pflegepersonen sind sich der Tatsache bewusst, dass sie sich in den Privaträumen der KundInnen befinden und hier Gast sind. Sie können die Situation anfangs kaum beeinflussen.

Pflegende nehmen mit allen Sinnen das Verhalten der KundInnen wahr. Sie schließen daraus auf ihre Gefühle und ihre Haltung dem Pflegeprozess gegenüber.

Beispiel

Die Wahl des Raumes, in dem das Gespräch stattfindet, die Sitzgelegenheit und Sitzordnung, Sauberkeit, Luftqualität oder ob z. B. Getränke angeboten werden – alles ist vorgegeben, und die Pflegeperson muss das Angebotene zunächst einfach annehmen.

Von Anfang an setzen die Pflegenden alle ihre Sinne ein, um das Verhalten der KundInnen zu beobachten. Sie können deren Empfindungen identifizieren oder zumindest erahnen, ob sie dankbar, ängstlich, erwartungsvoll, ablehnend, kritisch usw. sind. Sie sehen Wohnungen, die peinlich sauber oder alt und schmutzig, voll von Sammelgegenständen oder Erinnerungsstücken usw. sind. Ihre möglichst wertfreien Wahrnehmungen geben wichtige Aufschlüsse über das Leben der KundInnen und auch darüber, mit welcher Bereitschaft oder auch Angst sie sich in den Pflegeprozess einlassen werden.

In der Praxis hat es sich als sehr hilfreich erwiesen, den KundInnen bereits beim ersten Hausbesuch bzw. im Rahmen des Informationsgespräches handfeste Hilfen, wie das Mitnehmen des Mülls, das Zubereiten einer Tasse Tee oder das Messen des Blutdrucks, anzubieten. Die KundInnen erhalten einen Eindruck davon, wie es ist, wenn eine fremde Person in ihrem Haushalt und an ihrem Körper handelt. Sie können sich eine Vorstellung davon machen, wie sich das Pflegegeschehen entwickeln wird, und das kann ihnen Sicherheit geben, vorhandene Skepsis zerstreuen und Ängste reduzieren oder ganz nehmen. Gleichzeitig erhalten die Pflegenden aufschlussreiche Informationen über die vorhandene Ausstattung und die Ressourcen der Wohnung sowie Gewohnheiten der KundInnen.

Informationsmanagement

Ein gutes Informationsmanagement ist die Grundlage für einen erfolgreichen Pflegeprozess in der Hauskrankenpflege. Die Gewinnung und Verarbeitung von Informationen gestaltet sich für die Pflegenden mitunter schwierig, weil eine Vielzahl an persönlichen und schriftlichen Informationen verarbeitet werden muss.

Gutes Informationsmanagement ist Grundlage einer erfolgreichen Hauskrankenpflege. Die Informationen über die KundInnen kommen dabei von verschiedenen Personen.

Die Bedeutung aller Informationen richtig einzuschätzen, sie nach Wichtigkeit zu reihen, auf ihre Korrektheit zu überprüfen und weiterzuverarbeiten, ist Voraussetzung für eine korrekte, zielorientierte Maßnahmenplanung.

Das Informationsmanagement beginnt für die Pflegepersonen bereits mit der Anfrage eines Kunden/einer Kundin bzw. bei der Zuweisung eines Kunden/einer Kundin an eine Organisation durch Dritte. Die ersten mündlichen Informationen erhalten die Pflegepersonen nicht nur durch die KundInnen oder deren Angehörige, sie können von vielen verschiedenen Personen und Einrichtungen kommen, wie:

- FreundInnen
- NachbarInnen
- HausärztInnen
- SachwalterInnen
- HausmeisterInnen
- Spitälern
- verschiedenen Therapieeinrichtungen

Zusätzlich müssen schriftliche Informationen wie medizinische und therapeutische Befunde, Arztbriefe, Beschwerdebriefe von NachbarInnen oder Hausverwaltungen, Schreiben von entfernt lebenden Angehörigen gesichtet, im Hinblick auf ihre Aktualität und Priorität bewertet, aufeinander abgestimmt, überprüft und eventuell mit mündlichen Informationen verglichen werden. Grundsätzlich gilt: Alle schriftlichen Informationen müssen, wo immer es möglich ist, durch persönliche Beobachtungen überprüft werden.

Beispiel

Eine besorgte, berufstätige Tochter fordert für ihren Vater pflegerische Unterstützung wegen einer Mobilitätseinschränkung der unteren Extremitäten an und meint darüber hinaus, dass der Vater „zuckerkrank" sei. Beim Informationsgespräch mit dem Vater bestreitet dieser die Aussage seiner Tochter vehement. Er zeigt der Pflegeperson Laborbefunde, die keine erhöhten Blutzuckerwerte zeigen, aber schon ein halbes Jahr alt sind. Der Kunde macht einen zufriedenen Eindruck, und mit Ausnahme seiner Gehbehinderung fühlt er sich wohl und zeigt keine beobachtbaren Symptome, die die Diagnose bestätigen würden. Die Pflegeperson bringt ihm eine Flasche Mineralwasser aus dem Kühlschrank und sieht dort eine Reihe fein sortierter Marmeladen. Als sie seine gebrauchten Papiertaschentücher in den Mülleimer wirft, bemerkt sie Verpackungspapier einer bekannten Konditorei. Auf die Frage, ob er denn kürzlich ein gutes Stück Torte bekommen hätte, bestätigt der Kunde, dass ihm die freundliche Nachbarin immer wieder einmal eine Kleinigkeit aus der Konditorei mitbringen würde. In einem späteren Gespräch dementiert die Nachbarin diese Aussage heftig, denn sie wisse ja von der Tochter, dass der Kunde „zuckerkrank" sei und Süßes nicht essen dürfe. Ein Anruf beim Hausarzt ergibt, dass der Kunde sehr wohl an Diabetes mellitus leidet und regelmäßig Blutzuckerkontrollen notwendig und eine medikamentöse Therapie zu empfehlen wären. Der Kunde aber ignoriere den Ernst der Lage. Der Hausarzt bittet die Pflegeperson, eine Blutzuckerkontrolle zu machen, immer vorausgesetzt, der Kunde lasse dies zu. Tage später gibt der Kunde sein Einverständnis dazu – die Werte sind normal!

Dieses Beispiel zeigt: Der Blick in den Abfalleimer kann möglicherweise wichtigere Informationen liefern als eine routinemäßige, tägliche Temperaturkontrolle, für die kein Anlass besteht.

Hauskrankenpflege erlaubt es nicht, sich auf die Behandlung von Symptomen zu beschränken, sondern fordert eine völlig unvoreingenommene Herangehensweise an den Pflegeauftrag. Dieser besteht in der Unterstützung der KundInnen bei der Bewältigung des täglichen Lebens, und daher bietet der Pflegeprozess in der Hauskrankenpflege den breitesten Aktionsradius aller pflegerischen Fachdisziplinen.

Viele Pflegepersonen wollen ihr Tätigkeitsspektrum auf die Durchführung medizinisch-technischer Tätigkeiten reduzieren. Sie meinen, dass Teekochen, das Vorbereiten kleiner Mahlzeiten, das Bettenbeziehen oder einfache Hilfen bei der Körperpflege minderwertig sind und nicht zu ihren Aufgaben gehören.

Erfahrungsgemäß können gerade bei den angeblich einfachen Unterstützungsleistungen die wichtigsten und sichersten Informationen für die Gestaltung des Pflegeprozesses gewonnen werden. Diese Hilfen können und müssen vielfach arbeitsteilig durch mehrere Berufsgruppen erbracht werden. Exzellentes Informationsmanagement bedeutet daher auch, dass die Pflegepersonen allen Hilfen gleichwertige Bedeutung beimessen und ihre Beobachtungen sinnvoll koordinieren.

4.4.5 Teamarbeit und interdisziplinäre Zusammenarbeit

Ein Team ist in der Hauskrankenpflege jene Gruppe von Personen, die zur Betreuung eines Einzelfalls zusammengestellt wird. Ein Team arbeitet interdisziplinär zusammen: Das bedeutet, dass alle Beteiligten aus den verschiedenen Berufsgruppen im Sinne der KundInnen dasselbe Pflege- und Betreuungsziel verfolgen.

Die Teammitglieder anerkennen gegenseitig ihre fachlichen und persönlichen Stärken und nutzen diese, um gemeinsam für und mit den KundInnen erfolgreich zu sein. Die interdisziplinäre Zusammenarbeit eines Teams sollte geprägt sein von gegenseitiger Wertschätzung und Fairness.

Angehörige im Team

Das Besondere an Teams in der Hauskrankenpflege ist die Tatsache, dass die Teammitglieder meistens aus verschiedenen Einrichtungen kommen und auch pflegende Angehörige in dieser Gruppe einen partnerschaftlichen und gleichwertigen Platz finden.

Weil die Teams aus Laien und Profis bestehen, müssen sie darauf achten, dass fachliche Grenzen erkannt und berücksichtigt werden.

Pflegepersonen dürfen nicht dem Irrtum verfallen, pflegenden Angehörigen Kompetenzen abzusprechen oder zu glauben, beruflich Pflegende könnten familiäre oder intime Bezugspersonen und deren Anteil an der Pflege ersetzen.

LebenspartnerInnen, Kinder oder Eltern sind in ihrer Beziehung zu den KundInnen unersetzlich. Angehörige haben einen besonderen Wert im Team, denn sie verfügen im Regelfall über mehr Wissen über die Lebenssituation, Gewohnheiten, Bedürfnisse und Wünsche der KundInnen. Dieses Wissen wird von den Teammitgliedern als Ressource und wesentliche Hilfestellung verstanden und entsprechend genützt. Angehörige oder andere wichtige Bezugspersonen müssen nicht in jedem Fall unmittelbare Pflegetätigkeiten erbringen und können trotzdem in einer Beratungsrolle im Team integriert sein.

Beispiel

Ein 34-jähriger, unheilbar an einem Karzinom erkrankter Kunde, der erst fünf Jahre zuvor geheiratet hatte, lehnt eine Pflege durch seine Ehefrau strikt ab. Er will in der letzten Lebensphase seine Frau als Lebenspartnerin und nicht als Krankenschwester an seiner Seite haben. Er hat das Bedürfnis, bis zum Tod in einer Mann-und-Frau-Beziehung zu leben. Immer wieder betont er, wie entwürdigend er es empfindet, wenn seine Frau für ihn die Körperpflege übernimmt oder ihn beim Essen unterstützen muss. Dennoch könnte diese Frau niemals durch eine Pflegeperson ersetzt werden, denn nur sie ist in der Lage, bestimmte Bedürfnisse zu decken, das Team zu beraten und dadurch einen menschenwürdigen Pflegeprozess zu gewährleisten.

Die Gestaltung einer effektiven und effizienten Kommunikation ist für die Teams der Hauskrankenpflege eine der wichtigsten Herausforderungen. Die Teammitglieder müssen örtliche Distanzen überwinden, und persönliche Treffen zum Informationsaustausch und zur Beratung sind nur selten möglich.

Deshalb sind der gezielte Einsatz und die professionelle Anwendung von Telekommunikationsmitteln, wie Telefon, Handy, Fax, E-Mail sowie strukturierte, aussagekräftige schriftliche Aufzeichnungen, wie Pflege- und Betreuungsdokumentationen, ärztliche Dekurse oder Transfer- und Verlaufsberichte, eine Grundvoraussetzung für die Arbeit in der Hauskrankenpflege.

Instrumente für erfolgreiche Teamarbeit

Für eine erfolgreiche, reibungslose und ökonomische Zusammenarbeit bedienen sich die Teams in der Hauskrankenpflege einschlägiger Instrumentarien, die in den Begrifflichkeiten mit jenen im stationären Bereich ident sind, sich aber in der Anwendung unterscheiden können.

Auch pflegende Angehörige können zum Team gehören. Fachliche Grenzen müssen erkannt werden. Auch Angehörige haben Pflegekompetenzen. Außerdem verfügen sie über wertvolles Wissen, das genützt werden soll. Dazu gehört die Anwendung von

- Case Management,
- Pflegevisiten,
- Teambesprechungen und
- Dokumentationssystemen.

Pflegevisite

Organisationen, in denen Pflegevisiten standardisiert eingeführt sind, klären die KundInnen bereits im Vorfeld der Pflege und Betreuung über das Ziel und den Zweck dieser speziellen Hausbesuche auf. Die klassische Pflegevisite wird von der verantwortlichen Pflegeperson, z. B. dem/der Case ManagerIn, durchgeführt, und er/sie vereinbart mit den KundInnen einen Termin.

Um ein vollständiges Bild über den Pflegeverlauf und dessen Erfolg zu erhalten, müssen von allen Beteiligten (Pflegepersonen, ÄrztInnen, TherapeutInnen, SozialarbeiterInnen, HeimhelferInnen usw.) die aktuellsten Informationen zum Gesundheitszustand der KundInnen eingeholt werden. Dies kann durch vorliegende Dokumentationen und durch schriftliche oder mündliche Kommunikation geschehen. Die gesammelten Ergebnisse werden durch ein persönliches Gespräch mit den KundInnen, vorzugsweise mit Unterstützung eines Evaluationsleitfadens, abgerundet.

Besonders sicher und objektiv sind die Ergebnisse einer Pflegevisite dann, wenn die Pflegeperson diesen Hausbesuch zur Übernahme eines Pflege- oder Betreuungseinsatzes nützt. Das bietet den Vorteil, dass die Pflegevisite von den KundInnen und Angehörigen nicht als Kontrollbesuch angesehen wird und die Pflegeperson sich selbst direkt vom Ergebnis der Pflegeinterventionen und anderer Maßnahmen überzeugen kann.

Die visitierende Pflegeperson erlebt selbst Pflegeabläufe in der praktischen Durchführung und kann sich unmittelbar von der Relevanz der gesammelten Informationen überzeugen. Erst in der gemeinsamen Arbeit ergibt sich ein realistisches Bild der Pflegesituation. Die Pflegevisite in einen regulären Hausbesuch zu integrieren, hat durch die Einsparung von Zeit und Personal letztlich auch einen für die Organisationen, die KundInnen und die öffentliche Hand nicht unbedeutenden kostenminimierenden Effekt.

Bei KundInnen mit hohem medizinischem Behandlungsbedarf ist es vorteilhaft, die Pflegevisite gemeinsam mit dem Arzt/der Ärztin durchzuführen. Die gemeinsame Beratung – von KundInnen, ÄrztInnen und Pflegeperson – über die Bewertung und Planung des weiteren Behandlungsverlaufs spart Kommunikationsumwege und damit Zeit.

Bei KundInnen, die durch SachwalterInnen unterstützt werden, sollten auch diese eingeladen werden, wenn spezielle Fragen zu klären sind. Alle an der Pflege und Betreuung beteiligten Personen können im Anlassfall an der Pflegevisite teilnehmen, allerdings sollten insgesamt nicht mehr als zwei Personen hinzugezogen werden, und die KundInnen müssen vorher informiert werden und einverstanden sein.

Die Ergebnisse der Pflegevisite werden im Normalfall in der Pflege- und Betreuungsdokumentation festgehalten und vorzugsweise im Rahmen einer Teambesprechung an alle Beteiligten weitergegeben.

Teambesprechungen

Teambesprechungen lassen sich oft nur schwer organisieren, vor allem, weil die Beteiligten meist aus unterschiedlichen Organisationen und Einrichtungen kommen. Deshalb finden sich bei Teambesprechungen vor allem Pflege- und Betreuungspersonen aus derselben Organisation, und ein Teammitglied ist verantwortlich, relevante Informationen aus der Besprechung an die anderen AkteurInnen weiterzugeben und eventuell notwendige Vereinbarungen zur Adaptierung von Zielen und Maßnahmen zu treffen.

Teamarbeit verbessert die Qualität. Diese hängt auch von der Qualität der Dokumentation ab. Die Dokumentationen sollten den besonderen Bedürfnissen der Dienstleistungen entsprechen. Sie werden für Versicherungen u. Ä. benötigt und müssen den Berufsgesetzen entsprechen.

Teamarbeit ermöglicht Pflegekontinuität und verbessert die Qualität. Erfolgreiche Teamarbeit erfordert auch kontinuierliche Reflexion aller Mitwirkenden über die Art und Weise und die Qualität der gemeinsamen Arbeit. Da das persönliche Zusammentreffen der beruflich Beteiligten aufgrund der örtlichen Distanzen schwierig und die Erreichbarkeit über Telefon nicht jederzeit gegeben ist, sind alle Beteiligten auf die Qualität der Dokumentationssysteme und die Artikulationsfähigkeit der Dokumentierenden angewiesen.

Pflege- und Betreuungsdokumentation

Der Begriff „Pflege- und Betreuungsdokumentation" soll die ganzheitliche Orientierung, die interdisziplinäre Zusammenarbeit und den wirtschaftlichen Anspruch der Dienstleistung verdeutlichen.

Professionelle Pflege- und Betreuungsdokumentationen für die extramuralen Dienste und insbesondere für die Hauskrankenpflege entsprechen den besonderen Bedürfnissen dieser Dienstleistungen. Sie sind meist Teil eines administrativen Gesamtsystems und auf verschiedene organisationsinterne und -externe Anforderungen abgestimmt.

Zu einem administrativen Gesamtsystem gehören z. B. auch Sozialversicherungsträger, Privatversicherungen oder kommunale Einrichtungen, die Teile der Dienstleistungen mitfinanzieren. Diese Einrichtungen benötigen spezielle Informationen zum Nachweis und zur Legitimierung für die Auszahlung ihrer Kostenbeiträge. Die Datensammlungen in den Dokumentationen dienen somit auch externen Anforderungen.

Aufbau und Inhalt von Pflege- und Betreuungsdokumentationen genügen den Forderungen einschlägiger Berufsgesetze, z. B. dem GuKG, und unterstützen die Pflegenden nicht nur bei ihrer Arbeit, sondern auch bei rechtlichen Angelegenheiten, insbesondere bei Haftungsfragen. Die internen Dokumentationsanforderungen richten sich nach

- dem in der Organisation standardisierten Pflege- und Betreuungskonzept bzw. Pflegemodell,
- der Qualitätskontrolle,
- der interdisziplinären Zusammenarbeit und
- der Datenanalyse.

Da in einer ganzheitlich orientierten Hauskrankenpflege alle Aspekte in unterschiedlichem Ausmaß berücksichtigt werden, sind Erhebungsinstrumente oft noch in Entwicklung. Eine Standardisierung, also eine Vereinheitlichung, hat noch nicht stattgefunden: Man trifft auf unterschiedliche Formen und Instrumente, aber in jedem Fall sollte erkennbar sein, an welchem Pflege- und Betreuungskonzept bzw. Pflegemodell sich die Pflegenden der jeweiligen Organisation orientieren.

Vorteile einer gemeinsamen Dokumentation

Die Verwendung einer gemeinsamen Dokumentation für alle Beteiligten – auch für pflegende Angehörige – reduziert die Zeit, die das Sammeln und Recherchieren von Informationen aus verschiedenen Dokumentationen oder durch Gespräche mit den verschiedenen AkteurInnen beanspruchen würde.

Eine einheitliche Formularstruktur unterstützt das Auge und die Routine des Personals und verhindert das langwierige Suchen nach Daten und Mitteilungen in mehreren und verschieden aufgebauten Dokumentationen.

Der Einsatz einer gemeinsamen Dokumentation ermöglicht eine übersichtliche und rasche Zusammenschau der gesamten (ganzheitlichen) Maßnahmenplanung und -durchführung sowie Bewertung aller Ergebnisse. Durch die Einsparung von Zeit, Papier und die Vermeidung von Pflegefehlern tragen Dokumentationen erheblich zur Verminderung der Pflegekosten bei.

Eine gemeinsame Dokumentation vereinfacht vor allem auch die Kommunikation zwischen den Teammitgliedern und sichert eine gemeinsame und zielorientierte Arbeit. Dies verhindert ein „Aneinander-vorbei-Agieren", Missverständnisse und somit die Entstehung von Pflegefehlern. (Die Dokumentation ersetzt allerdings kein Fachgespräch im Team, wie dies manchmal irrtümlich angenommen wird.)

Dokumentationen sind qualitativ und quantitativ so aufgebaut, dass sie nicht nur als Kommunikationsinstrument für die Teams dienen können, sondern auch EDV-kompatibel für die Datenanalyse sind.

Datenanalysen ermöglichen Auswertungen über die Entwicklung der Pflege- und Betreuungsbedürfnisse der KundInnen und über den sich daraus ergebenden Leistungsbedarf. Durch die Auswertung der Sozialdaten können sie die Zielgruppe der KundInnen charakterisieren (Alter, Geschlecht, Einkommen, soziales Umfeld, Lebensstandard). Datenanalysen bieten den Organisationen Unterstützung bei der Erfassung des Fortbildungsbedarfes der MitarbeiterInnen und bei der Planung des Personalbedarfs. Beispielsweise kann eine Dokumentationsanalyse ergeben, dass bestimmte Pflegeziele auffallend oft nicht erreicht wurden, daraus können spezifische Unsicherheiten und Wissensdefizite der MitarbeiterInnen abgeleitet und in einem Fortbildungsangebot berücksichtigt werden.

Unterschiede zum Spital

Die Pflege- und Betreuungsdokumentation der Hauskrankenpflege unterscheidet sich von jener im stationären Bereich in einigen wesentlichen Punkten:

- Bei der Sammlung der Stammdaten (der grundsätzlichen Informationen zu den KundInnen – Name, Adresse, Geburtsdatum etc.) muss genau erfasst werden, wer die Bezugspersonen sind, wo sie leben, in welcher Situation sie auf Wunsch der KundInnen zu informieren sind und welchen pflegerischen, finanziellen und sozialen Beitrag sie im Pflegeprozess leisten.

- Im Sinne des Datenschutzes ist es wichtig, mit den KundInnen zu vereinbaren, welche Bezugspersonen regelmäßig oder auf Anfrage von den Pflegepersonen und den ÄrztInnen über den Pflegeprozess und den Gesundheitszustand informiert werden dürfen. Oft wird ein Codewort verwendet, bei dessen Nennung die Pflegepersonen Auskunft geben.
- Ferner ist es wichtig, zu wissen, über welche Hilfsmittel die KundInnen verfügen, welche zusätzlich benötigt und wie diese finanziert werden können.
- Ausstattungsmerkmale der Wohnung dienen der Orientierung, ob für die Durchführung der Pflege- und Betreuungstätigkeiten Erleichterungen oder besondere Erschwernisse zu erwarten sind, z. B. kein Warmwasser, keine Waschmaschine oder vorhandene Hilfsmittel wie ein Badelift.
- Für eine zeitsparende und gut organisierte Zusammenarbeit zwischen den Pflegenden und den ÄrztInnen ist es notwendig, deren Adressen und Ordinationszeiten sowie routinemäßig vereinbarte Hausbesuche zu dokumentieren.
- Für eine ganzheitlich orientierte und reibungsfreie Zusammenarbeit aller Dienste müssen schon am Beginn des Pflegeprozesses alle bereits vorhandenen Hilfen und Dienste erhoben werden. Viele der KundInnen nehmen seit Jahren private Hilfen in Anspruch.

Beispiel

Das kann eine Nachbarin für die regelmäßigen Einkäufe, eine Hausmeisterin für die Reinigung der Wohnung, ein Enkel für kleine Reparaturen oder eine Tochter für die Unterstützung beim wöchentlichen Bad sein.

Genauso wichtig sind die Dienste wie Essen auf Rädern oder der ehrenamtliche Besuchsdienst einer anderen Organisation, und nicht weniger wesentlich sind die Bekannten und FreundInnen, die eine Verbindung zur Außenwelt herstellen und zur Qualität des sozialen Lebens beitragen.

Heimhilfe, Hauskrankenpflege oder Sozialarbeit, Fußpflege oder der/die FriseurIn werden in die Reihe der „DienstleisterInnen" eingefügt. Häufig nehmen die KundInnen bereits therapeutische Leistungen wie Physio- und Ergotherapie oder Logopädie in Anspruch und besuchen regelmäßig Tageszentren. Auch diese Dienste werden in der Gesamtplanung des Pflegeprozesses berücksichtigt und als Ressourcen verstanden.

Auch andere Dienste, Besuchsdienste, Bekannte und FreundInnen sind wichtig. Therapeutische Leistungen wurden oft bereits beansprucht und müssen berücksichtigt werden.

Aspekte der Dokumentation

Die Erhebung der **Anamnese** in der Hauskrankenpflege, vielfach auch „Anamnese zum Case Management" genannt, ist der wichtigste und aufwändigste Schritt am Beginn des Pflegeprozesses. Die Pflegepersonen müssen das Erhebungsinstrument beherrschen und eine ganzheitliche Erfassung der Bedürfnislage ermöglichen. Vorhandene einschlägige Instrumente wurden meist aus berufsspezifischer Sicht entwickelt und erfüllen nur spezielle Anforderungen, z. B. jene der Sozialarbeit, der Pflege oder der Medizin.

Zur Dokumentation zählen in der Hauskrankenpflege all jene **Interventionen und Personen**, die zur Bewältigung des täglichen Lebens der KundInnen beitragen, also

- Maßnahmen der Pflege, Therapie, Medizin, Sozialarbeit, Ernährungsberatung,
- SachwalterInnen, Angehörige, Personen des sozialen Umfeldes etc.

Die Pflege- und Betreuungsziele können – wie im Krankenhaus auch – niemals nur durch die Leistungen einer einzigen Berufsgruppe erreicht werden. Aus der Pflege- und Betreuungsplanung muss eindeutig hervorgehen, welche Personen welche Maßnahmen zu welchem Zeitpunkt und wie oft erbringen. Nur wenn das Zusammenwirken der Maßnahmen aller Professionen sinnvoll und logisch geplant ist, können die einzelnen Interventionen Wirkung zeigen.

Das Zusammenwirken der Maßnahmen aller Professionen muss sinnvoll und geplant sein, um Wirkung zu zeigen.

Wann eine anamneseorientierte **Planung** notwendig ist, ist umstritten. Es gibt die Meinung, dass bei KundInnen, die ausschließlich soziale Dienste, wie Besuchsdienst, Heimhilfe oder Essen auf Rädern, in Anspruch nehmen, keine Anamnese erhoben werden muss, sondern erst dann, wenn klassische Krankenpflege mit einem medizinischen Anteil notwendig wird.

Andere vertreten die Auffassung, dass immer, wenn KundInnen einer Hilfe bedürfen, die körperliche, geistige oder soziale Defizite kompensieren muss, eine Anamnese erhoben werden sollte. Sie gehen davon aus, dass jeder Unterstützungsbedarf auf weitere potenzielle Probleme der KundInnen hinweist und dass verhindert werden muss, dass jene zu aktuellen Problemen werden und zu zusätzlichem Pflege- und Betreuungsbedarf führen. Potenzielle Probleme können allerdings nur durch eine profunde und seriöse Erhebung der Bedürfnislage erfasst werden, und deshalb erscheint eine Anamnese in den meisten Fällen empfehlenswert.

Die Pflege- und Betreuungsdokumentation schließt (analog zur Ziel- und Maßnahmenplanung) die **Leistungsnachweise** aller am Pflegeprozess beteiligten Personen ein. Das bedeutet, dass alle Beteiligten ihre Leistungen nach deren Durchführung schriftlich bestätigen. So entsteht eine Gesamtsicht über das über eine festgelegte Zeitperiode Geschehene, und im Falle von Zielverfehlungen können eventuell vorhandene oder entstandene Maßnahmenlücken sichtbar gemacht werden.

Der **Verlaufs- und Evaluationsbericht** wird in der Hauskrankenpflege ebenfalls interdisziplinär geführt. Er ist Teil der Pflege- und Betreuungsdokumentation und dient einerseits als Kommunikationsmittel für das Team, andererseits der Evaluation des gesamten Pflegeprozesses und der Bewertung der Wirksamkeit der einzelnen Pflege- und Betreuungsmaßnahmen sowie der medizinischen und therapeutischen Leistungen.

Hindernisse: Eine gemeinsame Dokumentation im Sinne der interdisziplinären Zusammenarbeit ist in der Praxis nicht immer möglich. Ein Grund ist, dass viele Professionen aus rechtlichen und berufsethischen Gründen zur unabhängigen Dokumentation und Archivierung verpflichtet sind. Es würde für sie also der doppelte Zeitaufwand für das Dokumentieren entstehen. Ein anderer Grund können aber auch Eitelkeiten einiger Berufsgruppen sein, die es nicht zulassen, dass ihre Leistungen in einer nicht ausschließlich der eigenen Berufsgruppe vorbehaltenen Dokumentation festgeschrieben werden. Nicht selten ist die Ursache dieser Vorbehalte ein fachlich unzulängliches Verständnis.

Gut funktioniert die gemeinsame Dokumentation, wenn die für die KundInnen tätigen Personen ein hohes Maß an fachlichem Verständnis mitbringen, die Bedeutung der Vernetzung von Diensten verstanden haben und die gemeinsame Dokumentation als hilfreiches Instrument erkennen. Viele sind auch dankbar, wenn eine Person – und das ist im Pflegeprozess naturgemäß die Pflegeperson – die Verantwortung für den Überblick über den gesamten Prozess übernimmt. Um diesen Überblick zu bekommen und zu behalten, sind Pflegende durchaus auch bereit, die wichtigsten Informationen für andere Professionen in der Dokumentation festzuhalten.

Die Dokumentation muss – nur für Beteiligte und KundInnen zugänglich – in der Wohnung aufbewahrt werden.

Für die gemeinsame Dokumentation im Rahmen der interdisziplinären Zusammenarbeit ist es nötig, dass die Unterlagen in der Wohnung der KundInnen **sicher verwahrt** werden. Sie dürfen nur den dokumentierenden Personen und den KundInnen selbst zugänglich sein. Dieser Vorsatz ist bei KundInnen mit demenziellen Erkrankungen manchmal sehr schwierig umzusetzen: Das Papier wird dann möglicherweise als Serviette verwendet, zerrissen oder in die Toilette gespült. Es gibt – wenngleich auch sehr selten – Situationen, in denen die Dokumentation nicht in der Wohnung aufbewahrt werden kann: Dann müssen andere kreative und praktikable Lösungen gefunden oder es muss unter Umständen auch auf eine gemeinsame Dokumentation verzichtet werden.

Noch immer gibt es nur sehr wenige bedarfsorientierte und professionelle Dokumentationskonzepte und -systeme im extramuralen Bereich, weshalb sehr häufig auf **vorhandene Formulare** aus dem stationären Bereich zurückgegriffen wird. Das ist der Hauptgrund für die große Unzufriedenheit der MitarbeiterInnen mit den vorhandenen Dokumentationssystemen.

Unabhängig davon, ob standardisierte Dokumentationen von Krankenhäusern oder diversen Firmen übernommen werden oder ob Pflegende selbst beginnen, Formulare zu entwickeln – es sollte niemals vergessen werden, dass die Qualität von Dokumentationen der Professionalität der Pflegenden Ausdruck verleiht. Eine allzu hohe Standardisierung der Formularstrukturen lässt weder auf eine beabsichtigte individuelle Pflege noch auf fachkompetentes Personal mit einem entsprechenden Pflegeverständnis schließen. Umgekehrt bieten Formularstrukturen, die nur als Denkhilfe entwickelt werden, nur wenig Unterstützung und fordern von den Pflegenden umso mehr Fachkompetenz und Artikulationsfähigkeit, tragen andererseits aber dazu bei, individuelle Pflege und Betreuung zu sichern.

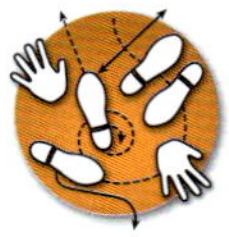

1. Was sind die Grundlagen der Handlungskompetenz in der Hauskrankenpflege?
2. Woran muss sich das Pflegeverständnis der Pflegenden in der Hauskrankenpflege orientieren?
3. Was sind wesentliche Voraussetzungen für eine erfolgreiche Pflege zu Hause?
4. Wie erleben KundInnen ihre Krankheit?
5. Was sind die Motive pflegender Angehöriger?
6. Welches Verhalten und Rollenverständnis wird von den Pflegenden in der Hauskrankenpflege erwartet?
7. Welche Eigenschaften hat Hauskrankenpflege?
8. Was sind die Besonderheiten und Belastungen in der Hauskrankenpflege und was zeichnet sie aus?
9. Was ist der Unterschied zwischen Wunsch und Bedürfnis?
10. Was ist in der Organisation und bei der Durchführung des Pflegegeschehens in der Hauskrankenpflege zu berücksichtigen?
11. Was ist bei der Auswahl eines Pflegemodells für die Hauskrankenpflege zu bedenken?
12. Was ist das Besondere an Teams in der Hauskrankenpflege?
13. Welche Vorteile bietet eine interdisziplinäre Dokumentation in der Hauskrankenpflege?

5 Hospiz und Palliative Care in der Hauskrankenpflege

Dieses Kapitel definiert die mobilen, semistationären und stationären Angebote von Hospiz und Palliative Care und bietet einen Abriss der wichtigsten Einflüsse, Anforderungen und Bedingungen zur Realisierung der Hospiz- und Palliativversorgung. Ferner werden exemplarisch einige besondere Errungenschaften von Hospiz und Palliative Care in Österreich aufgezeigt.

Der Anspruch „mobil vor stationär" soll es den Menschen ermöglichen, ihren Lebensabend zu Hause zu verbringen, und damit wird auch der Anspruch verbunden, zu Hause sterben zu dürfen. Dieses Anliegen ist menschlich sehr gut nachvollziehbar, klingt legitim und ist sozialpolitisch gewollt. Inwieweit die Angebote und die gelebte Praxis dem gerecht werden können, hängt davon ab, ob die dafür erforderlichen Rahmenbedingungen gegeben sind.

5.1 Begriffsklärungen

In den aktuellen Ausbildungen der Pflege- und Sozialberufe ist Hospiz und Palliative Care in der Regel thematisch verankert und es werden auch die einschlägigen Begrifflichkeiten erläutert. Für all jene, deren Ausbildung länger zurückliegt, sind hier die wichtigsten Begrifflichkeiten zusammengefasst.

Zielgruppe der Hospiz- und Palliativversorgung sind unheilbar kranke und sterbende Menschen in einem fortgeschrittenen Erkrankungsstadium mit Schmerzen, psychischen Beschwerden und/oder anderen die Lebensqualität beeinträchtigenden Symptomen (= PalliativpatientInnen) sowie auch ihre An- und Zugehörigen. (GÖG/ÖBIG 2012, Prozesshandbuch Hospiz- und Palliativeinrichtungen).

Palliativstationen übernehmen die Versorgung in besonders komplexen Situationen, die andere Einrichtungen oder Dienste nicht bewältigen können und die besondere ärztliche Expertise erfordern (ebd.).

Stationäre Hospize versorgen rund um die Uhr PalliativpatientInnen in besonders komplexen Situationen, in denen die pflegerische und psychosoziale Betreuung im Vordergrund steht (GÖG 2014; abgestufte Hospiz- und Palliativversorgung).

Tageshospize betreuen PalliativpatientInnen, die den Großteil der Zeit in ihrer gewohnten Umgebung verbringen können, tagsüber und entlasten damit das betreuende Umfeld (ebd.).

Mobile Palliativteams und **Palliativkonsiliardienste** unterstützen die anderen Gesundheitsdienstleister in der Betreuung der PalliativpatientInnen und ihrer An- und Zugehörigen (GÖG/ÖBIG 2012; Prozesshandbuch Hospiz- und Palliativeinrichtungen).

Hospizteams begleiten mit ehrenamtlich tätigen MitarbeiterInnen PalliativpatientInnen und ihre An- und Zugehörigen (ebd.).

5.2 Die Strukturen der Hospiz- und Palliativversorgung

Besonders wichtig für die Pflegenden in der Hauskrankenpflege ist das Wissen über die Strukturen der Hospiz- und Palliativversorgung, denn sie sollen einschätzen können, welches Angebot den Bedürfnissen der KundInnen am besten gerecht wird. Die Kenntnisse über die Angebotsstrukturen der spezialisierten Hospiz- und Palliativversorgung ermöglichen deren gezielte Vermittlung und sichern die trägerübergreifende Zusammenarbeit aller Beteiligten.

Bereits 2004 wurde unter der Federführung von Gesundheit Österreich (damals ÖBIG) im Auftrag des Gesundheitsministeriums ein Konzept für eine abgestufte Versorgungsstruktur der Hospiz- und Palliativversorgung entwickelt. Dieses Konzept wurde 2006 von Bund, Ländern, Sozialversicherungsträgern und der Ärztekammer bestätigt und 2014 aktualisiert. Das Konzept ist mittlerweile europaweit beispielgebend, insbesondere für den deutschsprachigen Raum.

Übersicht 6
Modular abgestufte Hospiz- und Palliativversorgung GÖG/ÖBIG 2014

Hospiz- und Palliativversorgung

	Grundversorgung	**Spezialisierte Hospiz- und Palliativversorgung**		
	Einrichtung/Dienstleister	**Unterstützende Angebote**		**Betreuende Angebote**
Akutbereich	Krankenhäuser	Hospizteams	Palliativkonsiliardienste	Palliativstationen
Langzeitbereich	Alten-, Pflege- und Betreuungseinrichtungen		Mobile Palliativteams	Stationäre Hospize
Familienbereich, zu Hause	Niedergelassene (Fach)-Ärzteschaft, mobile Dienste, TherapeutInnen			Tageshospize
	„Einfache" Situationen 80 bis 90 % der Sterbefälle	Komplexe Situationen, schwierige Fragestellungen 10 bis 20 % der Sterbefälle		

Die Übersicht verdeutlicht die Unterscheidung zwischen Grundversorgung und spezialisierter Hospiz- und Palliativversorgung. Demnach sollen die mobilen Dienste die Pflege sterbender Menschen im Rahmen der Grundversorgung wahrnehmen. Aus der Praxis wissen wir, dass es sehr schwierig sein kann, den zusätzlichen Personal- und Zeitaufwand für die Begleitung sterbender Menschen zu ermöglichen. In komplexen Pflegesituationen reichen auch die vorhandenen Fachkenntnisse der Pflegenden für eine angemessene Begleitung häufig nicht mehr aus. Fehlen diese Rahmenbedingungen, dann bleibt meistens nur der Weg, dass KundInnen in ein Krankenhaus überwiesen werden.

Krankenhauseinweisungen können in vielen Fällen verhindert werden, wenn unterstützende Angebote der spezialisierten Hospiz- und Palliativversorgung vorhanden sind und genutzt werden. Voraussetzung dafür ist, dass die Hauskrankenpflege-MitarbeiterInnen und behandelnden Ärzte und Ärztinnen über vorhandene Angebote und deren Leistungen gut informiert sind und eine Zusammenarbeit bereitwillig und gezielt anstreben.

Die primären PartnerInnen der Hauskrankenpflege aus der spezialisierten Versorgung sind die Hospizteams und die mobilen Palliativteams.

Hospizteams bestehen aus qualifizierten ehrenamtlichen HospizbegleiterInnen, die den PalliativpatientInnen und deren An- und Zugehörigen mitmenschliche Begleitung und Beratung sowie Trauerbegleitung anbieten. Die HospizbegleiterInnen leisten einen unschätzbaren Beitrag zur psychosozialen und emotionalen Entlastung für die Betroffenen (vgl. GÖG 2014; abgestufte Hospiz- und Palliativversorgung).

Das mobile Palliativteam ist ein multiprofessionell zusammengesetztes Team, das sich in erster Linie an die Betreuenden von PalliativpatientInnen zu Hause oder im Heim wendet. Es berät, leitet an und stellt seine Expertise in Schmerztherapie, Symptomkontrolle, Palliativpflege und psychosozialer Begleitung zur Verfügung. Die Beratung durch das Palliativteam kann auch von der Patientin/vom Patienten selbst in Anspruch genommen werden. In Absprache mit den Betreuenden kann auch eine gezielte Einbindung in die Pflege und Betreuung erfolgen (ebd.).

5.3 Rahmenbedingungen für die Hospiz- und Palliativversorgung zu Hause

Die Praxis lehrt uns, dass spezifische Rahmenbedingungen gegeben sein müssen, um den Boden für ein Sterben in Würde zu Hause zu schaffen.

Politische, wirtschaftliche und fachliche Faktoren entscheiden über das Gelingen nachhaltiger Hospiz- und Palliativversorgung im häuslichen Setting.

5.3.1 Der politische Wille

Die Entwicklung im Ausbau der Hospiz- und Palliativversorgung gestaltet sich in den Bundesländern unterschiedlich und hängt von der politischen Willensbildung der jeweiligen Regierungsparteien ab. Man muss sich vergegenwärtigen, dass die Umsetzung der Hospiz- und Palliativversorgung in die Kompetenz der Länder fällt und der Bund nur einen allgemeinen Rahmenbeitrag dazu leisten kann. Hier einige sozialpolitische Meilensteine, die zur Bewusstseinsbildung und zum Aufbau der Hospiz- und Palliativversorgung in Österreich beigetragen haben.

siehe auch Kap. 1.3 Politik und Hauskrankenpflege

Seit 2005 haben sich Bund und Länder über die „Vereinbarung gem. 15a B-VG über die Organisation und Finanzierung des Gesundheitswesens" darauf geeinigt, dass „eine österreichweit gleichwertige, flächendeckend abgestufte Versorgung im Palliativ- und Hospizbereich" anzustreben ist (https://www.ris.bka.gv.at/GeltendeFassung.wxe?Abfrage=Bundesnormen&Gesetzesnummer=20005894).

Im Zuge von Konzeptentwicklungen und dem Aufbau der Hospiz- und Palliativversorgung wurde offensichtlich, dass auf die spezifischen Bedürfnisse von Kindern und Jugendlichen gesondert eingegangen werden muss. Im ersten von Gesundheitsminister Alois Stöger einberufenen Kindergesundheitsdialog 2010 wurde dringender Handlungsbedarf im Bereich der Hospiz- und Palliativversorgung von Kindern festgestellt und in der 2011 publizierten Kinder- und Jugendgesundheitsstrategie des BMG (vgl. S30, Ziel 19) als eigenes Ziel definiert. Es folgte ein Expertenkonzept für die Hospiz- und Palliativversorgung für Kinder und Jugendliche, in dem u. a. auch der Bedarf an Versorgungsstrukturen aufgezeigt wurde.

Als wesentlicher Schritt zur besseren Vereinbarkeit von Familie und Beruf, gerade in besonders schwierigen familiären Situationen, besteht seit 2002 ein Anspruch auf Familienhospizkarenz und Familienteilzeitkarenz (https://broschuerenservice.sozialministerium.at).

Der Nationalrat hat im Rahmen der Verlängerung des Pflegefonds bis 2016 u. a. die mobile Betreuung durch Hospiz- und Palliativteams sowie die Kinderhospiz- und Kinderpalliativbetreuung als Priorität bei der Umsetzung innovativer Maßnahmen festgelegt (vgl. Erläuterungen zum Bundesgesetz, mit dem das Pflegefondgesetz geändert wird).

Das Pflegefondsgesetz ist ein Bundesgesetz, mit dem ein Pflegefonds eingerichtet und ein Zweckzuschuss an die Länder zur Sicherung und zum bedarfsgerechten Aus- und Aufbau des Betreuungs- und Pflegedienstleistungsangebotes in der Langzeitpflege gewährt wird (vgl. BGBl. I Nr. 173/2013).

2014 fand die parlamentarische Enquete zur „Würde am Ende des Lebens" statt, die sich u. a. intensiv mit den Themen der Hospiz- und Palliativversorgung sowie der Patientenverfügung auseinandersetzte. In der Debatte forderten die ExpertInnen vor allem einen Rechtsanspruch auf Hospiz- und Palliativversorgung sowie eine klare Finanzierungsverantwortung und eine bessere Unterstützung mobiler ehrenamtlicher Hospizdienste. Die Enquete-Kommission konnte am Ende der Beratungen 51 Empfehlun-

Konzepte der Hospiz- und Palliativversorgung sind: abgestufte Hospiz- und Palliativversorgung für Erwachsene, das Expertenkonzept der Hospiz- und Palliativversorgung für Kinder, Jugendliche und junge Erwachsene sowie das Prozesshandbuch der Hospiz- und Palliativversorgung.

gen präsentieren, die von allen sechs im Parlament vertretenden Parteien beschlossen wurden. Dazu gehört u.a. ein Hospiz-Stufenplan, der Wege für eine flächendeckende Hospiz- und Palliativversorgung aufzeigt, und die Weiterentwicklung der Patientenverfügung und Vorsorgevollmacht zur Stärkung der Würde und Selbstbestimmung der Menschen.

Es bleibt zu hoffen, dass die VolksvertreterInnen ein wachsames Auge auf die Umsetzung dieser Ankündigungen haben! Ein weiterer Hoffnungsträger für den Ausbau der Hospiz- und Palliativversorgung ist das „Hospiz- und Palliativforum", das per Ministerratsbeschluss vom 15.12.2015 ins Leben gerufen wurde. Dieses Forum war auch eine Forderung der o.g. parlamentarischen Enquete-Kommission „Würde am Ende des Lebens". Das Forum ist auf fünf Jahre befristet eingesetzt und soll bis dahin die Grundlagen für eine nachhaltige Regelfinanzierung der Hospiz- und Palliativversorgung entwickeln.

Zusammenfassend darf man durchaus behaupten, dass Österreich aufgrund der abgestimmten Konzepte der Hospiz- und Palliativversorgung im internationalen Vergleich eine Vorreiterrolle einnimmt.

In der Umsetzung der Maßnahmen ist Österreich im Mittelfeld angesiedelt. Einem flächendeckenden Ausbau in der Grund- und spezialisierten Versorgung steht mit Ausnahme der Palliativstationen aktuell die fehlende Regelfinanzierung entgegen.

5.3.2 Finanzierung

Die Finanzierung der Hospiz- und Palliativversorgung gestaltet sich für die Organisationen und Einrichtungen schwierig. Mit Ausnahme der Palliativstationen, die im Rahmen der Krankenhausfinanzierung etabliert sind, gibt es keine gesicherte Regelfinanzierung – weder für die zusätzlichen Aufwendungen im Rahmen der Grundversorgung noch für die spezialisierte Versorgung.

Hospiz- und Palliativorganisationen müssen sich im Jahresrhythmus mit viel Energie und Kreativität bemühen, öffentliche Förderungen zu erhalten, Sponsoren zu gewinnen und Spenden zu lukrieren, um die Angebote aufrechtzuerhalten bzw. weiterführen zu können. So werden von Organisationen immer wieder große Benefizaktionen wie Konzerte oder Kunstauktionen durchgeführt. Aber auch Kooperationsprojekte wie jenes zwischen dem Dachverband Hospiz Österreich und dem Sparkassenverband, das der Förderung der ehrenamtlichen Hospizarbeit gewidmet ist, sichern sterbenden Menschen ein Stück Lebensqualität.

Die meisten Organisationen bieten den KundInnen bzw. PatientInnen Hospizversorgung und Palliative Care kostenlos an. Das erfolgt aus dem Wissen heraus, dass für die Mehrheit der Menschen eine Hospiz- und Palliativversorgung zusätzlich zu all den anderen finanziellen Belastungen in den prekären Krankheitssituationen nicht leistbar wäre. Allerdings führt dieses kostenfreie Angebot auch häufig zu Unverständnis. Es ist nämlich schwierig zu erklären, warum für die Hauskrankenpflege und alle mobilen Dienste in der Regel Selbstbehalte bezahlt werden müssen, für Hospiz- und Palliative-Care-Leistungen nicht. Gerade für MitarbeiterInnen in den mobilen Diensten ist dies schwer fassbar, denn sie erkennen bei den KundInnen oft einen zusätzlichen Betreuungsbedarf, der aus Kostengründen nicht angenommen wird. Aber auch KundInnen, die Hauskrankenpflege und Hospiz und Palliative Care in Anspruch nehmen, können nicht verstehen, warum sie für eine Leistung bezahlen müssen und für die andere nicht. Um diese Fragen zu beantworten und Missverständnisse auszuräumen, sind MitarbeiterInnen in ihrer Informations- und Kommunikationskompetenz sehr gefordert.

5.4 Entwicklung der Hospiz- und Palliativversorgung in Österreich

Trotz der Finanzierungsproblematik zeigt sich seit dem Beginn der Hospiz- und Palliative-Care-Initiativen 1989 bis 2015 ein kontinuierliches Wachstum in der Versorgung. Die stärkste Ausbauphase fand in der Dekade zwischen 1997 und 2007 statt, in der vor allem die Teams der Ehrenamtlichen, die mobilen Palliativteams und die Palliativkonsiliardienste wachsen konnten und auch die Zahl der Palliativstationen erheblich anstieg.

Übersicht 7
Entwicklung der Hospiz- und Palliativeinrichtungen in Österreich 1989–2015
aus dem Datenbericht 2015, Dachverband Hospiz Österreich

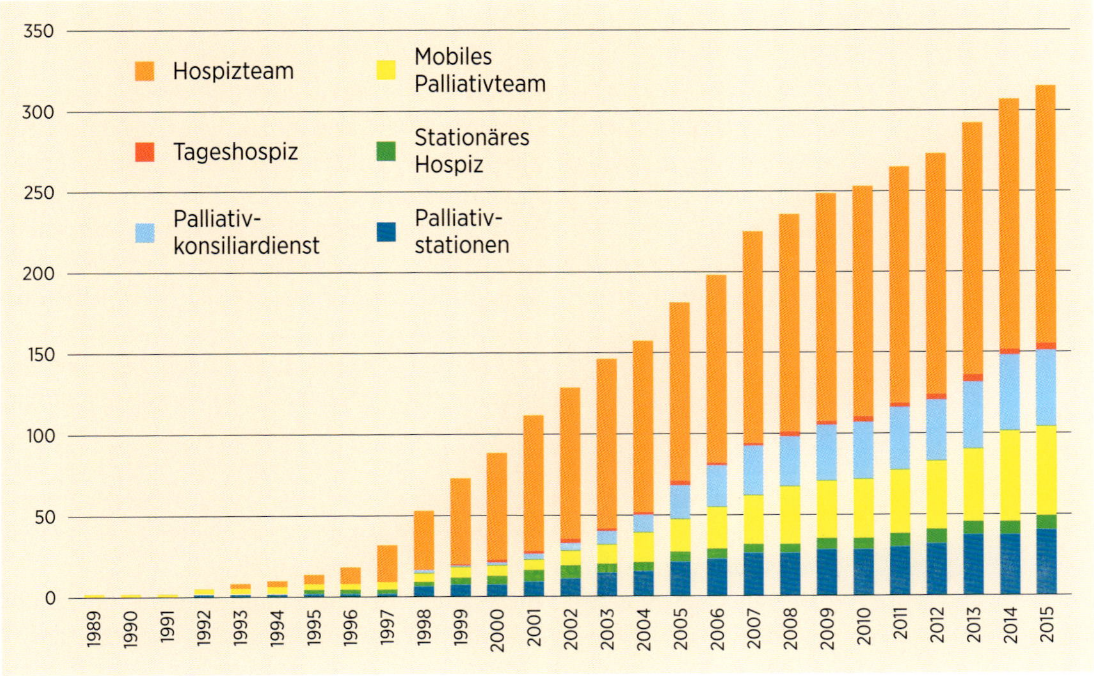

In der Hoffnung, dass die Anstrengungen zur Verankerung einer Regelfinanzierung zum Erfolg führen, sollte auch der geplante Vollausbau bis 2020 glücken können.

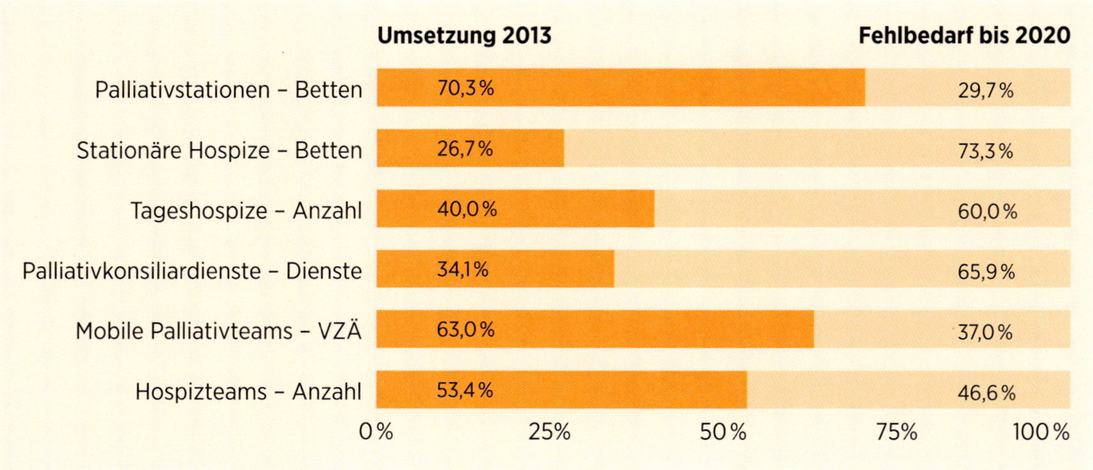

Übersicht 8
In der Grafik ist der Umsetzungsgrad im Vergleich zum Vollausbau 2020 dargestellt
Datenerhebung Hospiz Österreich, Bedarfswerte BMG; Hospiz Österreich/ÖBIG 2004

5.5 Fachkompetenz und Multidisziplinarität

Eine der größten Herausforderungen in Pflegesettings bei sterbenden Menschen ist das Aufeinandertreffen von vielen unterschiedlichen Haltungen und Einstellungen zu Sterben und Tod. Allen voran bei den sterbenden Menschen selbst, bei denen sich Ängste, Wut oder der Wunsch und die Sehnsucht nach dem Lebensende abwechselnd oder gleichzeitig in verschiedenen Verhaltensweisen zeigen. Da sind die An- und Zugehörigen, die auf ihre ganz persönliche Weise in diesen schweren Situationen mitleben und mitleiden und eine zentrale Rolle im Pflegegefüge einnehmen. Dazu kommen Pflegende mit ihren eigenen Erfahrungen und Emotionen – Emotionen, die sich nicht „professionalisieren" lassen, und andere medizinische oder therapeutische Professionen, die der Enttäuschung, dass nicht mehr geheilt werden kann, mit Worten wie „austherapiert" entfliehen, u. v. m.

Das erste Kompetenzgebot in der Hauskrankenpflege sollte also lauten: Haltungen und Einstellungen aller Beteiligten zu sehen, zu spüren und zu versuchen, selbst in Balance zu kommen und zu bleiben.

Es hat sich die Erkenntnis durchgesetzt, dass es für die Begleitung von sterbenden Menschen nicht nur in der spezialisierten Versorgung, sondern auch in der Grundversorgung eine ausgeprägte sensible Haltung und Einstellung, gepaart mit Fachwissen, braucht.

In den Curricula der Pflege- und Sozialausbildungen, wie der diplomierten Gesundheits- und Krankenpflegepersonen, der PflegefachassistentInnen und PflegehelferInnen sowie der Sozialbetreuungsberufe, sind Hospiz und Palliative Care als Themen verbindlich verankert. Ein Theorie-Praxis-Transfer ist aufgrund der begrenzten Praktikumsmöglichkeiten nur eingeschränkt möglich. Das fehlende praktische Lernen in der Ausbildung kann in der Berufspraxis kaum durch Erfahrungen kompensiert werden, denn es gibt noch nicht sehr viele Organisationen, die den Mut und die Ressourcen aufbringen, um sterbende Menschen zu Hause zu begleiten.

Für die spezialisierte Versorgung hat sich nahezu für alle Betreuenden ein umfassender Markt für Aus-, Fort- und Weiterbildungen aufgetan. Es gibt fundierte und erprobte Bildungsangebote, z. B. für ehrenamtliche HospizbegleiterInnen für Erwachsene wie auch spezialisiert für Kinder, Jugendliche und junge Erwachsene oder für die Trauerbegleitung. Es gibt aufbauende, modulare Universitätslehrgänge für Palliative Care genauso wie Kurse für Ehrenamtliche und Angehörige. Insbesondere der Dachverband Hospiz Österreich bemüht sich ständig um die Entwicklung von Richtlinien und Standards für Hospizarbeit und Palliative-Care-Leistungen, genauso wie für MitarbeiterInnen und Beteiligte (www.hospiz.at).

Die Schräglage der Fachkompetenz zwischen MitarbeiterInnen der Grundversorgung und jenen der spezialisierten Versorgung ist aufgrund der oben beschriebenen Situation ausgeprägt. Diese Schräglage kann ein Hindernis in der wirkungsvollen Zusammenarbeit zum Wohle der KundInnen bedeuten.

Deshalb ist es außerordentlich bedeutend, dass in der Grundversorgung die Kompetenz gegeben ist, frühzeitig zu erfassen, wann KundInnen palliativen Versorgungsbedarf haben. Je eher dieser identifiziert werden kann, umso frühzeitiger kann Palliative Care in das Pflegesetting integriert und für die KundInnen zusätzliches Leid verhindert werden.

Die Identifikation des Bedarfes und die frühzeitige Integration von Hospiz und Palliative Care in das Pflegesetting verhindern zusätzliches Leid für die KundInnen.

Eine Orientierung, wann eine spezielle Hospiz- und Palliativversorgung erforderlich ist, können beispielsweise folgende Kriterien darstellen:

- die Komplexität der Pflegesituation und ein instabiler Krankheitsverlauf, dem man mit den vorhandenen Kenntnissen und Ressourcen nicht mehr gerecht werden kann;
- die medizinischen und therapeutischen Behandlungsmöglichkeiten sind begrenzt, z. B. bei Schmerzkrisen, Atemnot, Depressionen, und das Leiden kann nicht mehr adäquat gelindert werden;
- die Pflege zu Hause ist nicht mehr gewährleistet, da keine An- und Zugehörigen vorhanden sind oder sie keine Betreuungsleistungen übernehmen können;
- die KundInnen selbst setzen durch ihr Verhalten meistens auch selbst Zeichen für den Bedarf an Palliative Care, z. B. Verzicht auf Nahrungsaufnahme, Einschränkung der körperlichen Fähigkeiten, sozialer Rückzug durch Sprachlosigkeit oder Zeichen der Ablehnung.

Eine Kernkompetenz in der Hospiz- und Palliativversorgung ist die Fähigkeit zur multidisziplinären Zusammenarbeit aller in einen Sterbeprozess beruflich involvierten Personen. Nur ein wertschätzendes, verbindendes und auf die Bedürfnisse der KundInnen abgestimmtes Miteinander kann dem gerne bemühten Begriff der „Ganzheitlichkeit" annähernd Rechnung tragen. Im Vordergrund steht allerdings die Einstellung und Haltung der Menschen zu Sterben und Tod.

5.6 Kooperationen und Vernetzung

Wenn in der Hospiz- und Palliativversorgung von Kooperation und Vernetzung gesprochen wird, dann gilt für alle Beteiligten folgendes Credo: Habe ich die Bereitschaft für diese spezielle Teamarbeit und kann ich die Fähigkeit zur Annäherung, zum Aufeinander-Zugehen und zum Voneinander-Lernen entwickeln? Nur eine tragfähige Kooperation zwischen allen an der Versorgung Beteiligten kann für die Betroffenen unnötige Krankenhauseinweisungen oder die Übersiedlung in ein Pflegeheim verhindern.

Palliative Betreuung soll so früh wie möglich einsetzen. Palliative Betreuung bedeutet kein Entweder-oder im Sinne von kurativ oder palliativ. Es geht vielmehr darum, den jeweiligen Schwerpunkt bedürfnisorientiert in den Vordergrund der Betreuung zu stellen. Es erklärt sich von selbst, dass dieser Ansatz eine enge Vernetzung aller beteiligten ProfessionistInnen voraussetzt. In dieser Vernetzung müssen in vielen Fällen auch Schnittstellen überwunden und zu Nahtstellen umfunktioniert werden. Die Praxis bestätigt, dass dies die größte Schwierigkeit darstellt. Besondere Hürden sind zwischen dem akutstationären und dem niedergelassenen Bereich zu nehmen. Auch wenn die Betreuenden engagiert die Zusammenarbeit verfolgen, stehen dieser oft unüberwindliche organisatorische und bürokratische Hindernisse im Weg.

Siehe auch Kap. 3.2: Das Konzept des Case Managements

Hindernisse sollen aber nicht dazu führen, sich der Verantwortung für eine humane, individuelle Betreuung zu entziehen und sind auch keine globale Entschuldigung für unterlassene Kooperationen. Es ist jedenfalls ein bedeutender Schritt, wenn die ProfessionistInnen im Verständnis des ganzheitlichen Behandlungs- und Betreuungsansatzes von Palliative Care die gemeinsamen Ziele als wichtiger betrachten als die der eigenen Berufsgruppe bzw. Disziplin und auch über Hierarchiegrenzen hinaus versuchen, eine Teamkultur zu leben.

Hospiz und Palliative Care setzen auf das Wissen und die Kompetenz aller Professionen und Beteiligten und fordern die übergreifende Kooperation zwischen verschiedenen Diensten, Organisationen und Einrichtungen. Die Hauskrankenpflege bzw. die mobilen Dienste stehen im Zentrum aller Schnittstellen, denn Hospiz- und Palliativversorgung findet in der Regel zu irgendeinem Zeitpunkt zu Hause statt.

Daher ist es wichtig, die Angebote der spezialisierten Versorgung von Hospiz- und Palliativversorgung zu kennen und die Kontakte zu pflegen. Eine partnerschaftliche Kontakt- und Netzwerkpflege wird in der konkreten Zusammenarbeit unzulängliche Koordination und lückenhafte Kommunikation zwischen den Diensten und Einrichtungen verhindern oder zumindest minimieren können.

Ein Netzwerk kann es nur dann geben, wenn jemand die Verantwortung für die Koordination der Leistungen und die Abstimmung zwischen den Diensten und Berufsgruppen übernimmt.

Netzwerke in der Hospiz- und Palliativversorgung brauchen immer eine Initiative bzw. einen Initiator und in der Folge eine Person, die im Sinne des Case Managements die Koordinationsaufgabe verantwortlich übernimmt und die Übersicht behält. Das Setzen einer Initiative ist nicht an eine spezielle Berufsgruppe gebunden, sondern soll durch jene Personen erfolgen, die als erste den Bedarf von Hospiz und Palliative Care erkennen. Das können durchaus auch die KundInnen oder deren An- und Zugehörige selbst sein. Das Case Management kann von den ÄrztInnen, von SozialarbeiterInnen oder von den Pflegenden der Hauskrankenpflege übernommen werden.

5.7 Besondere Projekte in der Hospiz- und Palliativversorgung

An dieser Stelle sollen exemplarisch einige erfolgreiche und bedeutende Projekte der Hospiz- und Palliativversorgung angeführt werden, die besondere Aufmerksamkeit verdienen.

MOMO Kinderhospiz
Momo ist jene Romanfigur von Michael Ende, die den Menschen ihre gestohlene Zeit wiedergibt. Das ist wohl der Leitgedanke des Vereins MOMO, nämlich den Kindern und Jugendlichen in ihrer letzten Lebensphase ein Mehr an guter Zeit zu geben.

MOMO wird hier stellvertretend für alle stationären wie mobilen Kinderhospize oder Kinderpalliativeinrichtungen genannt. Eine Übersicht findet sich auf der Webpage des Dachverbandes Hospiz Österreich (http://www.hospiz.at/DBSQL/index.html).

MOMO wurde 2013 als mobiles Kinderhospiz in Österreich gegründet und ist im Großraum Wien aktiv. Gearbeitet wird im multiprofessionellen Team, bestehend aus PsychologInnen, SozialarbeiterInnen, PhysiotherapeutInnen u. a., das von einer erfahrenen Kinderfachärztin geleitet wird.

Die Gründungsidee stammt von der Caritas Wien, der Caritas Socialis und der MOKI-Wien (Mobile Kinderkrankenpflege Wien). Die Initiatoren aus diesen Organisationen haben alle langjährige Expertise in der Hospiz- und Palliativversorgung, und gerade aus dieser Erfahrung wurde die Erkenntnis gewonnen, dass es eine eklatante Lücke in der Hospiz- und Palliativversorgung für Kinder und Jugendliche gibt.

Das MOMO-Kinderhospiz ist frei finanziert, d. h. über Spenden, Sponsoren, Fundraising, und erhält aktuell noch keine öffentlichen Förderungen (www.momokinderhospiz.at).

HPC Mobil – Hospiz und Palliative Care in den mobilen Diensten
Der Dachverband Hospiz Österreich entwickelt seit 2015 gemeinsam mit Wiener Hauskrankenpflegeorganisationen das Projekt „Hospiz und Palliative Care mobil". Das Herzstück des Projektes ist die Vermittlung und Aktivierung von Haltung und Grundwissen zu Hospiz und Palliative Care in den mobilen Diensten. Die Aktivierung und Pflege von Netzwerken der spezialisierten Hospiz- und Palliativversorgung und besonders zu den HausärztInnen nimmt einen weiteren Schwerpunkt im Projekt ein. Letztlich verfolgt man das engagierte Ziel, das Projekt nachhaltig zu verankern und in den Regelbetrieb der Organisationen einzuführen.

HPCPH – Hospizkultur und Palliative Care in Alten- und Pflegeheimen
HPCPH ist ein evaluiertes Projekt des Dachverbandes Hospiz Österreich, das seit 2004 österreichweit Erfolgsgeschichte schreibt. In über 100 Heimen und sieben Bundesländern lebt das Projekt und wird vom Hospiz-Dachverband laufend reflektiert und weiterentwickelt.

Strukturiert aufgesetzt, von speziell ausgebildeten MultiplikatorInnen methodisch fundiert moderiert und von ProjektleiterInnen professionell begleitet, werden in österreichischen Alten- und Pflegeheimen Hospizkultur und Palliative Care eingeführt. Das Besondere an diesem Projekt ist, dass es tatsächlich gelingen kann, länderübergreifend in den Heimen ein gemeinsames Grundverständnis von Hospizkultur sowie Basiswissen über Palliative Care zu entwickeln und zu verankern.

Die Basis dafür schaffen die durchdachte Modellarchitektur zur Umsetzung des Projektes, das verbindliche Curriculum der palliativen Geriatrie sowie der geforderte Organisationsentwicklungsprozess mit dem Ziel der Nachhaltigkeit und die entwickelten Indikatoren, mit denen in den Heimen selbst der Grad der Nachhaltigkeit eingeschätzt werden kann (http://www.hospiz.at/pdf_dl/projektbeschreibung_hospiz_pall%20care_pflegeheim_2015_03.pdf).

Ein Projekt, das bereits mehr als zehn Jahre besteht und in bundesländerübergreifende Breite geführt werden konnte, kommt schon einer „Bewegung" gleich und verdient höchsten Respekt. Es schafft nicht nur mehr Lebensqualität für die BewohnerInnen, sondern auch mehr Arbeitsqualität und -zufriedenheit bei den MitarbeiterInnen.

Die gelungene Entwicklung ist auch den dauerhaften öffentlichen Förderungen und privaten Unterstützungen zu verdanken.

Trauerbegleitung
Trauerbegleitung gehört zu den Kernaufgaben in der Hospiz- und Palliativversorgung, denn Trauer beginnt nicht erst nach dem Tod eines vertrauten Menschen, sondern lange davor.

Stellvertretend für viele Angebote der Trauerbegleitung seien hier Gründung und Engagement der BAT – Bundesarbeitsgemeinschaft für Trauerbegleitung genannt. Ohne Initiativen wie diese würde Trauer die „Privatsache hinter verschlossenen Türen" bleiben und damit Sterben und Tod einmal mehr in einer Tabuszenerie versinken.

Die Bundesarbeitsgemeinschaft für Trauerbegleitung wurde 2013 von Hospiz Österreich, dem Österreichischen Roten Kreuz, der Caritas Österreich, den Pastoralämtern Österreich und dem Kardinal-König-Haus gegründet. Sie schafft eine Plattform zur Auseinandersetzung mit dem Thema Trauer und ihrer vielfältigen Facetten. Die Bundesarbeitsgemeinschaft entwickelt Angebote der Trauerbegleitung und -arbeit, macht das Thema durch Publikationen und Veranstaltungen öffentlich und entwickelte auch das Curriculum für die Ausbildung von TrauerbegleiterInnen (www.trauerbegleiten.at).

Der Vorsorgedialog

Der Vorsorgedialog ist als jüngst entwickeltes Instrument der Hospiz- und Palliativversorgung zu verstehen. Dabei handelt es sich um einen strukturierten und dokumentierten Kommunikationsprozess mit BewohnerInnen in Alten- und Pflegeheimen, um deren Wünsche und Vorstellungen für die letzte Lebensphase zu erfassen und in ihrem Sinne handeln zu können.

Mit der Entwicklung des Vorsorgedialoges verfolgte man das Ziel, langfristig ein einheitliches Instrument für die vorausschauende Planung (Advanced Care Planning) in den österreichischen Pflegeheimen einzuführen. Dabei soll die Qualität der Informationsgewinnung gehoben und standardisiert werden. Der markante Unterschied zu anderen Instrumenten, wie Palliativ- und Notfallblättern, ist der multidisziplinäre Kommunikationsprozess für die Erhebung der Information von BewohnerInnen.

Der Vorsorgedialog wurde unter der Leitung des Dachverbandes Hospiz Österreich, des Beirats für Hospizkultur und Palliative Care in der Grundversorgung sowie zahlreicher ExpertInnen entwickelt.

Die Grundlagen des Vorsorgedialoges umfassen die Projektbeschreibung zur Einführung des Vorsorgedialoges im Verständnis eines Organisationsentwicklungsprozesses, einen Gesprächsleitfaden und die finale Dokumentation.

> *„Dieses Kommunikationsinstrument nimmt die Selbstbestimmung der BewohnerInnen ernst und stärkt sie. Gleichzeitig unterstützt der Vorsorgedialog Pflege und ÄrztInnen bei ethisch schwierigen Entscheidungen am Lebensende, z. B. in aktuellen Krisensituationen oder wenn das Sterben absehbar ist. Mit dem Vorsorgedialog wird dafür vorgesorgt, dass diese Entscheidungen im Sinne der BewohnerInnen getroffen werden und stellt zudem für das Betreuungsteam und den ev. beigezogenen Not- oder BereitschaftsdienstärztInnen in krisenhaften Situationen grundlegende Informationen für die Entscheidungsfindung zur Verfügung. Rechtlich gesehen ist der Vorsorgedialog dann einer beachtlichen Patientenverfügung gleichgesetzt, wenn der/die Bewohner/-in entscheidungsfähig ist. Es gilt auch bei Vorhandensein eines Vorsorgedialogs immer der aktuelle Wille. Bei BewohnerInnen, die kognitiv nicht mehr in der Lage sind, aktiv an einem solchen Vorsorgedialoggespräch teilzunehmen, z. B. aufgrund einer weit fortgeschrittenen Demenzerkrankung, wird von den Betreuenden, den Angehörigen und Vertrauenspersonen, dann der „mutmaßliche Wille" erhoben und dokumentiert. Konnte das Betreuungsteam von der/dem Bewohner/-in aufgrund der fehlenden Einsichts- und Urteilsfähigkeit nicht von der Verschwiegenheitspflicht entbunden werden, so können von den Angehörigen nur deren Wahrnehmungen Eingang in den mutmaßlichen Willen finden. Wenn der Vorsorgedialog in einem Alten- oder Pflegeheim eingesetzt werden soll, erfordert dies einen sorgfältigen Einführungsprozess, der Wissensvermittlung und die Einübung in den Vorsorgedialog umfasst. Außerdem ist der Vorsorgedialog in die organisatorischen Abläufe, in die Entscheidungs- und Kommunikationsstrukturen sowie in die Fortbildungspläne des Hauses zu integrieren. Der Vorsorgedialog liegt seit September 2016 in der Endfassung vor und soll im Rahmen eines Pilotprojekts in der Praxis erprobt werden."* (Hospiz Österreich, Kurzinformation zum Vorsorgedialog von Beirat HPC in der Grundversorgung)

Nagele, S./Feichtner, A. (2014): Lehrbuch der Palliativpflege. 3., überarbeitete Auflage. Wien: Facultas.

6 Zukunftsperspektiven der Hauskrankenpflege

Wer über die Zukunft nachdenkt, gerät in Gefahr, sich zwischen Utopie, Wunsch und Wirklichkeit zu verlieren. Deshalb mag es kurzweilig sein, die Zukunftsperspektiven der Hauskrankenpflege mit einem utopischen Gedanken zu beginnen und sich anschließend mit Fakten und Fragen auseinanderzusetzen.

Utopie
Eine utopische Annahme wäre es, zu glauben, dass sich die Krankenhäuser auf die Intensivmedizin bzw. auf die Intensivpflegestationen zurückziehen und der „Rest der Medizin" von Ambulanzen und niedergelassenen ÄrztInnen, der „Rest der Pflege" von der Hauskrankenpflege übernommen wird.

Boom
Die Prognosen aus den Bedarfs- und Entwicklungsplänen der Bundesländer haben sich bestätigt und die Hauskrankenpflege hat seit der Jahrtausendwende einen deutlichen Boom erlebt. Trotzdem kann noch nicht von einem österreichweiten bedarfsgerechten Angebot gesprochen werden. Eine Kundengruppe hat sich dabei besonders formiert, nämlich die der betagten und hochbetagten Menschen mit ihren gerontologisch-geriatrischen Bedürfnissen. Dieser Trend wird sich aufgrund der demografischen Entwicklung in den nächsten Jahren fortsetzen. Der Ausbau der Hauskrankenpflege bzw. der extramuralen Dienste insgesamt wird das Leistungsprofil der Alten- und Pflegeheime verändern. Die alten Menschen können länger als bis jetzt ihr Leben zu Hause verbringen. Sie werden erst dann in ein Heim übersiedeln, wenn die Hauskrankenpflege ihre Grenzen erreicht. Diese Grenzen werden bestimmt vom Faktor Zeit, den Finanzierungsmöglichkeiten und der erforderlichen pflegetechnischen Ausstattung.

Neben der Erhöhung des Personalangebotes werden die Höherqualifizierung des Personals und die Sicherung der Qualität der Leistungserbringung als wesentliche Entwicklungserfordernisse anzustreben sein. Unter Höherqualifizierung soll eine fachliche Spezialisierung verstanden werden, die ohne eine formale Sonderausbildung nicht umzusetzen sein wird.

Grenzen
Hauskrankenpflege hat ihre Quantitäts- und Qualitätsgrenzen erreicht oder muss sogar reduziert werden, glaubt man den FinanzpolitikerInnen, die „gedeckelte Budgets", Sparmaßnahmen und Nulldefizite verkünden und beschließen.

Möglichkeiten
Es gibt noch jede Menge Möglichkeiten des Ausbaus und der Professionalisierung der Hauskrankenpflege – wirtschaftlich, fachlich und strukturell –, meinen deklarierte OptimistInnen.

Fragen

- Wer wird über die zukünftigen Entwicklungen der Hauskrankenpflege entscheiden?
- Können die professionell Pflegenden durch ihre Haltung, ihre Werte, ihr sachpolitisches und öffentliches Auftreten sowie ihr fachliches Handeln Einfluss nehmen?
- Wie wird sich die steigende Nachfrage der KundInnen nach Hauskrankenpflege auswirken?

Gedanken zu den Fragen in umgekehrter Reihenfolge

Die Nachfrage nach extramuralen Diensten wird von folgenden Faktoren beeinflusst (vgl. BMAGS 1999):

- soziale Schichtzugehörigkeit
- vorhandene familiäre Ressourcen
- situative Variablen, wie etwa Krankheit pflegender Angehöriger
- angebotsbezogene Variablen, wie etwa vorhandene adäquate Angebote, Erreichbarkeit der Angebote
- Finanzierbarkeit der Leistungen

Der Bedarf an Hauskrankenpflege wird jedenfalls erheblich steigen, dafür spricht schon die demografische Entwicklung der Bevölkerung: Die „Jungen, Schönen und Dynamischen" werden weniger; die Alten, Kranken, Behinderten werden hingegen mehr.

KundInnen werden voraussichtlich wie andere emanzipierte KonsumentInnen auf die Pflege und Betreuung zu Hause Anspruch erheben, und ihre Interessenvertretungen werden extramurale Dienste politisch einfordern. Es wäre durchaus vorstellbar, dass sich Pensionisten-, Senioren- oder Behindertenverbände zusätzlich zu ihren bestehenden Agenden vermehrt für die Weiterentwicklung bedürfnisorientierter Dienstleistungsangebote für ihre Mitglieder einsetzen. Die Interessenvertretungen der Pflegenden hätten dann die Chance, mit ihnen zu kooperieren, um ihre berufsethischen Anliegen verstärkt zum Ausdruck zu bringen und als Lobby für die KundInnen öffentlich in Erscheinung zu treten.

Möglicherweise setzen sich die Interessenvertretungen der KundInnen für die Entwicklung extramuraler Dienste ein. Das böte die Chance zur Kooperation.

Die Voraussetzung dafür wäre allerdings, dass Pflegepersonen die „Währung" für ihren beruflichen Erfolg überdenken. Diese Währung müsste eine Wende von der „Teilnahme an der ärztlichen Heilkunst" hin zur „Partnerschaft für gepflegtes Leben" erfahren.

Der Versuch einer realistischen Schlussfolgerung

Die knappen öffentlichen Mittel werden zu weiteren Rationierungen der Gesundheits- und Sozialleistungen führen. Die Finanzpolitik wird sich gemeinsam mit der Sozialpolitik in der Mittelzuteilung für die extramuralen Dienste den Grenzen des moralisch Vertretbaren nähern.

Stationäre und extramurale Pflege- und Betreuungsleistungen werden an das Individuum und informelle Netze zurückdelegiert.

Aus diesem Grund wird sich das Aufgabenprofil der Pflegepersonen in der Hauskrankenpflege von der Versorgung und defizitorientierten Übernahme von Tätigkeiten für die KundInnen hin zu einer ressourcenorientierten Information, Beratung und Anleitung zur Selbstpflege entwickeln müssen. Die Pflege im akut-stationären Bereich wird sich auf eine klassische standardisierte Versorgung beschränken.

Der Personalbedarf im extramuralen Bereich wird steigen. Professionalisierung ist daher notwendig.

Der Bedarf an qualifiziertem Pflegepersonal wird im akut-stationären Bereich stagnieren und in den extramuralen Diensten ansteigen. Das hohe Maß an Eigenverantwortung der Pflegenden in der Hauskrankenpflege wird, ergänzend zum pflegefachlichen Wissen, die Professionalisierung im Bereich des effizienten und effektiven Ressourceneinsatzes (Zeit, Hilfsmittel, Personal, Geld), des Managements und der Kunden- bzw. Bedürfnisorientierung erforderlich machen.

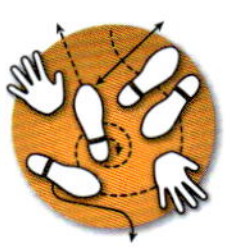

1. Von welchen Faktoren wird die Nachfrage nach extramuralen Diensten beeinflusst?
2. Wie könnte sich die Hauskrankenpflege Ihrer Überzeugung nach langfristig entwickeln?

7 Praktische Beispiele

Die angeschlossenen Fragen bzw. Aufgaben sollen den LeserInnen dazu dienen, ausgewählt und gezielt Verbindungen zu den Inhalten des Buches herzustellen.

Ziel der Arbeit mit den praktischen Beispielen ist es, zwischen Theorie und Praxis das vernetzte Denken zu trainieren. Es geht daher nicht einfach darum, vordergründig „richtige" Lösungen zu finden, sondern sich im Finden von Lösungen überhaupt einmal zu üben.

Lernende haben die Möglichkeit, die folgenden Fallbeispiele gemeinsam mit ihrer Lehrperson oder mit ihrem/ihrer PraxisanleiterIn in einer ihrer extramuralen Praktikumsstellen zu bearbeiten.

In einem ersten Schritt können sie auch allein eine Lösung suchen. In einem zweiten Schritt können sie diese Lösung mit Lehrpersonen oder Pflegenden aus der Praxis beraten und verbessern.

Die praktischen Beispiele beschreiben reale Situationen in der Hauskrankenpflege und folgen daher keinem einheitlichen Schema. Sie repräsentieren Momentaufnahmen vor oder während eines Pflegegeschehens, und daraus erklären sich unterschiedlicher Informationsumfang und unterschiedliche Informationsqualität.

Diese Form der Fallbeschreibung soll ein möglichst realistisches Bild der Hauskrankenpflege zeichnen. Pflegende in der Hauskrankenpflege können in jeder Phase einer Pflege- und Betreuungssituation den Auftrag zur Hauskrankenpflege erhalten, und entsprechend vielfältig können die Informationsquellen sowie Ausmaß und Präzision der Information sein.

Am Ende jedes Fallbeispiels finden sich exemplarisch Fragestellungen. Diese dienen dazu, eine Verbindung zwischen den Inhalten des Fallbeispiels und den theoretischen Ausführungen im Buch herzustellen. Die Fragestellungen sind bewusst unvollständig und sollen nur die Richtung der Fallbearbeitung bzw. Übung vorgeben. Die meisten Fallbeispiele bieten wesentlich mehr Verknüpfungen mit einzelnen Kapiteln des Buches. Darüber hinaus sollen in der Entwicklung von konkreten Fragestellungen auch die Erfahrungen aus dem Hauskrankenpflegepraktikum einfließen.

Beispiel 1

Die 92-jährige Kundin wächst in einer gutbürgerlichen, intakten Familie in Wien auf. Sie heiratet im Alter von 20 Jahren und bekommt zwei Kinder, die beide eine gute Schulbildung erhalten und in gehobenen Positionen gearbeitet haben.

1971 stirbt ihr Ehemann, der Direktor einer Bank war. Er ging gerne allein aus und hatte auch eine Freundin. Die Kundin meint, er hätte sie nie verlassen, denn so verwöhnt wie sie habe ihn keine. Sie ist finanziell versorgt und wohnt in einer schönen Altbauwohnung. Als Witwe ist sie eine unternehmungsfreudige Frau, die aktiv am kulturellen Leben teilnimmt und mit Freundinnen auf Urlaub fährt.

Aufgrund physischer Schwäche kann sie ab ihrem 84. Lebensjahr nicht mehr alles selbst einkaufen, und auch aufwändiges Kochen wird ihr zu anstrengend. Die Tochter übernimmt ab diesem Zeitpunkt den Einkauf und sorgt für eine abwechslungsreiche Küche.

82-jährig fährt die Kundin letztmalig auf Urlaub und erleidet in diesem Jahr einen Oberschenkelhalsbruch. Nach vier Wochen Krankenhausaufenthalt kommt sie direkt nach Hause, da sie einen Rehabilitationsaufenthalt ablehnt. Zu Hause kommt sie mit den Krücken nicht gut zurecht, stürzt wieder und muss wegen einer neuerlichen Oberschenkelhalsfraktur für weitere sechs Wochen ins Krankenhaus. Danach zieht ihre Tochter, die auch schon Witwe ist, aber keine Kinder hat, zu ihr.

Eine Heimbetreuung kommt nicht infrage. Es kommt regelmäßig eine Physiotherapeutin, und die Kundin benützt zum Gehen einen Rolator, erhält ein Zimmer-WC und bleibt dadurch relativ unabhängig. Für die schwereren Haushaltstätigkeiten kommt weiterhin einmal wöchentlich die Bedienerin. Der Sohn kommt in größeren Abständen zu Besuch, er hat eine Tochter, und mittlerweile ist Frau B. auch Urgroßmutter.

Mit 87 Jahren wird Frau B. zu schwach, um aus dem Bett aufzustehen. Sie bleibt bettlägerig und kann nur mit Unterstützung kurzzeitig sitzen und nur flüssige Nahrung zu sich nehmen. Das Essen wird ihr mit dem Löffel gereicht. Die Tochter wendet sich jetzt über den Hausarzt an ein Beratungszentrum. Dieses vermittelt eine Organisation, die Hauskrankenpflege anbietet.

Als zusätzliche Information finden Sie nachstehend die Feststellung der aktuellen Bedürfnislage auf Basis der ATL.

ATL

Atmen – teilweise abhängig, Unterstützung durch eine Person; das Herz ist dekompensiert, es besteht Kurzatmigkeit; erhält vom Hausarzt Injektionen zur Entwässerung.

Essen und trinken – abhängig; aufgrund der physischen Schwäche Schluckschwierigkeiten, bettlägerig, die Tochter organisiert und verabreicht das Essen.

Ausscheiden – abhängig; harnkontinent, stuhlinkontinent, eingeschränkte Mobilität, es ist ausreichend Inkontinenzmaterial zur Verfügung.

Körpertemperatur regeln – teilweise abhängig, Unterstützung durch eine Person; physische Schwäche, bettlägerig; Kundin kann mitteilen, wenn ihr kalt/warm ist.

Sich bewegen – abhängig; physische Schwäche, bettlägerig, Kundin lässt sich zu aktiven und passiven Bewegungen motivieren.

Ruhen und schlafen – teilweise abhängig, Unterstützung durch eine Person; ruft die Tochter in der Nacht, wenn sie schlecht geträumt hat; Tochter schläft in Rufweite und betreut in der Nacht.

Sich sauber halten und kleiden – abhängig; physische Schwäche, bettlägerig, Pflegeprodukte vorhanden sowie frische Wäsche; Friseurin und Kosmetikerin kommen ins Haus.

Als Mann oder Frau leben – keine Angaben.

Sich beschäftigen – teilweise abhängig, Unterstützung durch eine Person; physische Schwäche, bettlägerig, die Kundin liebt die Ruhe und schläft viel.

Kommunizieren – abhängig; physische Schwäche, bettlägerig, kraftlose Stimme; die Tochter liest vor, die Kundin erzählt ihre Träume.

Für die eigene Sicherheit sorgen – abhängig; physische Schwäche, bettlägerig; Kundin kann die Medikamente nicht selbstständig einnehmen, Tochter organisiert die Medikamente und reicht sie.

Sinn finden – teilweise abhängig, Unterstützung durch eine Person. Kundin hat den Wunsch zu sterben, ist sehr müde; lässt sich motivieren, über ihr Leben zu erzählen.

- *Welchen Pflege- und Betreuungsbedarf leiten Sie aus der Bedürfnislage der Kundin ab?*
- *Welche Berufsgruppe(n) müssen welche Leistungen erbringen und wie viel Zeit würden Sie dafür vorsehen?*
- *Wie könnte die Kundin die Leistungen finanzieren?*
- *Erarbeiten Sie einen Pflege- und Betreuungsplan unter Berücksichtigung der Tochter als pflegender Angehöriger und der interdisziplinären Zusammenarbeit aller in die Pflege und Betreuung involvierten Personen.*

Beispiel 2

Die 50-jährige Kundin leidet an einer schweren Form der multiplen Sklerose und ist völlig abhängig. Es ist für sie möglich, den Kopf und den linken Arm ein paar Zentimeter aufzuheben, ihr Sprachvermögen ist auf wenige Worte eingeschränkt.

Die ersten Symptome der Erkrankung zeigen sich im Alter von 23 Jahren. Die Kundin arbeitet in dieser Zeit in einem Büro. Zunehmendes Taubheitsgefühl in den Händen und Sehprobleme lassen es nicht mehr zu, den Beruf regelmäßig auszuüben. Sie kann nur noch mit der Unterstützung von Krücken gehen. Der ersten Symptomatik der Erkrankung sind der Tod ihrer Schwester – sie stirbt an Leukämie – und die Brustkrebserkrankung ihrer Mutter vorangegangen. Mit 26 Jahren wird sie als arbeitsunfähig eingestuft und muss in Pension gehen.

Innerhalb der nächsten Jahre erfolgen weitere Schübe der Erkrankung; die Kundin wird immer wieder stationär aufgenommen und hofft sehr auf die wissenschaftliche Forschung. Mit 28 Jahren kommt die Kundin ohne Rollstuhl nicht mehr aus. Mit Unterstützung der MS-Gesellschaft kann eine behindertengerechte Wohnung organisiert werden. Zunehmend wächst ihre Skepsis gegenüber den medikamentösen Therapien. In den nächsten Jahren nimmt die Kundin deshalb keine Medikamente.

Mit 38 Jahren wird die Kundin aufgrund eines infizierten Dekubitus über dem Steißbein mit hohem Fieber auf einer neurologischen Abteilung stationär aufgenommen, es besteht Lebensgefahr.

Die körperliche Beweglichkeit wird immer weiter eingeschränkt. Seit damals benötigt die Kundin einen Dauerkatheter. Darüber hinaus treten zunehmend Probleme mit der Stuhlentleerung auf.

Vor zwei Jahren starb ihr Vater an einer Tumorerkrankung. Zunehmende Schluckprobleme und eine Verminderung des Sprechvermögens folgen. Einige Monate lang trainiert die Kundin mit einer Logopädin, die Therapie wird ihr jedoch zu anstrengend.

Der von der Kundin besonders geliebte Hund, der viel Zeit bei ihr am Rollstuhl verbrachte, muss eingeschläfert werden. Die Mutter der Kundin ist gegen einen neuen Hund, da sie befürchtet, ihn in Krisensituationen nicht versorgen zu können.

Vor eineinhalb Jahren entwickelte sich wieder ein Dekubitus.

Pflege- und Betreuungssituation

Die Kundin lebt gemeinsam mit ihrer 75-jährigen Mutter in der behindertengerechten Wohnung in Wien. Die Pflege und Betreuung durch eine Organisation besteht seit fünf Jahren und wird von HeimhelferInnen, PflegehelferInnen und intermittierend durch eine diplomierte Pflegeperson der Organisation sowie von diplomierten Pflegepersonen der Medizinischen Hauskrankenpflege durchgeführt.

Die Kundin mag Blumen und Peter Alexander besonders gerne, gerne würde sie wieder einmal den Geschmack von Salami und einer bestimmten Käseart erleben.

In die Pflege und Betreuung involvierte Personen

Ein Heimhelfer ist sowohl für die Kundin als auch für deren Mutter Hauptbezugsperson in der gesamten Pflege und Betreuung. Er ist seit fünf Jahren an fünf Tagen in der Woche für jeweils zwei Stunden am Vormittag anwesend und erledigt anfallende Arbeiten im Haushalt, wie Staubsaugen und Wischen, Bügeln etc. Er gleicht fast einem Familienmitglied und wird als Vertreter der Rolle „Mann“ in der Familie gesehen. Er ist es auch, den die Mutter in vielen Bereichen des täglichen Lebens um Rat fragt, und er darf die Kundin an schönen Tagen in den Garten bringen.

Eine Pflegehelferin kommt täglich für eine Stunde am Morgen, zur Körperpflege und zum Ankleiden.

Abwechselnd kommen unterschiedliche HeimhelferInnen am Abend. Diese Einsätze dienen dazu, die Kundin mittels Lifter wieder ins Bett zu bringen und auf die Nachtruhe vorzubereiten.

Der Hausarzt betreut die Familie seit Jahren, kommt einmal die Woche und behandelt auch den seit eineinhalb Jahren bestehenden Dekubitus. Die angeordnete Versorgung des Dekubitus erfolgt durch die Mutter der Kundin. Der Arzt macht einmal im Monat einen Harntest und bei Verdacht auf eine Keimbesiedelung einen Abstrich vom Dekubitus.

Die Physiotherapeutin betreut die Kundin bereits seit acht Jahren. Sie stimmt ihr Bewegungsprogramm speziell auf die Tagesverfassung der Kundin ab.

Der Bruder der Kundin kommt in größeren Abständen zu Besuch; die Mutter möchte ihn mit der bestehenden Situation nicht belasten, da er eine eigene Familie, einen interessanten, ihn fordernden Beruf und eine große Verwandtschaft hat. Er agiert als Berater der Mutter und als Stütze im Hintergrund.

Eine Nachbarin kommt regelmäßig, ein- bis zweimal in der Woche, und erkundigt sich, ob sie etwas helfen kann, wie z. B. etwas Besonderes einkaufen.

Die diplomierte Pflegeperson der Medizinischen Hauskrankenpflege wechselt einmal im Monat den Silikondauerkatheter und wollte schon öfter dessen Notwendigkeit abklären (Blasentraining, Restharnbestimmung). Die Mutter war bisher nicht damit einverstanden, da das zu viel Unruhe verursache, und sie befürchtet durch Nässe eine Verschlechterung des Dekubitus.

Der enge Kontakt zur Neurologin, der früher bestand, wurde in den letzten Jahren immer geringer, da sowohl die Kundin als auch ihre Mutter jede Hoffnung auf eine Besserung des Gesundheitszustandes verloren haben und deshalb keinen Sinn in weiteren Konsultationen sehen.

Die Teamleiterin der HeimhelferInnen steht in telefonischem Kontakt mit der Mutter, die im Voraus wissen möchte, wer den Abenddienst, den Wochenenddienst oder die Urlaubsvertretung übernimmt.

Die Teamleiterin der PflegehelferInnen hält ebenfalls telefonischen Kontakt zur Mutter wegen der Einsatzplanung, aber auch, um Unzufriedenheiten abzuklären.

Zwischen der Kundin und ihrer Mutter besteht ein sehr nahes und enges Verhältnis und beiderseitige Abhängigkeit mit unterschiedlichen Ursachen. Die Mutter lebt ihr Leben fast ausschließlich in der Unterstützung ihrer Tochter, sie ist die Case Managerin der Kundin.

Die diplomierte Pflegeperson des Beratungszentrums ist zuständig für das Ausmaß der Vergabe der Pflege- und Betreuungsstunden, das sich an der bewilligten Pflegegeldstufe orientiert. Die Kundin ist in die Pflegegeldstufe 7 eingestuft.

- *Die Kundin isst besonders gerne einen speziellen Käse, Salami und Salzgebäck, konnte dies alles seit Jahren wegen der Schluckprobleme aber nicht mehr essen. Handelt es dabei um einen Wunsch oder um ein Bedürfnis der Kundin?*
- *Nehmen Sie an, Sie sind der/die Case ManagerIn für diese Kundin. Zeichnen Sie ein Netz aller informellen und professionellen Dienste und Personen, die sich um die Kundin bemühen. Mit dieser Übersicht versuchen Sie nun zu erfassen, ob alle Bedürfnisse der Kundin gedeckt werden können.*
- *Überlegen Sie, welche Rechtsansprüche diese Kundin zur finanziellen Unterstützung ihrer Leistungen geltend machen kann.*

Beispiel 3

Die 67-jährige Kundin leidet seit zwei Jahren unter ständigen Schmerzen im Knie, das Gehen und Stehen wird für sie zunehmend beschwerlicher. Die immer stärkeren Schmerzmittel bringen nicht den gewünschten Erfolg, und subjektiv empfindet die Kundin Desinteresse und Machtlosigkeit vonseiten ihres Hausarztes. Sie verlässt immer seltener ihre Wohnung und kann ihren Haushalt kaum mehr selbstständig führen. Die Familie zieht sich zusehends zurück und kommt nur noch einmal wöchentlich zu Besuch.

Nachdem die physikalischen Therapien und die bisherigen Behandlungen mit unterschiedlichen Analgetika keine Verbesserung des Schmerzzustandes zeigen, wird die Kundin von ihrem Hausarzt für eine Arthroskopie ins Krankenhaus überwiesen. Der Aufenthalt dauert zwei Tage. Die Töchter der Kundin, die beide berufstätig sind, befürchten, mit der kommenden Situation zu Hause überfordert zu sein, daher wird auf ihr Ersuchen vom Krankenhaus eine Unterstützung für zu Hause in die Wege geleitet.

Die Kundin, die gewohnt war, für ihre Familie und sich selbst zu sorgen – sie pflegte ihren Mann nach einem Schlaganfall und ermöglichte ihm ein Sterben zu Hause –, und die sehr viel Wert auf ihr Erscheinungsbild in der Öffentlichkeit legt, befürchtet nun, in ein Pflegeheim eingewiesen zu werden.

Aus einer bisher ausgeglichenen und erfolgsgewohnten Person, die gelernt hatte, sich durchzusetzen und ihre Bedürfnisse zu äußern, ist eine zurückgezogene und mutlose Frau geworden.

- *Welche Erwartungen könnten an die Pflegende in der Hauskrankenpflege von der Kundin, den Angehörigen, dem Hausarzt und den Pflegepersonen im Krankenhaus gerichtet werden?*
- *Welches Dienstleistungsangebot machen Sie der Kundin und ihren Angehörigen?*
- *Welche Informationen brauchen Sie, um einen Finanzierungsvorschlag für Ihr Angebot zu machen?*

Beispiel 4

Der Kunde ist 53 Jahre alt und muss seit ca. zwei Jahren aufgrund eines chronischen Nierenversagens dreimal wöchentlich zur Hämodialyse ins Krankenhaus. Vor sechs Jahren war eine Lebertransplantation notwendig, vor einem Jahr litt er an blutenden Duodenalulcera. Er nimmt regelmäßig Medikamente und es ist immer wieder notwendig, ihn stationär zu behandeln. Seine letzte Krankenhausentlassung erfolgte ausschließlich unter der Auflage, sich zu Hause betreuen zu lassen. Primär lehnte der Kunde diese Betreuung ab. Er wurde über den sozialen Stützpunkt seines Wohnbezirks einer Organisation zugewiesen.

Der Kunde ist seit 22 Jahren geschieden, wohnt allein und seine einzigen Kontaktpersonen sind seine Tochter und eine Nachbarin. Er ist derzeit insgesamt physisch sehr schwach, hat einen Hautdefekt rechts inguinal, der vom Pflegepersonal an der Dialysestation versorgt wird, und die Kraft im rechten Arm ist durch das Anlegen des Shunts für die Durchführung der Dialyse stark vermindert. Darüber hinaus ist der Kunde harn- und stuhlinkontinent, er nimmt zurzeit Harn- und Stuhldrang nicht wahr, erreicht aufgrund seines Schwächezustandes nicht rechtzeitig das WC und lehnt die Anschaffung eines Zimmer-WCs ab.

Vom Beratungszentrum erhält der Kunde folgendes Stundenkontingent:

- 20 Stunden wöchentlich für nichtmedizinische Hauskrankenpflege,
- 3 Stunden wöchentlich für Heimhilfe sowie
- Essen auf Rädern für die ganze Woche.

- *Welche Maßnahmen sollen die Pflegenden in den 20 Stunden pro Woche für den Kunden übernehmen?*
- *Welche Tätigkeiten sollen die HeimhelferInnen in den 3 Stunden pro Woche für den Kunden übernehmen?*
- *Sie wollen überprüfen, ob die Stundeneinteilung für die Dienste bedürfnisorientiert ist oder verbessert werden könnte. Von wem würden Sie Informationen brauchen? Mit wem würden Sie sprechen? Welche Fragen würden Sie stellen?*
- *Der Kunde benötigt Inkontinenzmaterial. Informieren Sie sich, wo Sie dieses beziehen können, was es kostet und welche Finanzierungsmöglichkeiten es gibt.*

Beispiel 5

Ein 77-jähriger Kunde soll nach einer Oberarmfraktur links aus der unfallchirurgischen Abteilung eines Krankenhauses entlassen werden. Die Tochter des Kunden wird am Vortag der Entlassung von der Stationsschwester darüber informiert. In diesem Gespräch wird ihr auch erklärt, dass ihr Vater derzeit teilweise zeitlich desorientiert und hochgradig sturzgefährdet ist. Aus diesem Grund sei, zumindest für einige Wochen, eine Rund-um-die-Uhr-Betreuung notwendig.

Der Kunde wurde vor seinem Krankenhausaufenthalt von einer Organisation betreut, die Pflege und Betreuung zu Hause anbietet. Diese Organisation kann jedoch keine Rund-um-die-Uhr-Betreuung anbieten. Die Tochter des Kunden ist auch als Sachwalterin für ihren Vater bestellt. Im Krankenhaus wird der Tochter auf schroffe Art nahegelegt, den Vater zu sich nach Hause zu nehmen und selbst zu betreuen. Die Tochter ist berufstätig, hat zwei schulpflichtige Kinder und sieht sich verständlicherweise außerstande, die Rund-um-die-Uhr-Betreuung ihres Vaters zusätzlich zu bewältigen.

Der Gesundheitszustand des Kunden stellt sich wie folgt dar: abgemagert, körperlich schwach, teilweise zeitlich desorientiert (vergisst zu essen), aber mobil. Er war viele Jahre aufgrund eines Kriegstraumas in einem psychiatrischen Krankenhaus in stationärer Behandlung. Dieser Umstand begründet auch seine strikte Ablehnung einer Einweisung in ein Pflegeheim.

- *Recherchieren Sie alle Angebote extramuraler Dienste in Ihrer Stadt bzw. Region. Erkundigen Sie sich, ob es Angebote gibt, die eine Rund-um-die-Uhr-Betreuung ermöglichen. Versuchen Sie, mit den Informationen für diesen Kunden einen 24-Stunden-Dienst zu organisieren. Berücksichtigen Sie auch teilstationäre Angebote wie geriatrische Tageszentren, Nachbarschaftshilfezentren u. Ä.*
- *Welche Informationen würden Sie brauchen, um sicherzugehen, dass dieser Kunde tatsächlich eine Rund-um-die-Uhr-Betreuung benötigt?*

Weiterführende Literatur

Borasio, G. D. (2012): Über das Sterben. Was wir wissen – Was wir tun können – Wie wir uns darauf einstellen.

Deutsche Gesellschaft für Care und Case Management e. V. (Hg.) (2004): Rahmenempfehlungen zum Handlungskonzept Case Management. Heidelberg: Economica.

Ertl, R./Kratzer, U. (2006): Heimhilfe. Ein Lehrbuch für Theorie und Praxis. Wien: Facultas.

Ertl, R./Kratzer, U. (2010): Kinderhauskrankenpflege. Design einer Dienstleistung und Profil der ExpertInnen. Wien: Facultas.

Fröse, S. (2007): 100 Tipps für ambulante Pflegekräfte. Hannover: Schlütersche.

Hasseler, M./Meyer, M. (Hg.) (2004): Ambulante Pflege: Neue Wege und Konzepte für die Zukunft: Professionalität erhöhen – Wettbewerbe sichern. Hannover: Schlütersche.

Höfler, A. E. (2012): Führen und Leiten in Hospizarbeit und Palliative Care. Frankfurt am Main: Mabuse-Verlag.

Koch-Straube, U. (2008): Beratung in der Pflege. Bern: Huber.

Kraus, C. (2008): Pflege älterer und alter Menschen in Österreich. Studienarbeit. München: Grin.

Nagele, S./Feichtner, A. (2014): Lehrbuch der Palliativpflege, 3. überarbeitete Auflage, Facultas Wien.

Salomon, J. (2005): Häusliche Pflege zwischen Zuwendung und Abgrenzung – Wie lösen pflegende Angehörige ihre Probleme? Eine Studie mit Leitfaden zur Angehörigenberatung. Köln: Kuratorium Deutsche Altershilfe.

Schöffler, M. (2009): Verkaufsgespräche in der Pflege – Überzeugen Sie mit Ihren Leistungen. Hannover: Schlütersche.

Seidl, E./Ladenbacher, S. (Hg.) (2007): Pflegende Angehörige im Mittelpunkt. Studien und Konzepte zur Unterstützung pflegender Angehöriger von demenzkranken Menschen. Wien: Böhlau.

Vergnaud, M. (2002): Beschwerdemanagement: Hohe Leistungsfähigkeit durch Kundenkritik. Altenpflege professionell. München/Jena: Urban & Fischer/Elsevier.

http://www.aehoefler.net/tl_files/pdf/broschuere_hospizgeschichte.pdf

www.hospiz.at

Literaturverzeichnis

Amt der Vorarlberger Landesregierung: Landesgesundheitsbericht Vorarlberg 2002. Bregenz/Wien.

Badelt, C./Holzmann-Jenkins, A./Matul, C./Österle, A. (1997): Analyse der Auswirkungen des Pflegevorsorgesystems. Forschungsbericht im Auftrag des Bundesministeriums für Arbeit, Gesundheit und Soziales. Wien.

Bahr, C./Leichsenring, K. (1995): „Leben und Pflegen" – Beratung und Koordination im Sozialsprengel. Evaluation eines dreijährigen Modellprojekts. Wien: Europäisches Zentrum für Wohlfahrtspolitik und Sozialforschung.

BAT – Bundesarbeitsgemeinschaft Trauerbegleitung. Online: www.trauerbegleiten.at

Berry, L./Parasuraman, A. (1992): Service – Marketing. Wettbewerbsvorsprung durch erstklassige Qualität. Frankfurt/Main, New York: Campus.

Blonski, H. (1998): Service-Management in der Pflege. Kundenzufriedenheit durch Dienstleistungsqualität. Hagen: Brigitte Kunz.

BMASK: Broschüre Pflegekarenz/Pflegeteilzeit und Familienhospizkarenz/Familienhospizteilzeit. Ein Überblick. Online: https://broschuerenservice.sozialministerium.at

BMGF: Kinder- und Jugendgesundheitsstrategie (2011). Online: http://www.bmgf.gv.at/home/Schwerpunkte/Kinder_und_Jugendgesundheit/Kinder_und_Jugendgesundheitsstrategie/Vision_Kindergesundheitsstategie

BMSG (2006): Bericht des Arbeitskreises für Pflegevorsorge; letzte Aktualisierung: Februar 2006.

Brückner, M. (2005): Beschwerdemanagement. Reklamationen als Chance nutzen, professionell reagieren, Kunden zufrieden stellen. 2., aktualisierte Auflage. Frankfurt/Main: Redline Wirtschaft.

Bruhn, M. (2003): Kundenorientierung. Bausteine für ein exzellentes Customer Relationship Management (CRM). 2., völlig überarbeitete Auflage. München: DTV.

Bruhn, M./Stauss, B. (Hg.) (1991): Dienstleistungsqualität. Konzepte – Methoden – Erfahrungen. Wiesbaden: Gabler.

Buchinger, E./Lapp, C. (2006): SPÖ-Konzept für die Betreuung und Pflege älterer Menschen. Antworten auf den Politiknotstand in der Pflege. http://www.dasrotewien.at/bilder/d253/SPOE_Modell_Pflege_16_8_06.pdf

Bundesministerium für Arbeit, Gesundheit und Soziales (BMAGS) (1999): Dienste und Einrichtungen für pflegebedürftige Menschen in Österreich. Übersicht über die Bedarfs- und Entwicklungspläne der Länder. Wien: BMAGS.

Campbell, L./Wagner, L. (2011): As long as possible in one's own life – sub-project: home-rehabilitation. Online: http://interlinks.euro.centre.org/framework (22.05.12).

Deutscher Verein für öffentliche und private Fürsorge (Hg.) (1993): Fachlexikon der sozialen Arbeit. Baden-Baden: Nomos.

Erlbeck, K. (2004): Beschwerdemanagement. Wie aus unzufriedenen Kunden Stammkunden werden. Göttingen: Business Village.

Ertl, R. (1999): Handbuch der Pflege- und Betreuungsdokumentation für extramurale Dienste. Wien: Dachverband Wiener Pflege- und Sozialdienste.

Ertl, R./Gugerell, M./Schrems, B. (1998): Nomenklatur der ambulanten Pflege- und Sozialdienste. Wien: Dachverband Wiener Pflege- und Sozialdienste.

Ertl, R./Kratzer, U. (2010): Kinderhauskrankenpflege. Design einer Dienstleistung und Profil der ExpertInnen. Wien: facultas.

Ertl, R./Schrems, B. (1997): Evaluation von Hauskrankenpflege-Angeboten in Wien unter dem Aspekt der Bedürfnis- und Bedarfsorientierung. Wien: Dachverband Wiener Pflege- und Sozialdienste.

Ertl, R./Schrems, B. (1998): Heimhilfe-Handbuch. Grundlagen zur Heimhilfeausbildung und -fortbildung. Dachverband Wiener Pflege- und Sozialdienste.

Estryn-Behar, M./van der Heijden, B./Camerino, D. et al. (2008): Violence risks in nursing – Results from the European "NEXT" Study. Occupational Medicine 58 (2), S. 107–114.

European Federation of Nurses Associations – EFN (2015): EFN-Leitlinie für die Umsetzung von Artikel 31 der Richtlinie über die gegenseitige Anerkennung von Berufsqualifikationen 2005/36/EC, geändert durch die Richtlinie 2013/55/EU. Brüssel: EFN.

Eurostat (2015): System of Health Accounts, Health care expenditure on long-term care (HC.3 and HC.R.6.1), http://ec.europa.eu/eurostat/web/products-datasets/-/hlth_sha_ltc.

Evers, A./Leichsenring, K./Strümpel, C. (Hg.) (1995): Klientenrechte. Schriftenreihe „Soziales Europa". Wien: BMAGS.

Ewers, M. (1998): Schwerstkranke pflegen – Kooperation gestalten. Perspektiven ambulanter Pflegedienste. Pflege Management 5, S. 33 ff.

Förderungsrichtlinien (Qualitätskriterien) des Landes Steiermark für mobile Pflege und Betreuung (08.03.2004). Online: http://www.verwaltung.steiermark.at/cms/dokumente/11294241_54760406/ef19c639/foerderRL.pdf (März 2011).

Fülöp, G./Schäfer, E./Frisch, R. (1988): Hauskrankenpflege in Österreich. Wien: Österreichisches Bundesinstitut für Gesundheitswesen.

Genet, N./Boerma, W./Kroneman, M./Hutchinson, A./Saltman, R. B. (Hg.) (2012): Home care across Europe. Current structure and future challenges. Copenhagen: World Health Organisation/European Observatory on Health Systems and Policies.

Genet, N./Boerma, W. G. W./Kringos, D. S./Bouman, A./Francke, A. L./Fagerström, S./Melchiorre, M. G./Greco, C./Devillé, W. (2011): Home care in Europe: a systematic literature review. BMC Health Services Research 11, S. 207.

Gesamte Rechtsvorschrift für das Pflegefondsgesetz, Fassung vom 27. 11. 2016. Online: https://www.ris.bka.gv.at/GeltendeFassung.wxe?Abfrage=Bundesnormen&Gesetzesnummer=20007381https://www.ris.bka.gv.at/GeltendeFassung.wxe?Abfrage=Bundesnormen&Gesetzesnummer=20007381

Gesundheit Österreich GmbH (2012): Prozesshandbuch Hospiz- und Palliativeinrichtungen. http://www.goeg.at/de/BerichtDetail/Prozesshandbuch-Hospiz-und-Palliativeinrichtungen-2012.htmlGrasser, M. (2010): Begutachtung durch Pflegefachkräfte – Ein Pilotprojekt des BMASK. Österreichische Zeitschrift für Pflegerecht 5, S. 140.

Gesundheit Österreich GmbH (2013): Expertenkonzept für die Hospiz- und Palliativversorgung von Kindern, Jugendlichen und jungen Erwachsenen. http://www.bmgf.gv.at/home/Schwerpunkte/Gesundheitssystem_Qualitaetssicherung/Planung_und_spezielle_Versorgungsbereiche/Hospiz_und_Palliativversorgung_in_Oesterreich

Gesundheit Österreich GmbH (2014): Abgestufte Hospiz- und Palliativversorgung für Erwachsene. http://www.bmgf.gv.at/home/Schwerpunkte/Gesundheitssystem_Qualitaetssicherung/Planung_und_spezielle_Versorgungsbereiche/Hospiz_und_Palliativversorgung_in_Oesterreich

Grimm, M. (1999): Die Weisungsbindung des Spitalsarztes. Wien: Manz.

Guger, A. (1997): Perspektiven der österreichischen Altersvorsorge im internationalen Vergleich. Wifo Monatsberichte 9, S. 162–166.

Hausreither, M. (2010): Gesundheits- und Krankenpflege. In: Aigner, G./Kletecka, A./Kletecka-Pulker, M./Memmer, M. (Hg.): Handbuch Medizinrecht, III. Wien: Manz.

Heidenthal, K./Marthaler, M. (2008): Pflege delegieren. Bern: Hans Huber.

Hofer, K. (1997): Pflegebedürftig. Wien: Verlag des Österreichischen Gewerkschaftsbundes.

Höhn, M. (1995): Häusliche Pflege. ... und sich selbst nicht vergessen. Was pflegende Angehörige wissen sollten. Köln: PapyRossa.

Holzer, B. (2004): Befragung zum Kooperations- und Beratungsbedarf mit Trägern Sozialer Dienste in den EU-Beitrittsstaaten Polen, Slowakei, Tschechische Republik und Ungarn. Arbeitspapier Nr. 11. Frankfurt/Main: Observatorium für die Entwicklung der sozialen Dienste in Europa.

Hospiz Österreich (2016): Vorsorgedialog für Alten- und Pflegeheime, 25. 10. 2016; Kurzinformation zum Vorsorgedialog vom Beirat HPC in der Grundversorgung. https://www.oegern.at/vorsorgedialog-von-fachgremium-freigegeben/

Hospiz Österreich (o.J.): Hospiz und Palliative Care in Österreich – Facts & Figures. http://www.hospiz.at/pdf_dl/Hospiz_und_Palliative_Care_in_Oesterreich_Facts_Figures.pdf

HPCPH – Hospizkultur und Palliative Care in Alten- und Pflegeheimen. Online: http://www.hospiz.at/pdf_dl/projektbeschreibung_hospiz_pall%20care_pflegeheim_2015_03.pdf

Hutten, B. F./Kerkstra, A. (1996): Home Care in Europe. A country-specific guide to its organization and financing. Netherlands Institute of Primary Health Care (NIVEL). Bodmin, Cornwall: Hartnolls Limited.

Kirchner, H. (2002): Beschwerdemanagement im Pflegeteam. Fallbeispiele und Trainingsprogramme für die Praxis. Stuttgart: Kohlhammer.

Konsumentenschutzgesetz – BGBl. Nr. 140/1979 in der Fassung BGBl I 62/2004.

Kopetzki, C. (1990): Turnusärzte und Famulanten. Rechtliche Aspekte der Ausübung ärztlicher Tätigkeiten während der Ausbildung (Band 3 der rechtswissenschaftlichen Schriftenreihe des Assistentenverbandes der Wirtschaftsuniversität Wien). Wien: Service-Verlag.

Krajic, K./Nowak, P./Grundböck, A./Heimerl, K./Pelikan, J. M. (1996): Verbesserte Nutzung der Medizinischen Hauskrankenpflege. Integrierte Versorgung/4 Grundstudie, Endbericht.

Kytir, J./Münz, R. (1989): Hilfs- und Pflegebedürftigkeit im Alter. Lebensverhältnisse und Lebensbedingungen funktional behinderter älterer Menschen. Forschungsbericht 6. Wien: Institut für Demographie der österreichischen Akademie der Wissenschaft.

Kytir, J./Münz, R. (1992): Hilfs- und Pflegebedürftigkeit im Alter – empirische Evidenzen. In: Kytir, J./Münz, R. (Hg.): Alter und Pflege. Argumente für eine soziale Absicherung des Pflegerisikos. Schriftenreihe Gesundheitsökonomie 3. Berlin: Blackwell.

Langehenig, M./Wißmann, P. (1998): Durchblick für die KundInnen im Pflegemarkt. Die Berliner Koordinierungsstellen: auf dem Weg zum bleibenden Angebot. Häusliche Pflege 1, S. 21 ff.

Leibetseder, B. (2004): Gesundheits- und Sozialdienste in Tschechien. Modul 1: Rechtliche und gesellschaftliche Rahmenbedingungen. EQUAL Entwicklungspartnerschaft – Erarbeitung eines nicht diskriminierenden bundesweiten Muster-Kollektivvertrages für das österreichische Gesundheits- und Sozialwesen inklusive Behindertenwesen sowie Kinder- und Jugendwohlfahrt. Linz.

Leichsenring, K. (2015): „Buurtzorg Nederland" – Ein innovatives Modell der Langzeitpflege revolutioniert die Hauskrankenpflege. ProCare 20 (8), S. 20–24.

Leichsenring, K./Billings, J./Nies, H. (Hg.) (2013): Long-term care in Europe – Improving Policy and Practice. Basingstoke: Palgrave Macmillan.

Leichsenring, K./Rosenberg, B. (1999): Soziale Lösungen vor Ort. Neue Wege in der kommunalen Sozialpolitik. Wien: Renner-Institut.

Leichsenring, K./Schulmann, K./Gasior, K./Fuchs, M. (2015): Gute Pflege aus Sicht der Beschäftigten. Bedingungen, Ziele und Perspektiven der Qualitätsverbesserung in der Langzeitpflege. Wien: Europäisches Zentrum für Wohlfahrtspolitik und Sozialforschung/AK Wien.

Magistrat der Stadt Wien/Dachverband Wiener Pflege- und Sozialdienste (1997): Das Wiener Pflege- und Betreuungskonzept der ambulanten Pflege- und Sozialdienste. Wien: Magistratsabteilung 47/DWPS.

Mazal, W. (1992): Krankheitsbegriff und Risikobegrenzung. Wien: Braumüller.

MOMO Kinderhospiz. Online: http://www.hospiz.at/DBSQL/index.html

Nandram, S./Koster, N. (2014): Organizational innovation and integrated care: lessons from Buurtzorg. Journal of Integrated Care 22 (4), S. 174–184.

Nies, H./Leichsenring, K./Mak, S. (2013): The emerging identity of Long-Term Care systems in Europe. In: Leichsenring, K./Billing, J./Nies, H. (Hg.): Long-Term Care in Europe. Improving policy and practice. Basingstoke: Palgrave Macmillan, S. 19–41.

Nowak, P./Griessler, E./Krajic, K./Pelikan, J. M. (1998): Medizinische Hauskrankenpflege und Qualitätsentwicklung zwischen Krankenhaus und extramuraler Versorgung. In: Pelikan, J. M. et al. (Hg.): Virtuelles Krankenhaus zu Hause – Entwicklung und Qualität von ganzheitlicher Hauskrankenpflege. Wien: Facultas.

OECD (2005): Long-term care for older people. Paris: OECD Publishing.

Österreichische Plattform für Interdisziplinäre Alternsfragen – ÖPIA (Hg.) (2015): Österreichische Interdisziplinäre Hochaltrigenstudie. Zusammenwirken von Gesundheit, Lebensgestaltung und Betreuung. Wien: ÖPIA, BMG, BMASK et al.

Österreichischer Bundesseniorenplan 2012

Österreichischer Demenzbericht 2014, BMASK

Österreichischer Pflegevorsorgebericht 2015, BMSAK

Österreichisches Bundesinstitut für Gesundheitswesen (1992a): Integrierte Gesundheits- und Sozialsprengel, IGSS. Kurzfassung des Grundmodells. Wien.

Österreichisches Bundesinstitut für Gesundheitswesen (1992b): Integrierte Gesundheits- und Sozialsprengel für Österreich. Projektteil 1: Modellentwicklung. Wien: ÖBIG.

Österreichisches Bundesinstitut für Gesundheitswesen (1993a): Integrierte Gesundheits- und Sozialsprengel. Handbuch zur Umsetzung von IGSS. Wien. Im Auftrag des Krankenanstalten Zusammenarbeitsfonds.

Österreichisches Bundesinstitut für Gesundheitswesen (1993b): IGSS – Integrierte Gesundheits- und Sozialsprengel – Handbuch. Wien: ÖBIG.

Österreichisches Bundesinstitut für Gesundheitswesen (2003): Tiroler Gesundheitsbericht 2002. Innsbruck.

Österreichisches Bundesinstitut für Gesundheitswesen (2004): Ausbau der Dienste und Einrichtungen für pflegebedürftige Menschen in Österreich – Zwischenbilanz. Wien.

Österreichisches Bundesinstitut für Gesundheitswesen (2006): Pflegebericht.

ÖVP-Grundsatzprogramm (1995): Download Oktober 2006. http://austria-forum.org/af/AEIOU/%C3%96sterreichische_Volkspartei,_%C3%96VP/Grundsatzprogramm_OEVP_1995

Parlamentarische Enquete „Würde am Ende des Lebens“. Online: https://www.parlament.gv.at/PAKT/VHG/XXV/A-HA/A-HA_00002_00344/

Patzner, G. (2010): Widerspruchsfrei an die Hochschule. Österreichische Pflegezeitschrift 4, S. 23 f.

Pelikan, J. M./Stacher, A./Grundböck, A./Krajic, K. (Hg.) (1998): Virtuelles Krankenhaus zu Hause – Entwicklung und Qualität von Ganzheitlicher Hauskrankenpflege. Wien: Facultas.

Pelttari, L./Pissarek, A./Zottele, P. (2013): Datenerhebung 2012. Dachverband Hospiz Österreich. http://www.hospiz.at/pdf_dl/Ergebnisse_Datenerhebung_2012.pdf

Pelttari, L./Pissarek, A./Zottele, P. (2016): Datenbericht der spezialisierten Hospiz- und Palliativeinrichtungen für Erwachsene. Dachverband Hospiz Österreich. http://www.hospiz.at/pdf_dl/HOSPIZ_datenbericht_fin_web_barr.pdf

Pfeil, W. J. (1994): Neuregelung der Pflegevorsorge in Österreich. Wien: Verlag des Österreichischen Gewerkschaftsbundes.

Pflegedienstleistungsstatistik, Bericht Qualitätssicherung 2016, Pflegeinformation – PFIF des Hauptverbandes der österreichischen Sozialversicherungsträger.

Regierungsprogramm für die XXIV. Gesetzgebungsperiode, Kapitel Gesundheit, Abschnitt 7. https://www.bka.gv.at/DocView.axd?CobId=32966

Richtlinien des Landes Oberösterreich zur Förderung professioneller sozialer Dienste in Oberösterreich, Hauskrankenpflege – Mobile Betreuung und Hilfe. Online: http://www.land-oberoesterreich.gv.at/cps/rde/xbcr/SID-3DCFCFC3- (01.05.2006).

Richtlinien des Landes Tirol zur Förderung der mobilen Pflege und Betreuung in Tirol (Inkrafttreten 01.01.2011). Online: http://www.tirol.gv.at/fileadmin/www.tirol.gv.at/ themen/gesellschaft-und-soziales/soziales/Gesetze_Richtlinien/Richtlinien_2011_-_ mobilen_Pflege_u._Betreuung.pdf (März 2011).

Robert-Bosch-Stiftung (2013): Gesundheitsberufe neu denken, Gesundheitsberufe neu regeln. Grundsätze und Perspektiven. Stuttgart: Robert-Bosch-Stiftung.

Rostgaard, T. (Coord.) (2011): Living independently at home (LIVINDHOME). Reforms in home care in 9 European countries. Copenhagen: SFI – The Danish National Centre for Social Research.

Rubisch, M. (1998): Die Umsetzung der Pflege-Vereinbarung zwischen Bund und Ländern. Soziale Sicherheit 12, S. 941–945.

Rudda, J. (1998): Die Novelle 1998 zum Bundespflegegesetz. Soziale Sicherheit 12, S. 918–925.

SIGIS – Service- und Informationsstelle für Gesundheitsinitiativen und Selbsthilfegruppen im Gesundheitsbereich. Wien, 1995. http://www.fgoe.org/aktivitaeten/selbsthilfe

Skiczuk, S. (2006): Berufs- und Tätigkeitsschutz der österreichischen Gesundheitsberufe. Wien: Neuer Wissenschaftlicher Verlag.

Sozialschutzsystem in Österreich (2003): Ein Überblick. Wien: Bundesministerium für Soziale Sicherheit, Generationen und Konsumentenschutz.

SPÖ Salzburg (2006): Konzept für die Betreuung und Pflege älterer Menschen. Antworten auf den Politiknotstand in der Pflege. http://www.dasrotewien.at/bilder/d253/SPOE_Modell_Pflege_16_8_06.pdfStatistik Austria 2007/2008/2010.

Stracke-Mertes, A. (1994): Soziologie. Der Blick auf soziale Beziehungen. Lehrbuch Altenpflege. Hannover: Vincentz.

Statistik Austria, Statistisches Jahrbuch 2017

Statistisches Handbuch der Österreichischen Sozialversicherung 2016

Strümpel, Ch./Gröschel, C. (2010): Breaking the Taboo. Gewalt gegen ältere Menschen in der Familie – Erkennen und Handeln. ProCare 15 (3), 36–39.

Szebehely, M./Trydegård, G.-B. (2012): Home care for older people in Sweden: a universal model in transition. Health and Social Care in the Community 20 (3), S. 300–309.

Tálos (1992): Der geforderte Wohlfahrtsstaat. Traditionen – Herausforderungen – Perspektiven (= Sozialistische Bibliothek, Abt. 4: Sozialistische Perspektiven, Bd. 3). Wien: Löcker.

Tomeš, I. (2004): Die Rolle der sozialen Dienste im Transformationsprozess – rechtliche Rahmenbedingungen und Organisationsformen. Gutachten (= Reihe der vom Observatorium für die Entwicklung der sozialen Dienste in Europa veröffentlichten Arbeitspapiere – Arbeitspapier Nr. 13). Herausgeber und Bezugsadresse: Institut für Sozialarbeit und Sozialpädagogik e.V., Beobachtungsstelle für die Entwicklung der sozialen Dienste in Europa, Zeilweg 42, 60439 Frankfurt/Main, Deutschland.

Tsiachristas, A./Dikkers, C./Boland, M. R. S./Rutten-van Mölken, M. P. M. H. (2013): Exploring payment schemes used to promote integrated chronic care in Europe. Health Policy 113 (3), S. 296–304.

van der Boom, H. (2008): Home Nursing in Europe. Patterns of Professionalisation of Home Care and Family Care to Elderly People in Denmark, France, the Netherlands and Germany. Amsterdam: Aksant Academic Publishers.

Vereinbarung gemäß Art. 15a B-VG über die Organisation und Finanzierung des Gesundheitswesens. Online: https://www.ris.bka.gv.at/GeltendeFassung.wxe?Abfrage=Bundesnormen&Gesetzesnummer=20005894

Virginia Henderson Gesellschaft (1990): Standard der Hauskrankenpflege in Österreich. Wien: VHG, W. Pabisch.

Warmuth, D. P./Weinhold, M. (2005): Damit der Kunde nicht mehr stört. Kundenorientierte Führung durch Mystery Shopping. Wien: Linde.

Weiss-Faßbinder, S./Lust, A. (2010): Gesundheits- und Krankenpflegegesetz – GuKG. Wien: Manz.

Wendt, W. R. (1993): Ambulante sozialpflegerische Dienste in Kooperation. Freiburg/Breisgau: Lambertus.

Wild, M. (2000): Hauskrankenpflege in Österreich. Vom Aschenputtel zur Königstochter. In: Kellnhauser, E./Schewior-Popp, S. et al. (Hg.): Thiemes Pflege. Stuttgart: Thieme, S. 320 ff.

Zimmer, D./Jaksch, E./Fieber, G. (2004): Ihre Rechte als Patient. Wien: Kammer für Arbeiter und Angestellte.

Rechtsgrundlagen

Allgemeines Sozialversicherungsgesetz (ASVG), BGBl. 1955/189. Arbeitskräfteüberlassungsgesetz (AÜG), BGBl. 1988/196.

Ärztegesetz 1998 (ÄrzteG), BGBl. I 1998/169. Bundespflegegeldgesetz (BPGG), BGBl. 1993/110 . Bundes-Verfassungsgesetz (B-VG), BGBl. 1930/1.

Burgenländisches Sozialbetreuungsberufegesetz (Bgld. SBBG), LGBl. 2007/74. Einstufungsverordnung zum Bundespflegegeldgesetz (EinstV), BGBl. II 1999/37.

Erlass des Bundesministeriums für Soziale Sicherheit und Generationen vom 14.2.2001, GZ: 21.251/5-VIII/D/13/00.

FH-Gesundheits- und Krankenpflege-Ausbildungsverordnung (FH-GuK-AV), BGBl. II 2008/200.

Gesundheits- und Krankenpflege-Basisversorgungs-Ausbildungsverordnung (GuK-BAV), BGBl. II 2006/281.

Gesundheits- und Krankenpflegegesetz (GuKG), BGBl. I 1997/108.

Gesundheits- und Krankenpflege-Weiterbildungsverordnung (GuK-WV), BGBl. II 2006/453. Gesundheits- und Krankenpflege-Spezialaufgabenverordnung (GuK-SV), BGBl. II 2005/452. Gewerbeordnung 1994 (GewO), BGBl. 1994/194.

Hausbetreuungsgesetz (HBeG), BGBl. I 2007/33.

Kärntner Sozialbetreuungsberufegesetz (K-SBBG) , LGBl. 2007/53.

Maßnahmen für Gewerbetreibende in der Personenbetreuung zur Vermeidung einer Gefährdung von Leben oder Gesundheit, BGBl. II 2007/152.

NÖ Sozialbetreuungsberufe-Ausbildungsverordnung 2007 (NÖ SBB-AV), LGBl. 2007/75. NÖ Sozialbetreuungsberufegesetz 2007, LGBl. 2007/64.

Oö. Sozialberufegesetz (Oö. SBG), LGBl. 2008/63.

Pflegehilfe-Ausbildungsverordnung (Pflh-AV), BGBl. II 1999/371. Salzburger Pflegegesetz, LGBl. 2000/52.

Salzburger Sozialbetreuungsberufegesetz (S.SBBG), LGBl. 2009/34.

Standes- und Ausübungsregeln für Leistungen der Personenbetreuung, BGBl. II 2007/278. Steiermärkisches Sozialbetreuungsberufegesetz (StSBBG), LGBl. 2008/4.

Tiroler Sozialbetreuungsberufe-Ausbildungsverordnung (TSBB-AV), LGBl. 2010/43. Tiroler Sozialbetreuungsberufegesetz (TSBBG), LGBl. 2009/9.

Vereinbarung gemäß Art. 15a B-VG über gemeinsame Maßnahmen des Bundes und der Länder für pflegebedürftige Personen, BGBl. 1993/866.

Vereinbarung gemäß Art. 15a B-VG zur Sicherstellung der Patientenrechte (Patientencharta) zwischen dem Bund und Wien, BGBl. I 2006/28.

Vereinbarung gemäß Art. 15a B-VG zwischen dem Bund und den Ländern über Sozialbetreuungsberufe, BGBl. I 2005/55.

Verordnung der Steiermärkischen Landesregierung über die Ausbildung zu den Sozialbetreuungsberufen (AusbildungsVO StSBBG), LGBl. 2009/31.

Verordnung der Tiroler Landesregierung über die Ausbildung in der Heimhilfe (Heimhilfeausbildungsverordnung), LGBl. 2009/46.

Verordnung der Wiener Landesregierung zum Wiener Heimhilfeeinrichtungengesetz (WHEG-VO), LGBl. 2008/20.

Verordnung der Wiener Landesregierung zum Wiener Sozialbetreuungsberufegesetz (WSBBG-VO), LGBl. 2008/17.

Vorarlberger Sozialbetreuungsberufegesetz, LGBl. 2007/26. Wiener Heimhilfeeinrichtungengesetz (WHEG), LGBl. 2008/8.

Abkürzungen

ADL	Activities of Daily Living
AEDL	Aktivitäten und existenzielle Erfahrungen des Lebens
ASVG	Allgemeines Sozialversicherungsgesetz
AVS	Arbeitsvereinigung der Sozialhilfeverbände
BAT	Bundesarbeitsgemeinschaft Trauerbegleitung
BGBl.	Bundesgesetzblatt
BIP	Bruttoinlandsprodukt
BMAGS	Bundesministerium für Arbeit, Gesundheit und Soziales
BMASK	Bundesministerium für Arbeit, Soziales und Konsumentenschutz
BMG	Bundesministerium für Gesundheit
BMGF	Bundesministerium für Gesundheit und Frauen
B-VG	Bundes-Verfassungsgesetz
DGKP	Diplomierte Gesundheits- und Krankenpflegeperson(en)
DWPS	Dachverband Wiener Pflege- und Sozialdienste
ESN	ERASMUS Student Network
GÖG	Gesundheit Österreich GmbH
GuKG	Gesundheits- und Krankenpflegegesetz
HPC	Hospiz und Palliative Care
HPCPH	Hospizkultur und Palliative Care in Alten- und Pflegeheimen
IGSS	Integrierte Gesundheits- und Sozialsprengel
KRAZAF	Krankenanstaltenzusammenarbeitsfonds
LKF	Leistungsorientierte Krankenhausfinanzierung
MHKP	Medizinische Hauskrankenpflege
MOKI-Wien	Mobile Kinderkrankenpflege Wien
NPO	Non-Profit-Organisation
ÖBIG	Österreichisches Bundesinstitut für Gesundheitswesen
OECD	Organisation für wirtschaftliche Zusammenarbeit und Entwicklung
ÖPIA	Österreichische Plattform für Interdisziplinäre Alternsfragen
ÖSTAT	Österreichstatistik
Spitex	Spitalexterne Hilfe und Pflege
SSIAD	Service de Soins Infirmiers à Domicile pour les Personnes Agées
WHO	World Health Organization